プライム 脳神経外科

2

脳虚血

監修
木内博之
斉藤延人

編集
斉藤延人

三輪書店

注　意
　この分野の知識と技術は常に変化しています．新たな知識や技術の広
がりに伴い，研究や治療の手法に適正な変更が必要となることがありま
す．読者の皆様には，医療に関する最新情報や製薬会社から提供される
薬剤の推奨用量，投与方法，投与期間，禁忌等に関する最新情報につい
て十分に確認することを推奨いたします．

出版者

──プライム脳神経外科──

監修のことば

　本シリーズは名前に「プライム」を冠することからもおわかりのように，脳神経外科の最高の手術書を目指して企画いたしました．現在，第一線で活躍されているエキスパートの先生方を執筆陣にお迎えし，次世代を担う脳神経外科医のために，執筆者自身の経験と知識そして役立つ技術を余すところなく伝えていただいたと考えております．

　本シリーズは代表的疾患である脳動脈瘤，脳梗塞（虚血），脳（脊髄）動静脈奇形，グリオーマ，頭蓋底腫瘍，機能外科的疾患を取り上げ，それらの治療に必要な，戦略，アプローチ，手術手技を実際の臨床の場でイメージできるような実践的な手順書となるよう配慮しました．そのため，本シリーズではイラストをより多く掲載し，ビジュアル面を充実させました．イラストを用いる利点は，実際の描写を強調あるいは省略できること，また，本来見えない死角部分を描き加えられることです．これにより，執筆者の意図をより的確に伝えることができると思っています．また，本文の記述スタイルを簡潔な箇条書きとし，合間に，見やすいBOXを配置して，手術のコツ，強調したいポイント，落とし穴，トラブルシューティングなどを明記しました．これらの工夫により，通読しなくとも必要に応じてページを開けば，すぐに欲しい情報にアクセスすることが可能となり，利便性がより高まったと考えております．そして，本シリーズの最大の特色は，執筆陣に比較的若い世代の先生をお迎えした点です．実臨床における通常の治療から難易度の高い手術まで，実際に手術している目線からの適切な示唆に富む内容をご執筆いただきました．素晴らしい玉稿を賜りました執筆者の先生のご協力なくして本シリーズの刊行は成りえませんでした．第一級の先生方を執筆者にお迎えすることができたことに心より感謝申し上げます．この場をお借りして厚く御礼申し上げます．

　本シリーズの作成にあたり，監修の立場からは，シリーズ全体の構成と最低限押さえるべき内容を提示するにとどめ，各巻の詳細な内容や執筆者の人選は各巻の編集の先生に一任しました．監修者として最も傾注した点は，編集者の人選であったと言っても過言ではありません．各エキスパートの独自の編集により，その領域に必須な事項を余すところなく的確に掲載できたと考えております．全巻をとおして，「マニュアルとしての手術書を目指す」との当初の目的を全うしつつも，編集者の個性が光るバラエティーに富んだシリーズとなったものと思います．ご多忙のなか快く編集をお引き受けくださった，中瀬裕之先生，隈部俊宏先生，河野道宏先生，三國信啓先生には深く感謝申し上げます．

　また，読者の皆様におかれましてはどうか『プライム脳神経外科』全巻を座右の書としていただき，これからの脳神経外科を担う新たなエキスパートとして活躍されますことを心より祈念しております．

木内博之　　斉藤延人

第2巻の序

　この『プライム脳神経外科』シリーズは，これまでにないユニークな方針で編集されています．ひとつには図を多用して，視覚的にわかりやすい本を目指しています．イラストの質にはとことんこだわり，タッチや色使いまで事前に吟味して統一した方針で描画しています．手術記録を描く時に，例えば手術動画をキャプチャして，ある場面を見えるままに記録しても，多くの場合手術の内容はよくわかりません．手術記録を描くとは，様々な場面をつなぎ合わせて，わかりやすいように頭の中でシェーマ化して構成されたものを提示することになります．本書でも，そのようなシェーマ化されたイラストを多用しています．一方で，文章は簡潔を旨として箇条書きを中心に構成されています．手術の前に本書をパラパラとめくり，頭にイメージをたたき込んで手術に臨むような使い方を想定しています．また，執筆陣も臨床の最前線で活躍している将来の脳神経外科を担う第一級の若手脳神経外科医を起用して，教科書的で網羅的なものでなく実践的でポイントを押さえた技術書を目指しています．

　さて，第2巻では「脳虚血」をテーマとしています．脳虚血の手術手技のカテゴリーを見れば，極論するとバイパス術と頚動脈内膜剥離術（CEA），血管内治療ではステントと血栓回収となり，一見バリエーションは少ないのですが，いくつかの工夫を加えることにより内容に厚みを増しています．ひとつには，総論的な事項や内科的治療についても取り上げました．また，手術手技には流派のようなものがありますので，ひとつの手技でも複数の執筆者にお願いし，なるべく多くの方法が学べるようにしています．

　内容構成としては，まず総論的事項として，第Ⅰ章と第Ⅱ章に脳虚血の病態と診断についてまとめてあります．次いで頭蓋内血行再建術の手技として，STA-MCA anastomosis，OA-PICA anastomosis，STA-SCA バイパス術，もやもや病の間接血行再建術を取り上げています．頚動脈病変の治療として CEA と頚動脈ステント留置術（CAS）の治療選択を述べていただいた後に，まず CEA の基本手技やその応用，術中モニタリングと術中診断，術後過灌流障害の対策について解説していただきました．次いで，CAS について，ステントの種類と使い分けについて解説していただいた後に，PRECISE®，PROTÉGÉ™，Carotid WALLSTENT™ Monorail™ Endoprosthesis など実際のデバイスの使い方を紹介しています．さらに，プロテクションデバイスについてもその種類と使い分けにはじまり，FilterWire® EZ，SpiderFX™，Carotid GUARDWIRE®，Mo.Ma Ultra™，OPTIMO™ の使い方について解説していただきました．ステントについては術前後の治療も大切ですので，周術期抗血栓療法，ステント血栓症とプラークシフトについても取り上げています．

　近年，デバイスの進歩が著しい急性期脳梗塞の血管内治療についても，まず，血栓回収デバイスの適応と各方法の使い分けについて解説した後に，Penumbra®，Solitaire™，Trevo®など実際のデバイスの使い方について解説していただきました．頭蓋内動脈の狭窄の治療として，頭蓋内動脈ステント留置術（Wingspan®）と balloon PTA（Gateway™，UNRYU™）を取り上げました．最後に，内科的治療法についても取り上げ，急性期と慢性期の抗血小板療法や抗凝固療法をそれぞれ解説していただきました．

末筆になりましたが，ご多忙にもかかわらず，快く御執筆をお引き受け下さいました著者の皆様にこの場をお借りして厚く御礼を申し上げます．また，本書の編集を担当していただいた三輪書店の久瀬様に感謝申し上げます．本書が皆様の日常診療に必須の一冊となることを願っています．

2017 年 8 月

東京大学 脳神経外科

斉藤延人

執筆者一覧

監　修

木内　博之	山梨大学大学院 医学工学総合研究部 脳神経外科 教授
斉藤　延人	東京大学大学院 医学系研究科 脳神経外科学 教授

編　集

斉藤　延人	東京大学大学院 医学系研究科 脳神経外科学 教授

執　筆（掲載順）

下山　隆　日本医科大学大学院 医学研究科 神経内科学分野 助教

木村　和美　日本医科大学大学院 医学研究科 神経内科学分野 教授

松本　真林　近畿大学医学部附属病院 脳卒中センター 講師

大槻　俊輔　近畿大学医学部附属病院 脳卒中センター 教授

森　悦朗　東北大学 名誉教授 / 大阪大学 招聘教授 / 日本生命済生会付属日生病院 特任顧問

國松　聡　東京大学大学院 医学系研究科 放射線医学講座 准教授

野口　京　富山大学 医学部 放射線診断・治療学 教授

中川原譲二　国立循環器病研究センター 循環器病統合イメージングセンター センター長

岡沢　秀彦　福井大学高エネルギー医学研究センター 分子イメージング展開領域 生体機能解析学部門 教授・センター長

宇野　昌明　川崎医科大学 脳神経外科 教授

原　貴行　虎の門病院 脳神経外科 部長

髙橋　淳　国立循環器病研究センター 脳神経外科 部長

中冨　浩文　東京大学大学院 医学系研究科 脳神経外科学 准教授

小野　秀明　東京大学大学院 医学系研究科 脳神経外科学 助教（富士脳障害研究所附属病院 脳神経外科 部長）

太田　仲郎　札幌禎心会病院 脳神経外科 副部長

谷川　緑野　札幌禎心会病院 脳神経外科 脳卒中センター長・副院長

成相　直　東京医科歯科大学 脳神経機能外科 准教授

黒田　敏　富山大学 医学部 脳神経外科 教授

藤村　幹　広南病院 脳神経外科 部長・副院長

吉田　和道　京都大学大学院 医学研究科 脳神経外科 講師

水谷　徹　昭和大学 医学部 脳神経外科学講座 主任教授

大宅　宗一　埼玉医科大学総合医療センター 脳神経外科 准教授

河村陽一郎　九州大学大学院 医学研究院 脳神経外科

飯原　弘二　九州大学大学院 医学研究院 脳神経外科 教授

吉本　哲之　柏葉脳神経外科病院 脳神経外科 副院長・脳卒中診療部長

寶金　清博　北海道大学 医学部 脳神経外科 教授

山上　宏　国立循環器病研究センター 脳卒中集中治療科 医長

片岡　大治　国立循環器病研究センター 脳神経外科 医長

齋藤こずえ　国立循環器病研究センター 脳神経内科

小笠原邦昭　岩手医科大学 脳神経外科 教授

庄島　正明　東京大学大学院 医学系研究科 脳神経外科学 特任講師（埼玉医科大学総合医療センター 脳神経外科 教授）

阿部　肇　東京警察病院 脳血管内治療科 医長

鈴木　康隆　藤井脳神経外科病院 脳神経外科 手術部長

伊藤　明博　帝京大学 医学部 脳神経外科 講師

佐藤　健一　広南病院 血管内脳神経外科 医長

松本　康史　広南病院 血管内脳神経外科 部長

西堂　創　帝京大学ちば総合医療センター 脳神経外科 助教

和田　始　旭川医科大学 脳神経外科 講師

吉野　義一　自治医科大学附属さいたま医療センター 脳血管内治療部 教授

山本　宗孝　順天堂大学 医学部 脳神経外科 准教授

岐浦　禎展　県立広島病院 脳神経外科・脳血管内治療科 部長

三木　一徳　東京医科歯科大学 血管内治療科 助教

小泉　聡　東京大学大学院 医学系研究科 脳神経外科学

天野　達雄　杏林大学 医学部 脳卒中医学教室 助教

松丸　祐司　筑波大学 脳神経外科脳卒中予防・治療学講座 教授

石川　治　東京大学大学院 医学系研究科 脳神経外科学 助教

太田　貴裕　東京都立多摩総合医療センター 脳神経外科 医長

近藤　竜史　埼玉石心会病院 脳神経外科 副部長

今村　博敏　神戸市立医療センター中央市民病院 脳神経外科 医長

坂井　信幸　神戸市立医療センター中央市民病院 脳神経外科 部長

増尾　修　和歌山県立医科大学 脳神経外科 講師

泊　晋哉　鹿児島県立大島病院 神経内科 部長

豊田　一則　国立循環器病研究センター 脳血管部門 部門長

栁田　敦子　北里大学 医学部 神経内科学

西山　和利　北里大学 医学部 神経内科学 主任教授

平野　照之　杏林大学 医学部 脳卒中医学 教授

卜部　貴夫　順天堂大学医学部附属浦安病院 脳神経内科 教授

八木田佳樹　川崎医科大学 脳卒中医学教室 教授

目　次

第 I 章　脳虚血の病態と診断

1　脳虚血の病態と分類　（下山　隆，木村和美）……………………………… 002
2　脳卒中の重症度分類　（松本真林，大槻俊輔）……………………………… 008
3　高次脳機能障害の診断　（森　悦朗）………………………………………… 017

第 II 章　脳虚血の画像診断

1　MRI　（國松　聡）…………………………………………………………… 026
2　CT　（野口　京）……………………………………………………………… 031
3　核医学
　　01　SPECT　（中川原譲二）……………………………………………… 035
　　02　PET　（岡沢秀彦）……………………………………………………… 039
4　頸動脈プラークの総合的画像診断　（宇野昌明）………………………… 043

第 III 章　頭蓋内血行再建術

1　STA-MCA anastomosis ①：良好な結果を得るための基本手技　（原　貴行）…… 054
2　STA-MCA anastomosis ②：トラブルの事前回避と的確なリカバリーショット　（髙橋　淳）… 061
3　OA-PICA anastomosis　（中冨浩文，小野秀明）…………………………… 070
4　STA-SCA バイパス術　（太田仲郎，谷川緑野）…………………………… 075
5　間接血行再建術を用いたもやもや病の治療　（成相　直）………………… 081
6　もやもや病の複合血行再建術：STA-MCA バイパス術＋EDMAPS　（黒田　敏）…… 088
7　もやもや病の STA-MCA anastomosis　（藤村　幹）……………………… 093

第 IV 章　頸動脈病変

1　頸動脈内膜剥離術と頸動脈ステント留置術の治療選択　（吉田和道）…………… 102
2　頸動脈内膜剥離術
　　01　頸動脈内膜剥離術の基本手技①：
　　　　シャントを使用しない血栓内膜剥離術の解説と適応　（水谷　徹）…… 108
　　02　頸動脈内膜剥離術の基本手技②：シャントの使用　（大宅宗一）……… 114
　　03　高位病変の頸動脈内膜剥離術：高位病変に対する工夫　（河村陽一郎，飯原弘二）…… 121
　　04　パッチを用いた頸動脈内膜剥離術　（吉本哲之，寶金清博）…………… 126
　　05　術中モニタリングと術中診断　（山上　宏，片岡大治，齋藤こずえ）…… 131
　　06　過灌流障害の対策　（小笠原邦昭）……………………………………… 136
3　頸動脈ステント留置術：ステント
　　01　ステントの種類と使い分け　（庄島正明，小野秀明）………………… 140
　　02　PRECISE®　（阿部　肇）……………………………………………… 146
　　03　PROTÉGÉ™　（鈴木康隆）…………………………………………… 148
　　04　Carotid WALLSTENT™ Monorail™ Endoprosthesis　（伊藤明博）…… 150

viii

4　頚動脈ステント留置術：プロテクションデバイス
　　01　プロテクションデバイスの種類と使い分け　（佐藤健一，松本康史）………… 153
　　02　FilterWire® EZ　（西堂　創）……………………………………………………… 156
　　03　SpiderFX™　（和田　始）………………………………………………………… 159
　　04　Carotid GUARDWIRE®　（吉野義一）…………………………………………… 161
　　05　Mo.Ma Ultra™　（山本宗孝）…………………………………………………… 165
　　06　OPTIMO™　（岐浦禎展）………………………………………………………… 167
5　頚動脈ステント留置術：周術期抗血栓療法　（三木一徳）………………………… 171
6　頚動脈ステント留置術：ステント血栓症とプラークシフト　（小泉　聡）……… 175

第Ⅴ章　急性期脳梗塞の血管内治療

1　頭蓋内動脈の急性閉塞
　　01　血栓回収デバイスの適応と各方法の使い分け　（天野達雄，松丸祐司）…… 182
　　02　Penumbra®　（石川　治）………………………………………………………… 192
　　03　Solitaire™　（太田貴裕）………………………………………………………… 196
　　04　Trevo®　（近藤竜史，松本康史）………………………………………………… 202
2　頭蓋内動脈の狭窄
　　01　適応と各方法の使い分け　（今村博敏，坂井信幸）…………………………… 208
　　02　頭蓋内動脈ステント留置術（Wingspan®）　（今村博敏，坂井信幸）……… 209
　　03　Balloon PTA（Gateway™, UNRYU™）　（増尾　修）………………………… 216

第Ⅵ章　内科的治療法

1　急性期内科的治療法
　　01　虚血性脳血管障害における rt-PA 静注療法の適応と実際　（泊　晋哉，豊田一則）……… 226
　　02　抗血小板療法　（栁田敦子，西山和利）………………………………………… 231
　　03　抗凝固療法　（平野照之）………………………………………………………… 235
2　慢性期内科的治療法
　　01　抗血小板療法　（卜部貴夫）……………………………………………………… 241
　　02　抗凝固療法　（八木田佳樹）……………………………………………………… 247

索　　引 …………………………………………………………………………………… 255

イラスト：彩考（大桑あずさ）
今﨑和広
スタジオ・コア（昆　工）

第I章

脳虚血の病態と診断

脳虚血の病態と分類

下山　隆，木村和美

はじめに

- 虚血性脳血管障害は，局所神経徴候が24時間以内（多くは2〜15分以内）に完全に消失する一過性脳虚血発作と脳梗塞に分ける．
- 脳梗塞の臨床病型はラクナ梗塞，アテローム血栓性脳梗塞，心原性脳塞栓症，その他の脳梗塞に分類される．
- 脳動脈解離はその他の脳梗塞に分類され，わが国では椎骨動脈解離が多くを占める．

一過性脳虚血発作

診断と脳梗塞発症リスク

- わが国では，一過性脳虚血発作を「24時間以内に消失する脳または網膜の虚血による一過性の局所神経徴候で，画像上の梗塞巣の有無は問わない」と定義する．
- MRI拡散強調画像（DWI）で急性期病巣を認める一過性脳虚血発作をDWI陽性一過性脳虚血発作と呼ぶ[1]❶．
- 一過性脳虚血発作発症24時間以内に診断および治療を開始すると，脳梗塞発症リスクが約80%低下する．
- ABCD^{2}スコア4点以上❷，1週間以内の繰り返す一過性脳虚血発作，DWI陽性一過性脳虚血発作，主幹動脈の50%以上狭窄もしくは心房細動を有する例では，脳梗塞発症リスクが高い．
- 一過性の眩暈，視野障害，複視などの神経徴候をtransient neurological attack（TNA）と呼ぶ．
- 椎骨・脳底動脈領域の脳梗塞患者では，先行するTNAを認めることが多い．

発症機序と治療

- 一過性脳虚血発作は，発症機序が非心原性もしくは心原性で治療方針が異なる．
- 非心原性一過性脳虚血発作では抗血小板療法を行う．
- 内頚動脈狭窄症に伴う非心原性一過性脳虚血発作では，頚動脈内膜剝離術もしくは頚動脈ステント留置術を検討する．

Memo 1

一過性脳虚血発作症状持続時間とDWI陽性率の関係は，0〜1時間：33.6%，1〜2時間：29.5%，2〜3時間：39.5%，3〜6時間：30.0%，6〜12時間：51.1%，12〜18時間：50.0%，18〜24時間：49.5%であった[1]．

Memo 2

ABCD^{2}スコアはAge≧60歳＝1点，Blood pressure≧140/90mmHg＝1点，Clinical features片麻痺＝2点，構音障害＝1点，Duration≧60分＝2点，10〜59分＝1点，Diabetes＝1点の合計点で脳梗塞発症リスクを評価する．

- 心房細動に伴う心原性一過性脳虚血発作では，抗凝固療法を開始する．
- 欧州不整脈学会のガイドラインでは，非弁膜症性心房細動を有する一過性脳虚血発作症例では，発作当日から直接作用型経口抗凝固薬（DOAC）の使用を推奨している[2] ③．

ラクナ梗塞

病態と BAD（branch of atheromatous disease）

- 穿通枝動脈領域に発症する最大径 1.5 cm 以下の脳梗塞をラクナ梗塞と定義する．
- ラクナ梗塞の多くは，高血圧や糖尿病を基盤として穿通枝の血管壁に lipohyalinosis, fibrinotic necrosis, microatherome をきたし閉塞するが，塞栓性機序による閉塞もある．
- BAD（branch of atheromatous disease）は穿通枝の分岐直後を閉塞し，穿通枝動脈領域に 1.5 cm 以上の梗塞を認める（図1）．
- BAD は，脳梗塞病型分類ではその他の脳梗塞に該当する．

診 断

- 古典的ラクナ症候群は pure motor hemiparesis, pure sensory stroke, ataxic hemiparesis, dysarthria-clumsy hand syndrome, sensory motor stroke である．
- 急性期ラクナ梗塞は CT で病変が検出される頻度が低く，DWI による診断が最も有用である．
- 他病型と比較して，大脳白質病変や MRI $T2^*$ 画像で微小脳出血を伴う頻度が高い ④．

> **Memo 3**
> 非弁膜症性心房細動の DOAC 開始時期に関しては一過性脳虚血発作：発症当日，小梗塞：3日後，中梗塞：6日後，大梗塞：12日後となっている[2]．脳梗塞例に関しては実臨床に即してない面もあり，現在臨床試験が進行中である．

> **Tips 4**
> MRI $T2^*$ 画像の微小脳出血は脳内出血発症のリスクであり，ラクナ梗塞患者では収縮期血圧を 130/80 mmHg 以下にコントロールする．

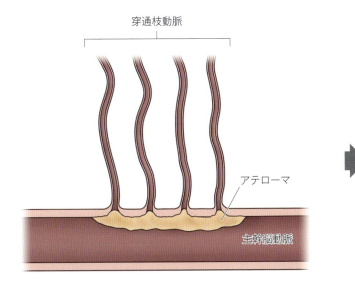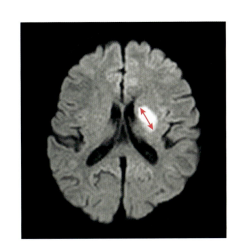

図1. BAD のシェーマと頭部 MRI 画像
↔：梗塞径 21 mm．

アテローム血栓性脳梗塞

病態

- アテローム血栓性脳梗塞は，粥状硬化による頭蓋内外主幹動脈の50％以上狭窄もしくは閉塞により発症する脳梗塞と定義する．
- アテローム血栓性脳梗塞の発症メカニズムは，血栓性機序，塞栓性機序，血行力学性機序が挙げられる．
- 破綻を起こす可能性が高いプラークを不安定プラークと呼び，プラーク内出血や潰瘍形成を伴うことが多い（図2）．

診断

- MRA，CTA，脳血管撮影，頚部血管超音波検査，経頭蓋超音波検査による血管病変の評価が必須である．
- 超音波造影剤を用いた頚部血管超音波検査で，粥腫内の新生血管は点状あるいは線状に造影効果を示す（図3）．
- 造影MRIやhigh-resolution MRIにより，頭蓋内動脈の粥腫病変が高信号で描出されることがある．
- 経頭蓋超音波ドップラー法による微小塞栓子〔狭窄病変から遊離した血栓（図4）〕の検出が，脳塞栓症の評価に有用である[3] [5]．
- 脳血流シンチグラフィーで脳循環予備能が低下した症候性内頚動脈・中大脳動脈閉塞例では，バイパス術を検討する．

心原性脳塞栓症

原因疾患

- 心房細動は心原性脳塞栓症の原因として最も多い．

> **Memo 5**
> 頭蓋内動脈狭窄症による急性期脳梗塞例で，アスピリン＋クロピドグレル併用群はアスピリン単独群より経頭蓋超音波で微小塞栓子の検出率が有意に減少する（治療2日後40％ vs. 73％，治療7日後33％ vs. 65％）[3]．

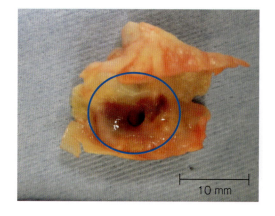

図2．頚動脈内膜剥離術後の摘出プラーク
潰瘍および出血性変化を認める．

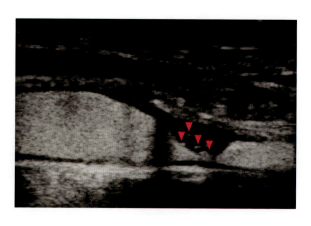

図3．超音波造影剤を用いた頚部血管超音波検査
プラーク内に点状の造影効果を認める．

- 非弁膜症性心房細動の脳卒中発症リスクの評価に，CHADS$_2$ スコアや CHA$_2$DS$_2$-VASc スコアを用いる❻．
- 心房細動以外の原因は，心筋梗塞後の低左心機能，人工弁，拡張型心筋症，感染性心内膜炎，左房粘液腫，卵円孔開存症などがある．
- 感染性心内膜炎による心原性脳塞栓症では，発症早期での心臓手術を考慮する[4]❼．

診 断

- 入院時の血漿脳性ナトリウム利尿ペプチド（BNP）高値は，心原性脳塞栓症診断のバイオマーカーである[5]❽．
- 脳梗塞発症時に心房細動を認めず，入院後新たに心房細動を認める割合は8％前後である．
- 潜在性の心房細動検出に，入院後の持続心電図モニターだけでなく植込み型心電図ループレコーダーによる検討も行われている❾．
- 経食道心臓超音波検査は，左房内血栓，感染性心内膜炎，左房粘液腫，卵円孔開存症などの検出に有用である（図5）．

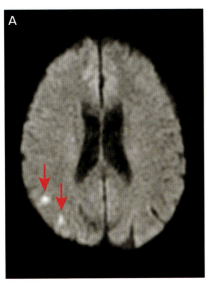
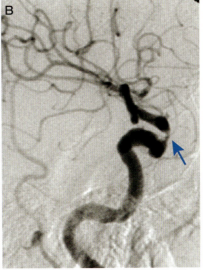
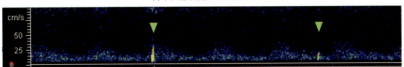
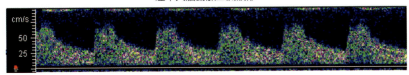

図4. 経頭蓋超音波ドップラー法による微小塞栓子の検出
A：DWIで右中大脳動脈領域に脳梗塞巣（→）を認める．B：脳血管造影で右内頸動脈サイフォン部狭窄（→）を認める．C：経頭蓋超音波ドップラー法で右中大脳動脈血流波形上に微小栓子シグナル（▶）を認める．

Memo 6
CHA$_2$DS$_2$-VASc スコアは，CHADS$_2$ スコア（Congestive heart failure＝1点，Hypertension＝1点，Age≧75歳＝1点，Diabetes mellitus＝1点 Stroke/TIA＝2点）が0または1点の心房細動患者に対して，Age≧75歳＝2点，65〜74歳＝1点，Vascular disease＝1点，Sex category［女性］＝1点の項目を加えて脳梗塞発症リスクを評価する．

Memo 7
感染性心内膜炎の心臓手術時期に関する検討では，脳梗塞発症15日以後に心臓手術を行った群は脳梗塞発症7日以内に心臓手術を行った群より死亡率が高い傾向にあった（発症15〜28日：オッズ比5.90，発症29日以降：オッズ比4.92）[4]．

Tips 8
入院時血漿BNP≧140 pg/mLの場合，心原性脳塞栓症と診断できる感度80.5％，特異度80.5％であった[5]．

Memo 9
植込み型心電図ループレコーダーは心臓前面の皮下に植込み，約3年間心電図記録を取ることができる．繰り返す原因不明の失神や心房細動カテーテルアブレーション後の治療効果を評価するために用いる．

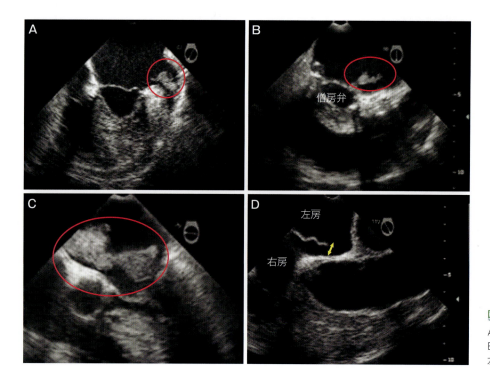

図5　経食道心臓超音波検査
A：心房細動に伴う左心耳内血栓．B：感染性心内膜炎に伴う疣贅．C：左房粘液腫．D：卵円孔開存症．

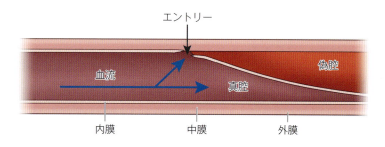

図6　脳動脈解離発症のシェーマ

脳動脈解離

病態

- 脳動脈解離は，頭頸部主幹動脈の内弾性板断裂によりエントリーを形成し，中膜平滑筋層に血液が流入して偽腔形成をきたす病態である（図6）．
- 偽腔が内弾性板側に形成されて血管狭窄や閉塞をきたすと虚血を発症し，外膜側に形成されると瘤状に膨らみくも膜下出血を発症するリスクが高くなる．
- ほかの病型より発症年齢が若く，原因としては外傷，頸部回旋および過伸展，特発性，線維筋形成不全，Ehlers–Danlos症候群などがある．
- 解離部位は，わが国では頭蓋内椎骨動脈が最も多いが，内頸動脈系では前大脳動脈解離の頻度が高い．

脳虚血の病態と診断 I

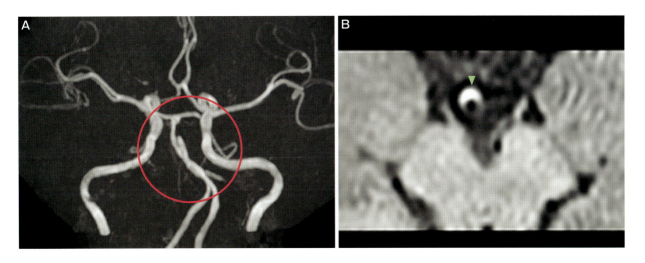

図 7. 脳底動脈解離と intramural hematoma
A：頭部 MRA で脳底動脈に解離病変を認める．B：MRI T1 強調画像で脳底動脈に intramural hematoma による高信号域を認める．

診断と転帰

- 脳血管撮影における double lumen sign, pearl and string sign, pseudoaneurysm は，脳動脈解離に特徴的な所見である．
- MRI では，血管に壁内血腫（intramural hematoma）を認める（図 7）．
- 解離部の画像所見は急性期に変化しやすい．
- 3～6ヵ月以降は，脳動脈解離による脳梗塞再発や再解離のリスクは低い **10**．

> **Memo 10**
> 発症 3ヵ月以降で解離部位が増悪することは少なく，画像所見が正常化していれば抗血栓薬を継続する必要もない．

まとめ

- 一過性脳虚血発作は早期に発症機序を推定し治療介入することで，脳梗塞発症リスクを大幅に軽減できる．
- 脳梗塞の病型診断には，頭部画像だけでなく超音波検査，血漿 BNP 測定，心電図モニターの検索も有用である．
- 脳動脈解離は，発症形式，責任血管，解離部の経時的変化を考慮して診断と治療を行う．

2 脳卒中の重症度分類

松本真林，大槻俊輔

はじめに

- 新たな知見が年々加わることにより，脳卒中の治療は日々進歩している．急性期にエビデンスに基づいた正確な治療を行うことで，生命予後のみならず神経機能予後を可能な限り改善させることが重要である．
- 神経機能予後を改善し患者の QOL を維持することは，患者本人だけではなく，患者を取り巻く家族の社会的損失を可能な限り抑制し，医療資源，社会資源の利用軽減にもつながる．このため脳卒中における適切な治療法の選択は，社会的にも重要である❶．

重症度分類とその必要性

- 治療法の選択にあたり，急性期における重症度が重要な因子となっている．
- 病状の変化を客観的にモニタリングしながら急性期治療の効果を的確に判定し，病状の変化に速やかに対応するために，客観的であり検者間差が少なく，再現性の高い定量的スケールが必要とされるようになった．
- さらに，急性期および慢性期のリハビリテーションや再発予防管理が，患者の社会や家庭への復帰および家族の介護負担軽減のために重要な役割を担っている．慢性期における治療効果の評価，およびリハビリテーションの効果に対する評価として，客観的および定量的な重症度が必要である．
- 急性期および慢性期において，EBM に基づく治療を行うために，それぞれの治療法の効果について客観的な薬効評価が必要とされている．そのためランダム化比較試験（randomized controlled study：RCT）の重要性が指摘されている．
- ランダム化比較試験では重症度に代表される症例の客観的な選択基準を明確とする必要性があり，その評価基準としても重症度評価は用いられている．
- 一方で，脳卒中は客観的評価が困難な疾患でもある．臨床症候が非常に変化に富んでおり，原因が多様で，回復の過程もまた変化に富んでいることなどから，研究において定量的に評価を行うことが難しい疾患である．
- 伝統的な神経学的検査は，1 人が患者について正確に記述するのには適しているものの，大規模な臨床研究で要求される経時的な患者群の記載

Memo 1

厚生労働省が公表している平成25年度の国民生活基礎調査によると，介護保険認定で要介護5とされるのは10万人に対して7,325人であり，そのうち2,526人の原因疾患は脳血管障害である．いわゆる寝たきりの原因のうち約1/3を脳血管障害が占めている．

には不向きである．また，客観的・定量的評価としての数値化が必要である．

- これらの状況をふまえ，さまざまな重症度評価法が開発され，臨床現場では用いられている❷．
- 以下，脳梗塞における実際の重症度評価について述べる．

急性期における重症度評価

意識障害の評価

- 発症直後から急性期において，意識障害は重症度判定において最重要項目となる．
- 発症初期脳梗塞における意識障害は，脳梗塞の重症度を判定するうえで大きな意味をもち，生命予後，機能予後の指標となる．
- 例えば発症直後から深昏睡がみられる場合，内頚動脈閉塞や脳底動脈閉塞による脳幹の広範な虚血を疑う必要があり，治療の選択における参考となる．
- 治療中の急性期脳梗塞患者の意識レベル悪化は，梗塞範囲の拡大や再発，出血性梗塞の発生，脳浮腫に伴う脳ヘルニアの進行などを示唆する所見である．
- このため，意識レベルについての客観的評価は，脳梗塞の治療において重要な要素である．
- 一般的に用いられるのは，Glasgow Coma Scale（GCS）およびJapan Coma Scale（JCS）である．
- 臨床現場では，Glasgow Coma Scale（GCS）（表1）は主に外傷やくも膜下出血における意識障害で用いられる．
- Japan Coma Scale（JCS）（表2）は主に脳卒中で用いられている．

> **Memo 2**
> 理想的な重症度評価スケールの条件とは，信頼性（reliability），再現性（reproducibility），妥当性（validity），反応性（responsiveness）などが検証されていることである．そのほかスケールの均一性・整合性・再現性が保たれており，評者間差のばらつきが少ないこと（validity），臨床的に意味のある症状の変化を認めたとき評点もそれに対応して応分に変化すること（responsiveness）である．さらに最も重要なのは，定量性（quantitativeness）である．

> **Memo 3**
> NIHSSは一貫性，信頼性を確保するため，患者評価に際しての診察方法を説明したビデオの配布，インターネットなどのメディアを利用した教育，評価スケールの配布を行っている．

表1. Glasgow Coma Scale

E. 開眼		V. 言語		M. 運動	
4	自発的に開眼	5	見当識良好	6	命令に従う
3	呼びかけにより開眼	4	混乱した会話	5	疼痛に適切に反応
2	痛み刺激により開眼	3	不適切な言語	4	屈曲逃避
1	全く開眼しない	2	理解不能の応答	3	異常屈曲反応
		1	反応なし	2	伸展反応（除脳姿勢）
				1	反応なし

各項目の合計点をcoma scaleとする．正常者は15点，深昏睡は3点．

表2. Japan Coma Scale

I. 刺激しないでも覚醒している

1. だいたい意識清明だが，今ひとつはっきりしない
2. 見当識障害がある
3. 自分の名前，生年月日が言えない

II. 刺激すると覚醒する，刺激をやめると眠り込む

10. ふつうの呼びかけで容易に開眼する
20. 大声または身体を揺さぶると開眼する
30. 痛み刺激を加えつつ呼びかけを繰り返すとかろうじて開眼する

III. 刺激しても覚醒しない

100. 痛み刺激に対し，はらいのけるような動作をする
200. 痛み刺激で少し手足を動かしたり，顔をしかめる動作をする
300. 痛み刺激に反応しない

R：不穏（restlessness），I：尿失禁（incontinence），A：無動性無言，失外套状態（akinetic mutism, apallic state）．
例）100-I，200-RIなどと表記．

rt-PA 静注療法の適応評価

- rt-PA 静注療法および血管内治療による急性期における治療法は目覚ましい進歩を遂げているが、いずれも適応において重症度判定が重要である。
- すでにわが国での保険適用から 10 年以上が経過し標準治療となった rt-PA 静注療法の適応は、現在表3のようになっている。このうち、重症度にかかわる部分を——下線で示している。画像所見については early CT sign の有無をもって判断するが、この判定に ASPECTS を用いることが多い。
- rt-PA 静注療法の適応において重症度の基準となっている NIHSS を表4、ASPECTS を図1に示し、以下にそれぞれ個別に説明する。

NIHSS（NIH Stroke Scale）（表4）

- 米国 Cincinnati 大学で使用されていた Cincinnati Prehospital Stroke Scale と、従来からある Toronto Stroke Scale, Oxbury Intial Severity Scale をもとにして作成された。
- 意識レベル、視野、眼球運動、顔面神経麻痺、四肢筋力、失調、知覚、言語からなる 15 の項目の評価を行い、あらゆる虚血性脳血管障害の重症度の評価に使用できるようにデザインされている❸。
- NIHSS は簡便で、非神経学者でも評価が容易である点が特徴である❹。
- rt-PA 静注療法の適応基準としては、NIHSS 4 点以上が適応となっている。これは NIHSS が 3 点以下であるときは、治療による効果よりもリスクのほうが高いためである❺。

ASPECTS（Alberta Stroke Program Early CT score）（図1）

- 一側中大脳動脈領域を 10 領域に分けて判定量的に評価し、虚血性変化がない場合は 10 点、すべての領域に変化を伴う場合は 0 点となる。本来 CT におけるスケールであるが、DWI に応用され ASPECT-DWI として用いられている。
- rt-PA 静注療法の適応における「広汎な早期虚血性変化」の基準は定めがたいため、中大脳動脈領域の 1/3 を ASPECTS 7 点未満とみなすことが多い❻。

血管内治療の適応

- 近年次々と開発されるデバイスの存在を背景に脳梗塞における血管内治療は目覚ましい進歩を遂げ、多数の大規模試験の結果から 2015 年に急性期治療としての有用性が確立されている❼❽。
- 適応は実際の試験によって微妙な差異はあるものの、表5[6~10)]のようになっている。ここでは発症からの時間経過、画像所見を適応基準としていることが多く、特に画像所見としては ASPECTS 6 点以上を使用している。

Memo 4

NIHSS は各評価の重みづけがされていないため、評価の尺度は順序尺度である。検査は決められた順番に行う必要がある。

Tips 5

『脳卒中データバンク 2015』によると、NIHSS 5 点以上において rt-PA 静注療法施行例で非施行例に比して転帰良好例が有意に多く、NIHSS≧23 点では死亡率も有意に低いという結果が得られている。一方、NIHSS 0〜3 点では rt-PA 静注療法施行例で非施行例に比して転帰良好例が有意に少なく、死亡例も有意に高い。このような結果を考慮したうえで、rt-PA 静注療法を施行する必要がある。

Tips 6

『脳卒中データバンク 2015』によると、ASPECTS は出血性梗塞の発現と負の相関があり、その発現を予測する ASPECTS のカットオフ値は 7 点と算出されている。

Memo 7

血管内治療の有用性が指摘されるにつれ、病院間搬送（Drip and Ship 法、Drip, Ship and Retrieve 法）の重要性が指摘される。『脳卒中治療ガイドライン 2015』でも推奨されている。これは、脳卒中患者を迅速に脳卒中緊急治療が可能な施設に搬送し、遠隔地では、航空医療搬送や病院間搬送を考慮することである。これにより、急性期虚血性脳卒中患者に対する rt-PA の静脈内投与や血管内治療を安全に行うことができる。

Memo 8

Drip and Ship 法
rt-PA 静注療法の適応がある患者にその投与を開始してから、脳卒中の専門的治療を行える病院へ搬送する方法。

Drip, Ship and Retrieve 法
血管内治療追加の必要性が考えられる場合に、それが可能な施設へ rt-PA を投与開始してからすぐ搬送する方法。

- いずれも rt-PA 静注療法および血管内治療の予後は発症からの経過時間が短ければ短いほど良いことに基づく医療上の工夫である。

脳虚血の病態と診断 I

表3. rt-PA 静注療法適応のチェックリスト

適応外（禁忌）	あり	なし
発症～治療開始時刻 4.5 時間超	☐	☐
※発症時刻（最終未発症確認時刻）[：] ※治療開始（予定）時刻 [：]		
既往歴		
非外傷性頭蓋内出血	☐	☐
1ヵ月以内の脳梗塞（一過性脳虚血発作を含まない）	☐	☐
3ヵ月以内の重篤な頭部脊髄の外傷あるいは手術	☐	☐
21 日以内の消化管あるいは尿路出血	☐	☐
14 日以内の大手術あるいは頭部以外の重篤な外傷	☐	☐
治療薬の過敏症	☐	☐
臨床所見		
くも膜下出血（疑）	☐	☐
急性大動脈解離の合併	☐	☐
出血の合併（頭蓋内，消化管，尿路，後腹膜，喀血）	☐	☐
収縮期血圧（降圧療法後も 185 mmHg 以上）	☐	☐
拡張期血圧（降圧療法後も 110 mmHg 以上）	☐	☐
重篤な肝障害	☐	☐
急性膵炎	☐	☐
血液所見		
血糖異常（＜50 mg/dL，または＞400 mg/dL）	☐	☐
血小板 100,000/mm³ 以下	☐	☐
血液所見：抗凝固療法中ないし凝固異常症において		
PT-INR＞1.7	☐	☐
aPTT の延長〔前値の 1.5 倍（目安として約 40 秒）を超える〕	☐	☐
CT / MR 所見		
広汎な早期虚血性変化	☐	☐
圧排所見（正中構造偏位）	☐	☐

慎重投与（適応の可否を慎重に検討する）	あり	なし
年齢 81 歳以上	☐	☐
既往歴		
10 日以内の生検・外傷	☐	☐
10 日以内の分娩・流早産	☐	☐
1ヵ月以上経過した脳梗塞（特に糖尿病合併例）	☐	☐
3ヵ月以内の心筋梗塞	☐	☐
蛋白製剤アレルギー	☐	☐
神経症候		
NIHSS 値 26 以上	☐	☐
軽症	☐	☐
症候の急速な軽症化	☐	☐
痙攣（既往歴などからてんかんの可能性が高ければ適応外）	☐	☐
臨床所見		
脳動脈瘤・頭蓋内腫瘍・脳動静脈奇形・もやもや病	☐	☐
胸部大動脈瘤	☐	☐
消化管潰瘍・憩室炎，大腸炎	☐	☐
活動性結核	☐	☐
糖尿病性出血性網膜症・出血性眼症	☐	☐
血栓溶解薬，抗血栓薬投与中（特に経口抗凝固薬投与中）	☐	☐
※抗 Xa 薬やダビガトランの服薬患者への本治療の有効性と安全性は確立しておらず，治療の適否を慎重に判断せねばならない．	☐	☐
月経期間中	☐	☐
重篤な腎障害	☐	☐
コントロール不良の糖尿病	☐	☐
感染性心内膜炎	☐	☐

〈注意事項〉
1. 1項目でも「適応外」に該当すれば実施しない．
2. 1項目でも「慎重投与」に該当すれば，適応の可否を慎重に検討し，治療を実施する場合は患者本人・家族に正確に説明し同意を得る必要がある．
3. 「慎重投与」のうち，下線をつけた4項目に該当する患者に対して発症3時間以降に投与する場合は，個々の症例ごとに適応の可否を慎重に検討する必要がある．

表4. NIHSS

1a.	意識水準	□0：完全覚醒		□1：簡単な刺激で覚醒
		□2：繰り返し刺激，強い刺激で覚醒		□3：完全に無反応

1b.	意識障害—質問 （今月の月名および年齢）	□0：両方正解	□1：片方正解	□2：両方不正解

1c.	意識障害—従命 （開閉眼，「手を握る・開く」）	□0：両方正解	□1：片方正解	□2：両方不可能

2.	最良の注視	□0：正常	□1：部分的注視視野	□2：完全注視麻痺	

3.	視野	□0：視野欠損なし	□1：部分的半盲	□2：完全半盲	□3：両側性半盲

4.	顔面麻痺	□0：正常	□1：軽度の麻痺	□2：部分的麻痺	□3：完全麻痺

5.	上肢の運動（右） *仰臥位のときは45度右上肢 □9：切断，関節癒合	□0：90度*を10秒保持可能（下垂なし） □1：90度*を保持できるが，10秒以内に下垂 □2：90度*の挙上または保持ができない □3：重力に抗して動かない □4：全く動きがみられない

	上肢の運動（左） *仰臥位のときは45度左上肢 □9：切断，関節癒合	□0：90度*を10秒間保持可能（下垂なし） □1：90度*を保持できるが，10秒以内に下垂 □2：90度*の挙上または保持ができない □3：重力に抗して動かない □4：全く動きがみられない

6.	下肢の運動（右） □9：切断，関節癒合	□0：30度を5秒間保持できる（下垂なし） □1：30度を保持できるが，5秒以内に下垂 □2：重力に抗して動きがみられる □3：重力に抗して動かない □4：全く動きがみられない

	下肢の運動（左） □9：切断，関節癒合	□0：30度を5秒間保持できる（下垂なし） □1：30度を保持できるが，5秒以内に下垂 □2：重力に抗して動きがみられる □3：重力に抗して動かない □4：全く動きがみられない

7.	運動失調 □9：切断，関節癒合	□0：なし	□1：1肢	□2：2肢

8.	感覚	□0：障害なし	□1：軽度から中等度	□2：重度から完全	

9.	最良の言語	□0：失語なし	□1：軽度から中等度	□2：重度の失語	□3：無言，全失語

10.	構音障害 □9：挿管または身体的障壁	□0：正常	□1：軽度から中等度	□2：重度

11.	消去現象と注意障害	□0：異常なし □1：視覚，触覚，聴覚，視空間，または自己身体に対する不注意，あるいは1つの感覚様式で2点同時 　　刺激に対する消去現象 □2：重度の半側不注意あるいは2つ以上の感覚様式に対する半側不注意

慢性期における重症度評価

- 脳梗塞の治療において超急性期を過ぎると，リハビリテーションが治療の中心へと変化する．その際，急性期治療による症状変化だけでなく，生活上の機能回復について正確な評価を行う必要がある．
- これは，機能評価をもとに必要な支援を想定し，社会の中で生きていくうえで可能な限り支障を減らし，本人の治療に対する満足度，生活の質の向上につながることはもちろんのこと，患者の周囲でともに暮らす人々の負担を軽減するために重要な要素となる．介護にかかるストレス

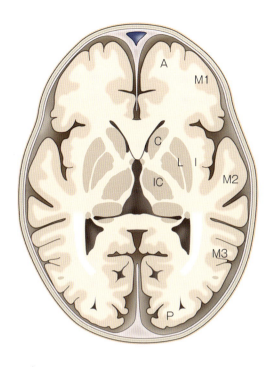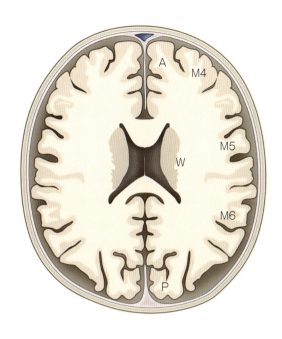

図1. ASPECTS・ASPECTS-DWI
レンズ核と視床を通る軸位断と，レンズ核が見えなくなった最初の断面において，各領域をそれぞれ A＝前方循環域，P＝後方循環域，C＝尾状核，L＝レンズ核，IC＝内包（膝，後脚のみ），I＝島皮質，中大脳動脈，M1＝中大脳動脈前方域，M2＝中大脳動脈側方域，M3＝中大脳動脈後方域，M4～M6＝それぞれ M1～M3 の頭側としている．C，I，IC をそれぞれ 3 点とし，島皮質，中大脳動脈領域の各部位を 1 点としてカウント．10 点満点から早期虚血性変化がある部位に相当する点数を減点していく．何もなければ 10 点である．
ASPECTS-DWI では W＝深部白質（放線冠）を 1 点とし，何もなければ合計 11 点とする．

表5. 急性主幹動脈閉塞に対して，主に血栓回収ステントによる血管内治療の成績を評価した代表的なランダム化比較試験

試験名	MR CLEAN	ESCAPE	EXTEND-IA	SWIFT PRIME	REVASCAT
対照群	6 時間以内の前方循環	12 時間以内の前方循環近位，ASPECTS 6 点以上で側副血行路をもつもの	6 時間以内の前方循環 CT perfusion で救済可能範囲があるもの	6 時間以内の内頚動脈，M1 閉塞	8 時間以内の前方循環近位
血管内治療群の介入内容	血栓回収＋内科加療（rt-PA 可）	血栓回収＋内科加療（rt-PA 可）	血栓回収（Solitaire™ ＋ rt-PA）	血栓回収（Solitaire™ ＋ rt-PA）	Solitaire™ ＋内科加療（rt-PA 可）
対照群の介入内容	内科加療（rt-PA 可）	内科加療（rt-PA 可）	rt-PA 単独	rt-PA 単独	内科加療（rt-PA 可）
対象症例数；介入群 vs. 対照群（例）	500（233 vs. 267）	315（165 vs. 150）	70（35 vs. 35）	196（98 vs. 98）	206（103 vs. 103）
再開通率；介入群 vs. 対照群（％）	75.4 vs. 32.9	72.4 vs. 31.2	94 vs. 43	83 vs. 40	—
90 日後の生活自立率（mRS 0～2）；介入群 vs. 対照群（％）	32.6 vs. 19.1	53.0 vs. 29.3 $p<0.001$	71 vs. 40 $p=0.01$	60 vs. 35 $p<0.001$	43.7 vs. 28.2 オッズ比 2.1（1.1-4.0）
出典	N Engl J Med 372：11-20, 2015	N Engl J Med 372：1019-1030, 2015	N Engl J Med 372：1009-1018, 2015	N Engl J Med 372：2285-2295, 2015	N Engl J Med 372：2296-2306, 2015

が新たな脳卒中患者を生じかねない現在において，決して無視できない．

- 急性期治療の効果を判定する目的に客観的指標として NIHSS を一般的に用い，慢性期においては効果判定として mRS score で評価がなされることが多い．
- また，慢性期における生活レベルの評価では，Barthel Index や Brunnstrom stage，Functional Independence Measure（FIM）が用いられる．

modified Rankin Scale（mRS）score（表 6）

- 脳卒中患者の機能回復の程度を評価するために開発したものである．
- 患者の機能回復の程度を 6 段階に分けている．
- 良好とされる神経機能予後は grade 0〜2 と定義されることが多い❾．

Barthel Index（表 7）

- 神経筋疾患患者の自立度を評価する目的で開発された．
- 10 項目（食事，車いすベッド間の移動，整容，トイレ動作，入浴，歩行，階段昇降，着替え，排便コントロールおよび排尿コントロール）を重みづけされた評点で評価し判定する．
- 簡便で，医師以外でも正確かつ速やかに評価できるのが利点である．

Brunnstrom stage（表 8）

- 脳卒中による片麻痺の程度を上肢（肩・肘），手指，下肢の 3 つの項目に分け，それぞれの回復過程を stage Ⅰ〜Ⅵの 6 段階に評価する方法である．
- 麻痺の状態を把握し，治療効果の判定や患者の目標の設定などに活用されている．

表6 modified Rankin Scale

grade 0	全く症状なし
grade 1	症状はあるが特に問題となる障害なし （通常の日常生活および活動は可能）
grade 2	軽度の障害 （以前の活動はできないが，介助なしに自分のことができる）
grade 3	中等度の障害 （何らかの介助を必要とするが，歩行は介助なしに行える）
grade 4	中等度から重度の障害 （介助なしに歩行や日常生活を行うことが困難）
grade 5	重度の障害 （寝たきり，失禁状態，常に介護や注意が必要）
grade 6	死亡

（文献 11 を参照して作成）

> **Memo 9**
> 『脳卒中データバンク 2015』によると，退院時の mRS 4 以上と関連する因子は，高齢，入院時 NIHSS スコア高値，糖尿病，慢性腎不全，梗塞サイズ，入院中の再発とともに，出血性梗塞も独立した関連因子である．一方，再開通療法は転帰良好の関連因子でもある．

脳虚血の病態と診断　I

表7　Barthel Index

		点数	質問内容	得点
1	食事	10	自立，自助具などの装着可，標準的時間内に食べ終える	
		5	部分介助（例えば，おかずを切って細かくしてもらう）	
		0	全介助	
2	車いすから ベッドへの移動	15	自立，ブレーキ，フットレストの操作も含む（非行自立も含む）	
		10	軽度の部分介助または監視を要する	
		5	座ることは可能であるがほぼ全介助	
		0	全介助または不可能	
3	整容	5	自立（洗面，整髪，歯磨き，ひげ剃り）	
		0	部分介助または不可能	
4	トイレ動作	10	自立（衣服の操作，後始末を含む，ポータブル便器などを使用している場合はその洗浄も含む）	
		5	部分介助，身体を支える，衣服，後始末に介助を要する	
		0	全介助または不可能	
5	入浴	5	自立	
		0	部分介助または不可能	
6	歩行	15	45 m以上の歩行，補装具（車いす，歩行器は除く）の使用の有無は問わず	
		10	45 m以上の介助歩行，歩行器の使用を含む	
		5	歩行不能の場合，車いすにて45 m以上の操作可能	
		0	上記以外	
7	階段昇降	10	自立，手すりなどの使用の有無は問わない	
		5	介助または監視を要する	
		0	不能	
8	着替え	10	自立，靴，ファスナー，装具の着脱を含む	
		5	部分介助，標準的な時間内，半分以上は自分で行える	
		0	上記以外	
9	排便コントロール	10	失禁なし，浣腸，坐薬の取り扱いも可能	
		5	時に失禁あり，浣腸，坐薬の取り扱いに介助を要する者も含む	
		0	上記以外	
10	排尿コントロール	10	失禁なし，収尿器の取り扱いも可能	
		5	時に失禁あり，収尿器の取り扱いに介助を要する者も含む	
		0	上記以外	

表8　Brunnstrom stage

stage I	反射的にも随意的にも，筋の収縮・運動がみられない（弛緩状態）
stage II	連合反応または随意的筋収縮がわずかに出現する（痙性が出始める）
stage III	随意的に共同運動としての関節の運動が可能になる（痙性が著明になる）
stage IV	分離運動が部分的に可能になる（痙性がやや弱まる）
stage V	さらに分離運動が進展した状態になる（痙性が軽減する）
stage VI	分離運動が自由に，速く，協調性をもって行えるようになる（痙性が消失あるいは目立たなくなる）

表9 Functional Independence Measure

	項　目			点　数
運動項目	セルフケア（42点）	A	食事（箸・スプーン）	1〜7
		B	整容	1〜7
		C	清拭	1〜7
		D	更衣（上半身）	1〜7
		E	更衣（下半身）	1〜7
		F	トイレ	1〜7
	排泄（14点）	G	排尿コントロール	1〜7
		H	排便コントロール	1〜7
	移乗（21点）	I	ベッド，椅子，車いす	1〜7
		J	トイレ	1〜7
		K	浴槽，シャワー	1〜7
	移動（14点）	L	歩行，車いす	1〜7
		M	階段	1〜7
認知項目	コミュニケーション（14点）	N	理解	1〜7
		O	表出	1〜7
	社会認識（21点）	P	社会的交流	1〜7
		Q	問題解決	1〜7
		R	記憶	1〜7
	合　計			18〜126点

	自立判定基準	
自立	7	完全自立
	6	修正自立（時間がかかる，補助具が必要，安全性の配慮が必要）
監視	5	監視・準備（監視，指示，促し，準備）
介助あり	4	最小介助（75％以上自分で行う）
	3	中等度介助（50％以上75％未満を自分で行う）
	2	最大介助（25％以上50％未満を自分で行う）
	1	全介助（25％未満しか自分で行わない）

Functional Independence Measure（FIM）（表9）

- セルフケア，移動，排泄など従来から評価されてきた項目のみでなく，コミュニケーションや社会的認知能力などの項目を含んだ機能的自立度評価法である **10**.
- 患者の介護量を評価できるとしている.
- 最高が126点で最低が18点，70点未満はリハビリテーション施設退院後に機能的自立度が低下するといわれている.

> **Memo 10**
> 『脳卒中治療ガイドライン2015』では，脳卒中地域連携パスの導入によりFIMの認知項目の利得が改善したとする報告について触れており，脳卒中地域連携パスの重要性を指摘している.

おわりに

- 本稿では，脳梗塞の診断および治療において重要な重症度分類について述べた.
- 脳卒中診療に携わる医療関係者には，これらの客観的指標をもとにした治療を行い，治療状況の情報を共有することが求められている.

I-3 高次脳機能障害の診断

森　悦朗

はじめに

- 高次脳機能とは，ヒトで高度に発達した機能で，外界を認識し，感情をもち，言葉を話し，道具を使い，出来事を記憶し，考え行動する能力を包括的に表現したものである．
- 大脳皮質とりわけ連合野および辺縁系，およびそれと回路を構成する皮質下核が高次脳機能の神経基盤で，ヒトでは中枢神経系の3/4を占める．
- 脳卒中の多くはこの領域を冒すので，高次脳機能の障害は脳卒中による症状で最も多いものの一つである．
- 脳血管障害でよくみられる高次脳機能障害には，失語，注意障害，失行，失認，遂行機能障害，記憶障害があり，複数の認知機能ドメインが障害されていれば血管性認知症と呼ぶこともある．
- 高次脳機能は神経学的検査の一部として検査し，意識（覚醒），汎性注意，見当識，記憶，言語，方向性注意（半側空間無視）から始めて，必要な場合には，視知覚や行為，遂行機能についても検査する．また，必要に応じて標準的認知機能検査法（表1）を用いて評価を行う．

高次脳機能障害[12~14]

失　語

- 失語症とは，さまざまな原因で言語優位半球傍シルビウス裂の言語野を巻き込んだ損傷によって，後天的に習得された言語機能に異常が生じ，言語の理解と表出が障害される状態と定義される ❶．
- 麻痺や失調といった発声発話器官の運動障害によって起こる構音障害，聴力障害による言語理解障害，心因性の問題から生じる構音障害や音声障害，意識障害と鑑別を要する ❷．
- 流暢性，聴覚的理解能力，呼称能力，復唱能力などの特徴から，非流暢性失語（表出型失語）と流暢性失語（受容型失語）に大別される[15] ❸．
- 非流暢，すなわち発語に努力を要し，発語量が減少し，構音やプロソディが障害されたものは非流暢性失語とまとめられ，全失語，Broca失語，超皮質性運動性失語，混合型超皮質性失語が含まれる（表2）．
- 流暢，すなわち努力がなくとも発語があり，量的には比較的保たれ，構音やプロソディも保たれているものは流暢性失語とまとめられ，Wernicke

---

Pitfalls 1

言語機能は極端に側性化しており，右利きの場合は95％程度，左利きの場合は60％程度で言語優位半球が左半球である．残りは右半球あるいは両側半球に分散している．右利き患者の右半球損傷で出現した失語を交叉性失語と呼ぶ．交叉性失語は通常の場合のほぼ鏡像であるが，症候が非典型的であったり回復しやすいことがある．

Pitfalls 2

失語症は，概念的に内言語（思考活動をするときに声や文字となって外に現れない心的言語）の障害であり，失語症になると話す，聞く，書く，読むという4つの基本的側面が，程度の差こそあれすべて障害される．また失語症は，知識や思考を伝達するツールの障害であり，知能障害とは異なり知識や思考そのものは基本的には障害されない．

Tips 3

失語症の診察では，話す，聞く，書く，読むの能力を評価し，失語型や重症度の診断をして，病巣範囲や閉塞動脈との対応を考察する．標準失語症検査（SLTA）やWAB失語症検査などの標準化された失語症評価も言語聴覚士によって利用されている．

表 1 ‥ 認知機能検査

評価項目	検査名	特　徴	所要時間（分）
包括的検査	ミニメンタルステート検査（MMSE）	主に記憶力，計算力，言語力，見当識を測定するスクリーニング検査	15
	成人知能検査（WAIS-Ⅲ）	知能を包括的に評価し，IQ のほかに，言語理解，知覚統合，作動記憶，処理速度の 4 つの群指数で示す	90
注　意	標準注意検査法（CAT）	注意機能全般（容量，持続，選択，変換，配分など）を評価	100
	注意機能スクリーニング検査（D-CAT）	注意，集中力をみる検査（数字の抹消を行い，見落としや，作業量の変化をみる）	10
	行動性無視検査（BIT）	半側空間無視検査と行動検査	45
記　憶	ウェクスラー記憶検査（WMS-R）	「言語性記憶」，「視覚性記憶」，「注意 / 集中力」，「遅延再生」といった記憶の各側面を評価し，記憶指数として示す	90
	リバーミード行動記憶検査（RBMT）	日常生活場面を想定した記憶検査	45
遂行機能	遂行機能障害症候群の行動評価（BADS）	日常生活上の遂行機能（自ら目標を設定し，計画を立て，実際の行動を効果的に行う能力）を総合的に評価	60
	ウィスコンシンカード分類検査（WCST）	概念の形成とその転換の柔軟性を検討する検査	30
	Frontal Assessment Battery（FAB）	前頭葉機能をベッドサイドでスクリーニング	10
失　行	標準高次動作性検査（SPTA）	口頭命令と模倣で高次動作性障害を包括的に評価	90
視覚認知	標準高次視知覚検査（VPTA）	要素的視覚から物体・画像・相貌認知，視空間，地誌的見当識などの高次視知覚機能を包括的に評価	90

（文献 12 を参照して作成）

表 2 ‥ 各失語症タイプの特徴と病巣

	発　話	理　解	呼　称	復　唱	病巣（言語優位側）
全失語	極端に減少 構音不良	不良	不良	不良	中大脳動脈全領域
Broca 失語	減少 努力性 構音不良	良好	比較的良好	不良	中大脳動脈上行枝領域〔Broca 領域（下前頭回弁外部と三角部後部）の損傷のみでは生じない〕
超皮質性運動性失語	減少 開始困難 努力性 反響言語	良好	比較的良好	良好	Broca 領域の前方部（中大脳動脈上行枝領域の前方辺縁部） 補足運動野（前大脳動脈領域）
混合型超皮質性失語	反響言語のみが目立つ	不良	不良	良好	言語野周辺（分水嶺領域）
Wernicke 失語	構音良好 錯語多量（ジャーゴン）	不良	不良 （錯語多量）	不良	中大脳動脈下行枝領域
伝導性失語	構音良好 音韻性錯語	良好	良好	不良	縁上回周辺
超皮質性感覚性失語	構音良好 反響言語	不良	不良	良好	Wernicke 領域の周辺部（中大脳動脈下行枝領域の辺縁部） 視床
失名辞失語	良好 喚語困難	良好	不良	良好	角回
純粋語唖	不良 書字では正常	良好	良好	良好	中心前回下部
純粋語聾	良好	不良 読字では正常	良好	不良	Wernicke 領域の皮質下

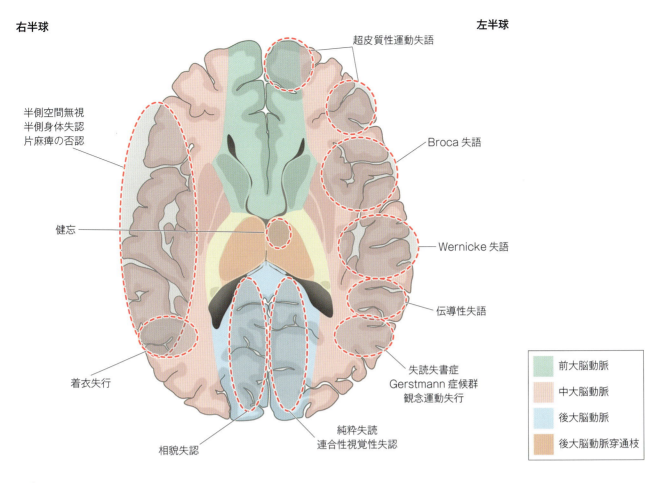

図1. 失語，失行，失認，健忘の病巣と動脈支配

失語，伝導性失語，超皮質性感覚性失語，失名辞失語（健忘失語）が含まれる（表2）．
- 非流暢性失語は中心溝より前の損傷，多くは左（言語優位側）中大脳動脈の本幹あるいは上行枝の病変で生じ，流暢性失語は中心溝より後ろの損傷，多くは左（言語優位側）中大脳動脈の下行枝の病変で生じる（図1）．
- 視床，補足運動野の損傷でも言語障害が生じることがある．
- 純粋語唖と純粋語聾は音声言語に限局した障害であり，読み書き能力は保たれ，失語は伴わない（すなわち内言語は保たれる）．
- 純粋失読，純粋失書，失読失書では，失語症を伴わず，読み書き能力だけが障害される．

注意障害

- 注意に関して右半球（言語非優位半球）が優位であり，右中大脳動脈の灌流域の病巣で左半球損傷時の失語とは鏡像として，方向性注意障害と汎性注意障害が生じる（図1）．
- 右半球の病巣で生じる左半側空間無視は代表的な方向性注意の障害であり，外界の左側が意識されず，無視する症状である❹．

> **Tips 4**
> 半側空間無視は，紙に描いた多数の短い線分を鉛筆でチェックさせる線分抹消課題で左側の線分にもれが生じることや，長い水平線の真ん中と思うところに印をさせる線分二等分課題で等分点が右へずれることで検査できる．また，標準注意検査法（CAT）や行動性無視検査（BIT）などのテストバッテリーも用いることができる．

- 注意の神経基盤は大脳内の複数の神経ネットワークにあり，いずれの損傷でも注意の障害が生じうるが，半側空間無視は頭頂側頭後頭接合部あるいは角回，前頭葉穹窿面，さらには視床の損傷で生じやすい．
- 自己の左側の身体も意識にのぼりにくくなったものは左半側身体失認と呼ばれ，麻痺した左腕を身体の下敷きにする，危険な位置に垂れ下がっていても気にしない，左側の髭を剃り残す，左側に化粧をしない，眼鏡のつるを左耳にかけない，などの異常がみられる．
- 麻痺の存在に気づかない，あるいは否定する現象は急性期によくみられ，病態失認，あるいは片麻痺の否認と呼ばれる．右中大脳動脈領域の広範な梗塞で，左片麻痺に際して生じる．
- 右中大脳動脈灌流域の梗塞では，汎性注意が障害される．情動が平坦化，場合によって多幸的になり，作話，失見当，疾病否認，人物誤認などを伴った急性混乱状態となる．時に幻視や妄想が出現し，激しい精神運動興奮を示す興奮性せん妄も起こす．
- 急性錯乱状態は右中大脳動脈の上行枝領域または全領域の梗塞，すなわち前頭葉弓隆面を含む病巣で生じ，興奮性せん妄は中大脳動脈の下行枝領域，すなわち側頭頭頂葉の損傷，あるいは後大脳動脈領域の側頭葉内側下面の梗塞で生じる．

失行

- 失行とは，麻痺，小脳性運動失調，錐体外路徴候，感覚障害などの要素的異常で説明できない，習熟した運動が困難な状態をいう．古典的には肢節運動失行，観念運動失行，観念失行に分類される．
- 肢節運動失行は，粗大な筋力や感覚に異常がないにもかかわらず，病巣と反対側の肢の運動で細かな動作（例えば日常生活でボタンかけ，箸を使う，机の上の硬貨をつまむなど）がぎごちなくなったものをいい，中心回の損傷で生じる．
- 観念運動失行は，習慣的な行為（別れ際に手を振るなど）や実物を持たず日常物品を使うふり（歯ブラシで歯をみがくふりなど）を言語命令や模倣命令に応じて行うことができないものをいい，優位側の上頭頂小葉と下頭頂小葉の上部の病変で生じる❺（図1）．
- 観念失行は，物品が何であるかはわかり，運動機能障害もないのに，単一の物品あるいは複数の物品を正しく操作することができない行為の異常をいい，優位側の頭頂側頭後頭接合部の病変が責任病巣として重視される．
- 着衣失行は，着衣動作に限局した失行である．すなわち運動・感覚障害，構成障害，半側空間無視や身体無視のためではなく，着慣れた服を正しく着ることができないものをいい，非優位側の角回を中心とした病巣で生じる（図1）．
- 前頭葉内側面損傷では，運動器官に麻痺など要素的運動感覚障害がないにもかかわらず，損傷の対側の肢に運動あるいは行為の制御に異常をきたす．一側の上下肢の運動を開始できない運動無視，単純な動作を不随意に反復し止められない運動保続が生じる．

> **Memo 5**
> 脳梁が損傷された場合，左上肢にのみ観念運動失行がみられる．左手の失書，左手の触覚性呼称障害，左上肢の非所属感，左上肢の拮抗失行や両手間抗争などの脳梁離断症状を伴う．前大脳動脈（脳梁周囲動脈）領域梗塞時にみられ，右手の把握反射，右下肢−上肢近位部の麻痺を伴う．

失　認

- 手の指が何指かわからなくなる手指失認，左右がわからなくなる左右失認，上で述べた失書および失算の4つの症状はGerstmann症候群として有名である．しかし，健忘失語や構成障害を伴うことも多く，これらがまとまって生じている場合は頭頂葉病変を示す（図1）．
- 一側，あるいは両側の後頭葉の損傷で，視力や言語能力，知識に問題がないのに，視覚的に提示された物品や写真を認知することができない（対象に触ることでそれを同定することができる）視覚性失認が生じる（図1）．
- 統覚型視覚失認は，一般的に両側の視覚連合野の損傷で生じる．知覚分析の段階に障害があり，視覚提示されたものの説明や同じもの同士を照合することができず，スケッチや模写も障害されている．
- 連合型視覚失認は，左の視覚連合野と脳梁膨大部などの皮質下白質の病変で生じる．対象認知の知覚の段階は保存されているが，視覚情報の意味を理解することができない．しかし，形態を言語で表現すること，2つの対象の異同判断，スケッチや模写は可能である．
- 相貌失認は，両側あるいは右側の視覚連合野の損傷で生じる．顔の視知覚における特殊なタイプの連合型視覚失認であり，顔を説明したり照合する能力は保存されているが，顔の認知や同定に選択的な障害がある．

遂行機能障害

- 遂行機能とは，目的に応じ，目標設定し，企図し，反応施行し，結果を評価して利用する機能をいう．
- 前頭前野およびそれと回路を作る基底核，視床の損傷で，この機能が障害される．個々の情報の受容，処理，操作などの障害はないが，それらの情報が複数となり情報の組織化が必要な場合に問題が生じ，社会的に適応行動をとることが困難になる．
- 前頭葉内側面損傷により無為および無感，すなわち自発性低下・無関心が生じる．
- 前頭葉眼窩面損傷では，刺激に対する行為あるいは行動の異常な促通と特徴づけられる行動異常や，感情鈍麻，多幸，焦燥・興奮，脱抑制，児戯的な性格変化（モリア）などの情動異常もしくは人格変化が生じる．
- 領域は，前大脳動脈領域の梗塞や前大脳動脈瘤破裂に伴ってしばしば損傷される．
- 線条体，淡蒼球，視床は前頭葉と回路を形成しているので，皮質下の病変でも前頭葉が損傷されたときと同様の意欲，情動，人格の障害をもたらす．

記憶障害

- 記憶は，いくつかの下位機能に分類される．健忘症とは日々の出来事を記憶として貯蔵し，後に再生される機能，すなわちエピソード記憶の障害をいう．
- エピソード記憶は個人が経験した具体的な出来事の記憶であり，その出

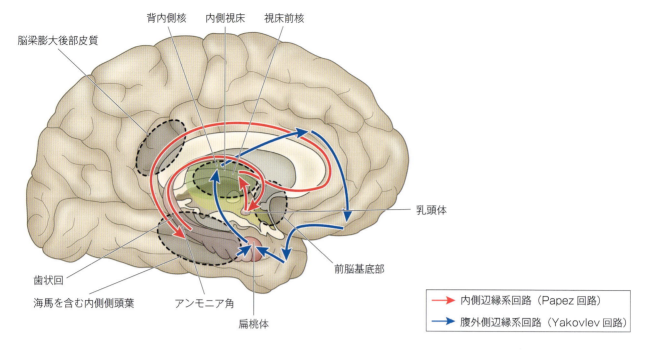

図2. エピソード記憶に関与する構造と一般的な健忘の責任病巣
健忘の責任病巣を ░░ で示す．

来事に遭遇したときの状況，すなわち時間・空間的文脈とともに記憶される．
- 健忘症には，作話と記憶錯誤，時間や場所など現在の状況に関する見当識の障害を伴うことがある．
- 通常，健忘症では前向性健忘と逆向性健忘の両者がともに認められる❻．
- 記憶障害の診察は，昔の思い出や最近の出来事を確認すること，物品名などを記銘させて後ほど再生あるいは再認させることで，遠隔記憶や近時記憶を検査する．
- ヒトのエピソード記憶は，海馬を含む内側側頭葉，視床前部，前脳基底部を含むネットワークを基盤としていて（図2），これらの部位に限局した病巣は基本的にはほぼ同質の健忘をもたらす❼❽．
- 海馬は主に後大脳動脈から，一部は前脈絡叢動脈から分岐する海馬動脈によって灌流されていて，後大脳動脈閉塞に伴って時に海馬および海馬傍回にも損傷が及ぶと健忘が生じる．
- 視床前部は後交通動脈より分岐する視床極動脈，後大脳動脈より分岐する傍正中視床動脈によって灌流されていて，これらの領域の脳梗塞，視床出血でしばしば冒される．
- 脳底動脈先端部の塞栓性閉塞では，海馬や視床はしばしば両側性に冒され，重篤な健忘が生じる．
- 前脳基底部は（破裂）前交通動脈瘤の術後に損傷され，出来事の時間的前後関係が冒されていることを特徴とする健忘が生じる．

Memo 6

記憶にかかわる神経機構がどの時点で損傷されたかが明確な場合，損傷時点よりも新しい情報の記憶障害，すなわち憶えることの障害は前向性健忘といい，障害されるのは近時記憶（数分から数日程度までの間の記憶）である．一方，損傷の時点よりも過去の情報を忘却するものを逆向性健忘，すなわち憶えたことの障害であり，障害されるのは遠隔記憶（数日間以上前の記憶）である．

Memo 7

海馬－脳弓－乳頭体－乳頭体視床路－視床前核－前視床脚－帯状回（帯状束）－海馬台（内嗅皮質）－海馬という内側辺縁系回路は，エピソード記憶の記銘と固定化に重要である．また，扁桃体－腹側扁桃体遠心路－視床背内側核－前視床脚－前脳基底部（梁下野-対角帯）－扁桃体という腹外側辺縁系回路は情動が絡んだ事象の記憶に重要で，中隔核，ブローカ対角帯，マイネルト基底核を含む前脳基底部は時間文脈にかかわる記憶の神経基盤として想定されている．

表3 高次脳機能障害の診断基準

Ⅰ．主要症状等
1. 脳の器質的病変の原因となる事故による受傷や疾病の発症の事実が確認されている．
2. 現在，日常生活または社会生活に制約があり，その主たる原因が記憶障害，注意障害，遂行機能障害，社会的行動障害などの認知障害である．

Ⅱ．検査所見
MRI，CT，脳波などにより認知障害の原因と考えられる脳の器質的病変の存在が確認されているか，あるいは診断書により脳の器質的病変が存在したと確認できる．

Ⅲ．除外項目
1. 脳の器質的病変に基づく認知障害のうち，身体障害として認定可能である症状を有するが上記主要症状（Ⅰ-2）を欠く者は除外する．
2. 診断にあたり，受傷または発症以前から有する症状と検査所見は除外する．
3. 先天性疾患，周産期における脳損傷，発達障害，進行性疾患を原因とする者は除外する．

Ⅳ．診断
1. Ⅰ～Ⅲをすべて満たした場合に高次脳機能障害と診断する．
2. 高次脳機能障害の診断は脳の器質的病変の原因となった外傷や疾病の急性期症状を脱した後において行う．
3. 神経心理学的検査の所見を参考にすることができる．

（文献16より引用）

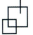
治療と介入

- 高次脳機能障害に対して，日常生活上の制限を軽減するような医学的介入のみならず，福祉的介入も必要である．
- 高次脳機能障害に対する薬物療法に関して，現時点で効果が確立されたものはない．
- 高次脳機能障害に対するいわゆる認知リハビリテーションの効果に関してエビデンスは乏しいが，少なくとも廃用症候群を防ぎ，適応行動を会得するという点での効果はありうる．
- 失語症に対する言語聴覚療法は，必ずしも高水準のエビデンスがあるわけではないが確立され，『脳卒中治療ガイドライン2015』では言語聴覚療法は発症早期から集中的に行うことが勧められている．
- 障害に対する支援としては，失語症に対しては身体障害者手帳，失語症以外は高次脳機能障害（表3）として精神障害者保健福祉手帳が利用可能である[16]．

Memo 8
言語優位半球側の損傷では言語性素材，非言語優位半球側の損傷では視覚性素材に偏った材料特異性記憶障害が生じやすく，両側が損傷されると重篤な健忘になる．

第 I 章 文　献

1) Easton JD, Saver JL, Albers GW, et al. : Definition and evaluation of transient ischemic attack : a scientific statement for healthcare professionals from the American Heart Association/American Stroke Association Stroke Council ; Council on Cardiovascular Surgery and Anesthesia ; Council on Cardiovascular Radiology and Intervention ; Council on Cardiovascular Nursing ; and the Interdisciplinary Council on Peripheral Vascular Disease. The American Academy of Neurology affirms the value of this statement as an educational tool for neurologists. *Stroke* **40** : 2276-2293, 2009.

2) Heidbuchel H, Verhamme P, Alings M, et al. : European Heart Rhythm Association Practical Guide on the use of new oral anticoagulants in patients with non-valvular atrial fibrillation. *Europace* **15** : 625-651, 2013.

3) Wong KS, Chen C, Fu J, et al : Clopidogrel plus aspirin versus aspirin alone for reducing embolisation in patients with acute symptomatic cerebral or carotid artery stenosis (CLAIR study) : a randomised, open-label, blinded-endpoint trial. *Lancet Neurol* **9** : 489-497, 2010.

4) Okita Y, Minakata K, Uozumi R, et al. : Optimal timing of surgery of active infective endocarditis with cerebral complications : a Japanese multicenter study. *Eur J Cardiothorac Surg* **50** : 374-382, 2016.

5) Shibazaki K, Kimura K, Iguchi Y, et al. : Plasma brain natriuretic peptide can be a biological marker to distinguish cardioembolic stroke from other stroke types in acute ischemic stroke. *Intern Med* **48** : 259-264, 2009.

6) Berkhemer OA, Fransen PS, Beumer D, et al. : A randomized trial of intraarterial treatment for acute ischemic stroke. *N Engl J Med* **372** : 11-20, 2015.

7) Goyal M, Demchuk AM, Menon BK, et al. : Randomized assessment of rapid endovascular treatment of ischemic stroke. *N Engl J Med* **372** : 1019-1030, 2015.

8) Campbell BC, Mitchell PJ, Kleinig TJ, et al. : Endovascular therapy for ischemic stroke with perfusion-imaging selection. *N Engl J Med* **372** : 1009-1018, 2015.

9) Saver JL, Goyal M, Bonafe A, et al. : Stent-retriever thrombectomy after intravenous t-PA vs. t-PA alone in stroke. *N Engl J Med* **372** : 2285-2295, 2015.

10) Jovin TG, Chamorro A, Cobo E, et al. : Thrombectomy within 8 hours after symptom onset in ischemic stroke. *N Engl J Med* **372** : 2296-2306, 2015.

11) van Swieten JC, Koudstaal PJ, Visser MC, et al. : Interobserver agreement for the assessment of handicap in stroke patients. *Stroke* **19** : 604-607, 1998.

12) 森　悦朗：高次脳機能障害. "脳神経外科学 改訂12版" 太田富雄 総編集，川原信隆 他 編. 金芳堂，2016，pp42-55.

13) 山鳥　重：神経心理学入門. 医学書院，1985.

14) HODGES JR 著，森　悦朗 監訳：臨床家のための高次脳機能のみかた. 新興医学出版社，2011.

15) 森　悦朗：失語の概念と分類. *Clinical Neuroscience* **31**：762-766, 2013.

16) 厚生労働省社会・援護局障害保健福祉部国立障害者リハビリテーションセンター：高次脳機能障害者支援の手引き. http://www.rehab.go.jp/brain_fukyu/data

第II章

脳虚血の画像診断

II
1 MRI

國松　聡

はじめに

- MRI での評価が重要となる虚血性脳血管障害は，急性期脳梗塞と，動脈狭窄やもやもや病などに伴う慢性脳虚血とに大きく分けられるが，本稿では急性期脳梗塞の画像診断について述べる．
- 急性期脳梗塞の画像診断における MRI の主な役割は，非可逆的な脳組織障害の検出，灌流異常・循環予備能の評価，動脈閉塞部位の確認，脳虚血の病因・病型の推定である．

急性期脳梗塞の画像診断

- 『画像診断ガイドライン（2016 年版）』において，急性期脳梗塞患者に対する再灌流療法の決定に必要な画像検査として推奨されているのは単純 CT と単純 MRI である．出血性脳血管障害の除外目的も含まれる．ただし，MRI を施行する場合，治療開始時間が延長されることがないように留意する[1]❶．
- 急性期脳梗塞において，MRI を撮像する大きなメリットの一つは，拡散強調画像（diffusion-weighted image：DWI）を得ることである．

拡散強調画像

- DWI は，組織内分子の水素原子核（プロトン）のブラウン運動のしやすさ（拡散能）を画像化している．
- DWI のコントラストを決定する要素には，拡散能のほかに，組織の T2 値が含まれる❷．
- また，拡散強調を得るための一揃えの傾斜磁場の強さを表す値を b 値と呼び，組織灌流の影響を受けない 1,000 s/mm² 程度を使用することが多い．
- 見かけの拡散係数（apparent diffusion coefficient：ADC）は，T2 値の影響を排除した拡散能を示す❸．
- DWI は，発症後 1 時間以内の超急性期から，梗塞巣を高信号として検出しうる❹．
- DWI での急性期脳梗塞の検出能は，単純 CT や，T2 強調画像，T2 コントラストを有する fluid attenuated inversion recovery（FLAIR）画像

Memo 1

急性期脳梗塞に対する救急用 MRI プロトコールの一例を示す．
① DWI
② FLAIR
③ MRA
④ T2 強調画像
⑤ T2*強調画像
⑥ T1 強調画像
⑦ PWI（オプション）
スライス厚は 5 mm 程度に設定する．時間的余裕がなければ③で終了する．④〜⑦は必要性や時間的余裕に応じて取捨選択する．撮像条件の最適化により⑥までで 10 分以内の検査に組むことが可能である．なお，体動が強い場合は，②や④をラジアルスキャン系（PROPELLER, BLADE など）にするのが望ましいが，撮像時間は延長する．

Memo 2

（拡散強調画像での信号強度）∝（T2 強調画像での信号強度）× $exp(-b \times ADC)$

Memo 3

ADC が低値でも，T2 強調で高信号であるため拡散強調で高信号を示すことがあり，このような現象は T2-shine through と呼ばれる．

Memo 4

一般に塞栓性の機序では皮質を含む広範囲の梗塞が，先行する動脈狭窄を基礎とする血栓性の機序では側副路がそれぞれ発達しているため，白質優位の脳梗塞を生じやすい．

（以下，FLAIRとする）に比べて高く，評価者間での変動も少ない（表1）.
- 急性期脳梗塞では梗塞巣のADCは低下し，拡散制限を示す（図1）.
- 急性期脳梗塞において梗塞巣が拡散制限を示す理由として，細胞障害性浮腫が提唱されている．
- 脳梗塞での初期拡散低下域は多くが非可逆的であるが，一部は可逆性で最終的な梗塞から免れる．早期に再灌流が可能であった症例に多い．
- ADCは脳梗塞発症後7〜10日でいったん正常化することが多く，pseudonormalizationと呼ばれる．まれには発症後3ヵ月程度まで，拡散制限が遷延する．

灌流強調画像（PWI）

- 急性期脳梗塞における灌流強調画像（perfusion weighted image：PWI）を用いた検討は，造影剤を急速静注して行うdynamic susceptibility contrast（DSC）法を使用したものが多い．

表1. 脳梗塞各病期における画像所見

脳梗塞病期	DWI	ADC	T2強調/FLAIR
超急性期（代償期）	正常	正常	正常
超急性期（非代償期）	高信号	低下	正常
急性期	高信号	低下	高信号
亜急性期	徐々に低下	徐々に上昇	高信号
慢性期	低信号	上昇	高信号

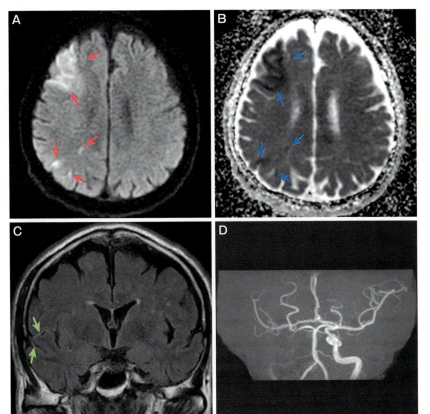

図1. 65歳男性，急性期脳梗塞（発症2時間）
A：DWI，B：ADC map，C：FLAIR冠状断像，D：MRA（MIP）．
A：右前頭葉，頭頂葉に高信号域を認める（→）．
B：ADC mapでは周囲と比べて拡散制限を認める（→）．C：FLAIRでは梗塞巣の高信号化はまだ認めない．右中大脳動脈M3－M4が高信号を示し（intraarterial signal），閉塞や灌流圧低下に対応する（→）．D：右内頸動脈閉塞を認める．右中大脳動脈は主に前交通動脈を介して描出されている．

- PWIで得られる指標❺や解析アルゴリズムはメーカーによる差違がある．そのため，解析結果は差を生じやすい．
- 可逆的虚血領域は，DWIとPWIでの虚血域の差，すなわちDWI/PWIミスマッチとして評価されることが多い[2]（図2）．主幹動脈～皮質枝閉塞でミスマッチが生じうる❻❼．一方，ラクナ梗塞や分枝粥腫型梗塞は，通常の場合，DWI/PWIミスマッチを生じないため，PWIの良い適応ではない．
- ミスマッチがある場合のほうが，血栓溶解療法や機械的血栓回収療法の効果がより高いと期待されているが，否定的な報告もある[3]．
- Arterial spin labeling（ASL）法は，近年普及しつつある，造影剤を用いない灌流画像の取得方法である．pulsed ASL法，pseudocontinuous ASL法があるが，後者が主流である．
- ASL法では，動脈血流に電磁的なラベルを与えた場合と与えない場合とで画像を取得し，その差分をもとに脳血流量を推定する．定量化することも可能である❽．
- ASL法はDSC法に比べ撮像時間が長く，体動を伴いやすい急性期脳梗塞の患者では，不向きな場合がある．
- 現在普及しているASL法では，血流到達時間の差は考慮されていない．そのため，動脈狭窄が強い場合の血流到達遅延の影響が解消されず，正確な脳血流量を表していないおそれがあり，結果の解釈には注意が必要である．

> **Memo 5**
> MTT（mean transit time：平均通過時間），TTP（time to peak＝MTT類似指標），CBV（cerebral blood volume：脳血液量），CBF（cerebral blood flow：脳血流量）．rCBV, rCBFなど "r" は相対値（＝relative）であることを示す．

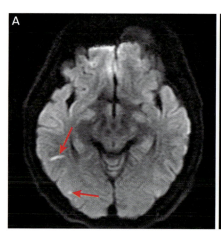 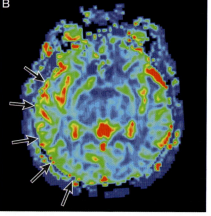

図2．**68歳男性，急性期脳梗塞**
右中大脳動脈狭窄の既往あり，5日前より左上下肢脱力発作を反復．A：DWI，B：DSC-PWI（rCBV）．A：右側頭葉に高信号域が散在する（⇒）．B：rCBVはDWIでの高信号域の存在範囲を超えて増加し（⇒），広い可逆的虚血領域の存在を示唆する．

> **Memo 6**
> 可逆的虚血領域ではMTT延長，rCBV増加，rCBF正常を示すのが典型的である．MTT延長とrCBV増加は，CBFを保持するための代償機能を表す．

> **Memo 7**
> 循環予備能で代償できなくなると，脳酸素摂取率が増加する．さらにそれでも代償できなくなると拡散異常，不可逆的な脳組織障害が生じる．

> **Memo 8**
> **ASL法によるCBFの計算式の一例**
> $$CBF = \frac{\rho\left\{1-exp\left[-\frac{t_{sat}}{T1_{gm}}\right]\right\}exp\left[\frac{w}{T1_a}\right]}{2\alpha T1_a\left\{1-exp\left[\frac{t_i}{T1_a}\right]\right\}}\left(\frac{ASL_{diff}}{PD_{ref}}\right)$$
> ρ（血液脳分配係数）＝0.6，t_{sat}（飽和時間）＝2s，$T1_{gm}$（灰白質T1値）＝1.2s，α（ラベル効率）＝0.6，$T1_a$（動脈血T1値）＝1.6s，t_i（ラベル印加時間）＝1.5sは既報の結果に基づくアプリオリの値である．w（ラベル後待機時間）はMRI装置での選択可能なパラメータでASL_{diff}（ASLラベル有り無し差分値）とPD_{ref}（プロトン密度画像）のみが実際の画像での計測値である[4]．既定値を変えるとCBFが大きく変わる可能性があることがこの式からわかる．

脳虚血の画像診断 **II**

MRA

- 脳梗塞の原因となりうる血管疾患の検索目的で施行される.
- MRAの撮像手法にはtime of flight（TOF）法とphase contrast（PC）法があり，さらにデータ取得法には2Dと3Dがある．臨床では3D-TOF法が用いられることが最も多い．通常は，造影剤は併用しない.
- 3D-TOF法は空間分解能が高いが，乱流に弱く，血管内腔が実際より狭く描出されることがある.
- TOF法はT1コントラストを有し，T1強調で高信号を示す血腫はMRAでも高信号を示す．これに対し，血流による位相変化に基づくPC法では高信号とならない.
- 3D-TOF MRAでは，動脈閉塞のみならず，血流がきわめて遅い場合でも無信号となって，閉塞と紛らわしいことがある．そのような場合は，CTAや造影MRAでの評価が有用である.

FLAIRの意義

- FLAIRでは，急性期脳梗塞は，一般にDWIに比べ遅れて高信号を示す.
- 急性期脳梗塞において，DWIで高信号を示すがFLAIRでは高信号を示さない状態は，DWI-FLAIRミスマッチと呼ばれることがある．DWI-FLAIRミスマッチを呈する脳梗塞が，発症後4.5時間以内の超急性期脳梗塞であることの陽性的中率は88%と報告されている[5][9].
- 一方，発症後4.5時間以内の脳梗塞ではFLAIRが高信号となる場合も半数近くあり，脳梗塞がFLAIRで高信号である場合には，発症後4.5時間以内かそれ以降かの判断には役立たない.
- 血流の遅くなった動脈内腔がFLAIRで高信号を示すことがあり，intraarterial signalと呼ばれる（図1）．動脈閉塞や灌流圧低下に相当する.

T2*強調画像の意義

- T2*強調画像は，出血の既往の有無を検出するために施行されることが多い.
- T2*強調画像は，陳旧性の脳内微小出血を鋭敏に検出する[10].
- 磁化率強調画像（susceptibility-weighted image：SWI）も脳内微小出血を鋭敏に検出するが，使用できるMRI機種が限られる.
- 急性期脳梗塞の患者のMRIでは，15～20%で脳内微小出血が発見される.
- 急性期脳梗塞の患者に対して経静脈的血栓溶解療法が施行された場合に，治療開始前の脳内微小出血の有無やその多寡と，同治療後の症候性頭蓋内出血の頻度や機能予後とは，関連がないとの報告が多い[6].
- 動脈内塞栓子が低信号を示すことがある．CTにおけるhyperdense signのカンターパートである.

> *Memo 9*
> そのため，FLAIRは "tissue clock" と呼ばれることがある．このほか，FLAIRはくも膜下出血の除外にも有用である.

> *Memo 10*
> 高血圧では脳深部やテント下に，amyloid pathologyでは脳表や皮質白質境界にそれぞれ脳内微小出血沈着が優位とされる.

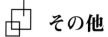 **その他**

- 脳出血は発症直後からT2強調画像で信号異常を示すため，脳出血の除外に有用である．
- 脳梗塞の原因に動脈解離が疑われる場合は，薄層スライスのT1強調画像が有用である．

II
2 CT

野口 京

はじめに

- 急性期脳梗塞の治療を開始するには，脳梗塞か脳出血であるかの判定を迅速に行う必要があり，両者の鑑別には画像診断が必須である．
- 急性期脳血管障害の画像診断において，MRI 検査を第一選択とする傾向がみられるものの，最初に施行されるのは依然として CT 検査であることが多い．
- 脳梗塞の発症 4.5 時間以内に rt-PA 静注療法による血栓溶解，発症 6 時間以内にカテーテルによる血栓回収術の適応があるため，超急性期の画像診断が特に重要である．

早期虚血変化 (early ischemic changes)

- 灰白質の軽微な濃度低下所見および大脳皮質の軽微な腫脹による脳溝の狭小化所見を早期虚血変化 (early ischemic changes) と呼んでいる．一般的に，早期虚血変化は early CT sign とも呼ばれている．
- 正常灰白質は正常白質と比較するとわずかながら吸収値が高く (5HU 程度)，適切な条件で撮像された CT にて，正常の灰白質と白質とのコントラストは明瞭である．
- 発症数時間以内の超急性期脳梗塞域には，細胞性浮腫 (cytotoxic edema) が出現する．
- 細胞性浮腫の時期には，白質の吸収値には大きな変化がなく，灰白質（中心灰白質および皮質）の吸収値のみがわずかに低下 (5HU 程度) するため，病変部の灰白質と白質とのコントラストが不鮮明となる．
- 早期虚血変化には，次のようなものがある[7, 8]．
  ①島皮質の消失 (loss of the insular ribbon) （図 1）．
  ②レンズ核辺縁の不明瞭化 (obscuration of the lentiform nucleus) （図 2）．
  ③皮質白質境界の消失 (loss of gray-white matter differentiation) （図 1, 図 3）．
  ④脳溝の狭小化 (effacement of the cortical sulci)．
- 早期虚血変化の評価には，適切な条件にて CT を撮像して，最適な呈示条件にて，左右を比較して判定することが重要である❶．
- 中大脳動脈領域の早期虚血変化は，簡易定量化判定法である ASPECTS (Alberta Stroke Program Early CT score) にて評価する[9, 10]❷ （図 4）．

Memo 1

早期虚血変化の CT による評価には，CT 画像の呈示条件が重要であり，80 HU 以下の狭いウインドウ幅を用いて，コントラストを立てて表示する必要がある．早期虚血変化の正確な読影のためには知識や経験が重要であるが，読影トレーニングも有効であり，ASIST-Japan や MELT-Japan の web サイトにて早期虚血変化の読影トレーニングができる．

Memo 2

ASPECTS は，非定量的評価法と比較して読影者間のばらつきが少なく信頼性が高い．6 点以上で rt-PA 静注療法による血栓溶解や血栓回収術の適応が考慮され，8 点以上であれば rt-PA 投与 90 日後の機能予後は良好であり，rt-PA 投与による死亡率は低下すると報告されている．

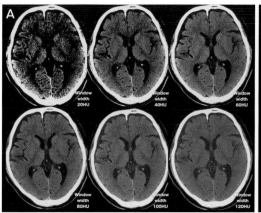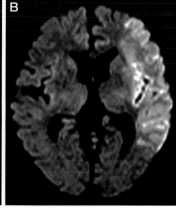

図1. 島皮質の消失（loss of the insular ribbon）および皮質白質境界の消失（loss of gray-white matter differentiation）

A：脳虚血症状発症1時間後のCTにて，左側の島皮質および前頭側頭頭頂葉の皮質の吸収値が低下しており，線条体には異常を指摘できないことから左中大脳動脈島部閉塞による早期虚血変化が示唆される．B：CT後に施行されたMRIの拡散強調画像にて，早期虚血変化領域に一致して明瞭な高信号が認められる．

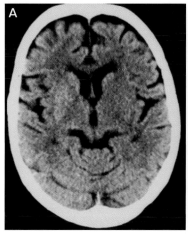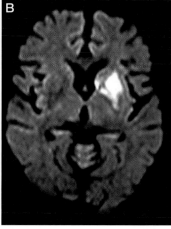

図2. レンズ核辺縁の不明瞭化（obscuration of the lentiform nucleus）

A：脳虚血症状発症2時間後のCTにて，左側の被殻の吸収値がわずかに低下しており，左中大脳動脈水平部閉塞による外側線条体領域の早期虚血変化（レンズ核辺縁の不鮮明化）が示唆される．B：CT後に施行されたMRIの拡散強調画像にて，早期虚血変化領域に一致して明瞭な高信号が認められる．

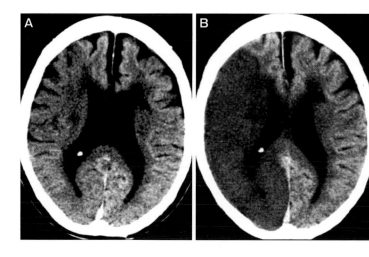

図3. 皮質白質境界の消失（loss of gray-white matter differentiation）

A：脳虚血症状発症3時間後のCTにて，右側の前頭頭頂後頭葉の皮質の吸収値がわずかに低下しており，右中大脳動脈および後大脳動脈のほぼ全領域に及ぶ早期虚血変化（皮質白質境界の消失）が示唆される．B：翌日のCTにて，早期虚血変化領域に一致して急性期脳梗塞が明瞭化している．

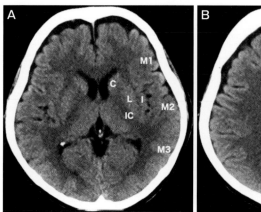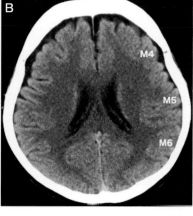

図4. ASPECTS（Alberta Stroke Program Early CT score）

ASPECTSとは，CTによる中大脳動脈領域の早期虚血変化のスコア法である．CT上の基底核－視床スライスと基底核が描出されなくなった最初のスライスの2スライスにて，中大脳動脈領域を10領域（C：尾状核，L：レンズ核，IC：内包膝部－後脚，I：島回，M1－M3：基底核レベルの中大脳動脈領域，M4－M6：側脳室レベルの中大脳動脈領域）に分けて，早期虚血変化の有無を調べ，変化のある領域を10点満点から減点して評価する方法である．

Hyperdense sign

- 脳梗塞直後から観察される重要なCT所見として，hyperdense signがあり，赤色血栓により閉塞した動脈が相対的に高吸収を呈する所見である[11]（図5）．
- 中大脳動脈，内頚動脈，前大脳動脈，脳底動脈にて，脳塞栓症の超急性期CT所見として観察される．
- 特に中大脳動脈水平部で観察されることが多く，hyperdense MCA signと呼ばれている．中大脳動脈水平部よりも遠位部での閉塞ではシルビウス裂内に点状の高吸収として観察されるため，MCA dot signと呼ばれている．
- Hyperdense signは，閉塞血管の存在を示唆する超急性期のCT所見という点で診断的意義を有しているものの，血栓溶解療法の適応に関連する脳実質自体の変化である早期虚血変化とは区別して取り扱われている．

主幹動脈近位部の慢性閉塞

- アテローム血栓性梗塞の画像所見で，最も特徴的なものは境界領域梗塞であり，境界領域梗塞には皮質境界型と深部白質型の2種類がある．
- 大脳深部に起こる深部白質型の境界領域梗塞は，血行力学的機序によるものであると考えられている．
- 皮質境界型のものは，血行力学的機序によるものに加えて，塞栓性機序（artery-to-artery embolism）による病変が高頻度に含まれている．
- 脳動脈近位部の慢性閉塞状態では，病変側の萎縮性変化が観察されることが多く，片側性半球萎縮および境界領域梗塞を認める場合には，脳動脈近位部の慢性閉塞を疑う必要がある．

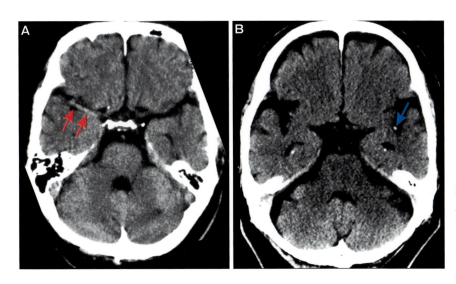

図5 Hyperdense sign
A：CTにて中大脳動脈水平部が高吸収（→）を呈しており，hyperdense MCA signである．B：CTにて左シルビウス裂内の中大脳動脈島部が点状の高吸収（→）を呈しており，MCA dot signである．

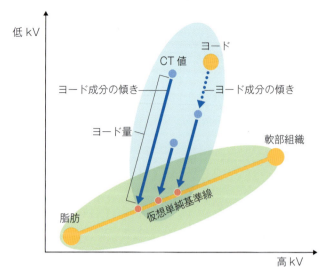

図6. Dual energy CT における 3-materials decomposition 法
Dual energy CT による 3-materials decomposition 法にて，造影 CT 画像におけるヨード成分の定量 (iodine map) と仮想単純 CT 画像 (virtual non-contrast CT) の作成が可能である．脳を軟部組織と脂肪にて構成されていると仮定すると，単純 CT 画像では，脂肪と軟部組織を結んだ線上 (base line) にすべての脳実質の CT 値がプロットされる．造影 CT では，組織のヨード量に応じて CT 値が変化するため，造影後のグラフ上の位置は，ヨード成分の傾きに沿ってシフトしている．それゆえ，造影 CT における実測 CT 値を，ヨード成分の傾きに沿って仮想単純基準線へ投射することで，造影 CT から仮想単純 CT 画像を作成できる．

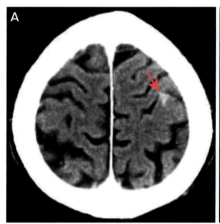 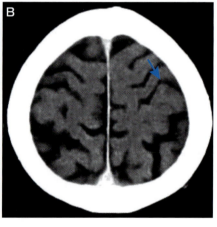

図7. rt-PA 静注療法後に撮像された dual energy CT による仮想単純 CT 画像
A：急性期脳梗塞に対する rt-PA 静注療法後に撮像された dual energy CT による simulated standard CT 画像にて，左頭頂葉皮質に高吸収（→）が認められており，脳梗塞病変への造影効果あるいは出血性変化が考えられる．B：仮想単純 CT 画像 (virtual non-contrast CT) では，高吸収所見が消失（→）しており，出血性変化ではなく造影効果であると診断できる．

最新の CT 装置による診断

- 320 列面検出器 CT (area detector CT) では，全脳の 4D-CTA (CT angiography) と CTP (CT perfusion) を同時に得ることができる．そのため，閉塞動脈の同定や側副血行路の発達の程度に加えて，虚血の程度と分布を同時に評価することが可能である．
- Dual energy CT は，異なる 2 つの管電圧にて CT を撮像して，異なる 2 つの電圧による各組織の減弱係数の変化率を利用する方法である．ヨードやカルシウムなどの物質弁別画像や仮想単色 X 線画像を作成することができる❸（図6）．
- Dual energy CT の臨床応用には，自動的骨除去，石灰化プラークの検出，出血と造影剤との鑑別，ヨードの定量，金属アーチファクトの低減化などがある（図7）．

> **Memo 3**
> 管電圧の組み合わせによるヨードの傾き (iodine slop) は既知であるため，実測値である造影後の CT 値のプロットを，既知のヨードの傾きに沿って base line へ投射することで，仮想単純 CT 画像 (virtual non-contrast CT) を作成することができる．さらに，造影後の CT 値と base line までの距離を測定することで，ヨード成分を定量 (iodine map) できる．

II

3 核医学

01 SPECT

中川原譲二

はじめに—SPECTの原理と臨床応用

- SPECT（single photon emission computed tomography）で用いられる蓄積型脳血流トレーサーには，^{99m}Tc（半減期：6時間）で標識されたHMPAOとECD，^{123}I（半減期：13時間）で標識されたIMPがあり，いずれも脳血流分布に応じて集積するが，その集積機序は異なる（表1）.
- 脳血流トレーサーの分布を画像化するためには，投与後に脳内から放射されるγ線を回転型ガンマカメラなどにより被検者の体軸周囲の多方向から収集し，これを投影データとする．そして，トレーサーの分布画像を断層像として再構成する.

表1. 蓄積型脳血流トレーサーの特徴

放射性医薬品	IMP	HMPAO	ECD
標識核種	^{123}I	^{99m}Tc	^{99m}Tc
剤　形	標識ずみ注射液	標識キット	標識キット，注射液
投与量	111〜222 MBq	370〜740 MBq	370〜740 MBq
化合物の安定性	◎	○	◎
一回循環での摂取率	◎	○	○
血液中への逆拡散	少ない	多い	中程度
取り込み量と血流量との直線性	◎	△	○
血液中から脳への入力	緩徐に続く	投与直後のみ	投与直後のみ
経時的分布の変化	みられる	ほとんどみられない	わずかにみられる
血液脳関門障害の影響	ある（再分布像）	時にみられる	受けやすい
定量法	Microsphere法 ARG法	Patlak Plot法	Patlak Plot法 Microsphere法
バルーン試験閉塞への応用	○	◎	◎
アセタゾラミド負荷試験への応用	◎	△	○
緊急検査	困難	可能	可能

- 脳虚血のSPECT診断では，トレーサーの脳内分布画像を用いた定性的評価と，コンパートメント解析によって計算された脳血流量の定量画像を用いた定量的評価とがある．
- 脳血流SPECTにおける局所の変動をより客観的に評価する手法としての統計画像解析には，定位定性的評価法である3D-SSP法（Z-score解析）などや，定位定量的評価法であるSEE解析などが臨床応用されている．

脳血流SPECT定量画像解析

- 蓄積型脳血流トレーサーを用いた脳血流の定量測定では，トレーサーの脳内挙動を表す数学的モデルに，各pixelのSPECT計数値と入力関数（動脈血中のトレーサー濃度曲線）を代入してトレーサーの血液から脳組織への移行速度定数（K）を算出し，Kから局所脳血流量（f）をpixelごとに定量計測する（コンパートメント解析❶）．
- 蓄積型脳血流トレーサーの中では^{123}I-IMPの分布が真の血流分布に最も近く，解析法が確立している．^{123}I-IMPを用いた脳血流SPECTの定量法として，microsphere法とautoradiography（ARG）法[12]が臨床応用されている．
- IMP-ARG法❷では，トレーサー投与後の1点動脈採血から得られる入力関数によって，トレーサー分布画像が定量画像へと変換される．Dual table ARG法❸[13]では，等量のトレーサーを用いて安静時とアセタゾラミド❹負荷時のSPECT計数値を連続的に求め，共通の入力関数から，安静時および負荷時脳血流量の定量画像が同時に得られる．

血行力学的脳虚血の重症度評価

- 血行力学的脳虚血の重症度評価では，安静時およびアセタゾラミド負荷時脳血流量から，脳循環予備能〔（アセタゾラミド負荷時脳血流量／安静時脳血流量－1）×100％〕を算出し，安静時脳血流量と脳循環予備能にそれぞれ閾値を設定して判定を行う．
- 安静時およびアセタゾラミド負荷時の脳血流量から，血行力学的脳虚血の定量的重症度（Stage 0〜Ⅱ）は，図1のように階層性に定義され，Stage ⅡがPETにおけるmisery perfusion（貧困灌流）[14]に相当する．
- 血行力学的脳虚血の定量的重症度評価は，慢性期の脳梗塞再発予防を目的とした脳血行再建術（EC-ICバイパス術）の適応決定，頸部内頸動脈狭窄症に対する血栓内膜剥離術（CEA）やステント留置術（CAS）のリスク評価などにおいてきわめて有用性が高い．
- 脳梗塞再発予防を目的とした脳血行再建術は，最終発作から3週間以上経過した後に行った定量的脳循環測定にて，中大脳動脈領域の安静時脳血流量が正常平均値の80％未満かつアセタゾラミド反応性が10％未満の脳循環予備能が障害された例に適応される（図2）[15]．

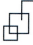

Memo 1
コンパートメント解析
- Microsphere model（組織からのトレーサーの洗い出しのないモデル）
$Cb(t) = \int KCa(\tau)d\tau$，$K = f \cdot E$
$Ca(t)$：t時間後の動脈血中放射能（入力関数）と$Cb(t)$：t時間後の脳局所放射能（SPECT計数値）との関係，血液から脳組織への移行速度定数（K），初回循環摂取率（E），脳血流量（f）の関係から，脳の各pixelのfが計算される．
- 2-compartment model（組織からのトレーサー洗い出しのあるモデル）
$Cb(t) = \int K1 Ca(\tau) e^{-k2(t-\tau)} d\tau$
$K1 = f \cdot E$，$Vd = K1/K2$
血液から脳組織への移行速度定数：K1，脳組織から血液への移行速度定数：K2として，脳の各pixelのfが計算される．

Memo 2
IMP-ARG法
IMPの挙動を2-compartment model❶によって解析する．K1とK2の比である分布容積（Vd）（=K1/K2）を一定値（42 mL/mL）とし，個々の入力関数はあらかじめ設定された標準入力関数をトレーサー投与10分後の1点動脈採血により較正し決定される．アセタゾラミド負荷では，トレーサーの投与7分前に15〜17 mg/kgを静注する．

Memo 3
Dual table ARG法
IMPの挙動を2-compartment model❶によって解析する．別日法で問題となる入力関数の測定誤差を排除するために，安静時一回の採血によって共通の入力関数を決定し，等量のトレーサーを用いて精度の高い安静時とアセタゾラミド負荷時脳血流量の定量画像をpixelごとに連続的に測定することができる．

Memo 4
アセタゾラミドの使用について
適応外使用可能であり，脳梗塞，もやもや病などの患者に脳循環予備能の検査目的で本剤を投与した際に，まれに症状の増悪あるいは再発，急性心不全が認められる．2015年4月に本剤の適正使用指針が作成され，検査が必要な症例に限ること，同意書を取得すること，検査実施時の安全管理と必要な措置について習熟すること，などが周知されている．

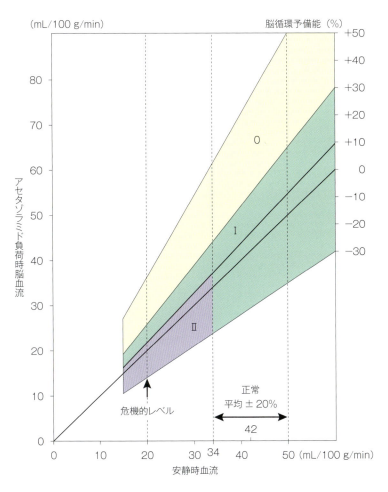

図.1. 安静時およびアセタゾラミド負荷時脳血流定量測定（^{123}I-IMP-ARG法$^{12)}$）による血行力学的脳虚血の定量的重症度評価

斜線の傾きが脳循環予備能の程度を示す.
Stage 0：脳循環予備能：＞30%
Stage I：脳循環予備能：10%＜，≦30% あるいは
　　　　脳循環予備能：≦10%，かつ安静時脳血流量：
　　　　＞正常平均値の80%
Stage II：脳循環予備能：≦10%，かつ安静時脳血流量：
　　　　≦正常平均値の80%

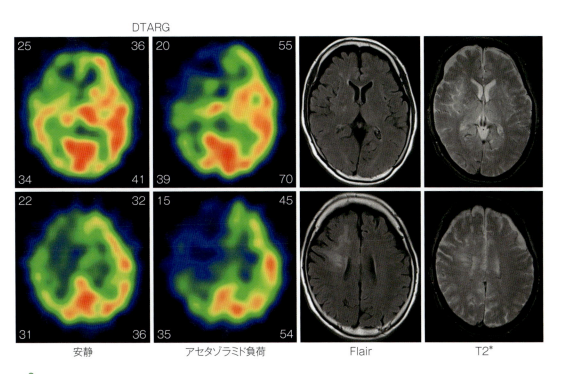

図.2. 慢性期の血行力学的脳虚血例の脳血流SPECT定量画像解析

74歳，女性．1年前に初めて左上下肢の脱力感が出現．近医にて，右中大脳動脈閉塞症による一過性脳虚血発作と診断され，抗血小板薬の服用が開始された．その後も左上下肢の脱力感が出現するため，当院に紹介となった．MRIでは，右前頭葉皮質下白質に脳梗塞所見（Flair）や髄質動脈の拡張所見（T2*WI）が認められた．本例の慢性期の安静時脳血流SPECTの定量解析およびアセタゾラミド負荷時脳血流SPECTの定量解析を示す（数字は，両側中大脳動脈の前方および後方領域の平均脳血流量 mL/100 g/minを示す）．図1の評価基準により，右中大脳動脈前方領域は血行力学的脳虚血 Stage IIと判定され，脳梗塞再発予防を目的としたEC-ICバイパス術の適応と判定された．

脳血流 SPECT 統計画像解析法

- 脳血流 SPECT における局所の変動を統計学的手法により客観的に判定する診断法である．
- 脳血流 SPECT にみられる脳血流の局所的な変動（低下）を視覚的に判定するのではなく，標準脳座標を用いて，正常群の脳血流分布に関するデータベースと被検者（群）のデータを pixel ごとに比較して，有意な差を認める領域を統計学的に検証する画像解析方法である．
- 正常群と被検者（群）の各 pixel におけるデータは全脳または小脳などで正規化され，両者の差が正常群データベースの各 pixel における標準偏差（S.D.）の倍数（Z-score）として画像化される（Z-score 解析）．一般に Z-score が 2 以上と表示される pixel の集合については，脳血流の変動（低下）が有意な領域と判定する（定位定性的解析）．
- 統計画像解析の方法として，statistical parametric mapping（SPM）法や 3-dimensional stereotactic surface projections（3D-SSP）法❺などが臨床応用されている．また，SPECT 定量画像を 3D-SSP 法で用いられる標準脳座標に変換して定位定量的に解析する stereotactic extraction estimation（SEE）解析❻（図3）[16] が開発されている．

> **Memo 5**
> 3D-SSP 法（Z-score 解析）
> 定位脳座標系に変換された正常群の全脳表の pixel の平均値と被検者の値の差を，pixel ごとに正常群の標準偏差の値で除すことにより，被検者の全脳表の Z-score を pixel ごとに算出．その分布を通常 8 方向（右外側，左外側，上方，下方，前方，後方，右内側，左内側）からの三次元脳表画像として定位的に画像化する．

> **Memo 6**
> Stereotactic extraction estimation（SEE）解析
> 脳血流 SPECT を定位定量的に解析する方法．本法では，安静時およびアセタゾラミド負荷時脳血流量画像を 3D-SSP 画像の脳座標系に変換し，脳表の各 pixel を定量値で表現する．次いで，各 pixel について血行力学的脳虚血の重症度を算出し，各指標の分布を三次元脳表画像として定位的に画像化する．

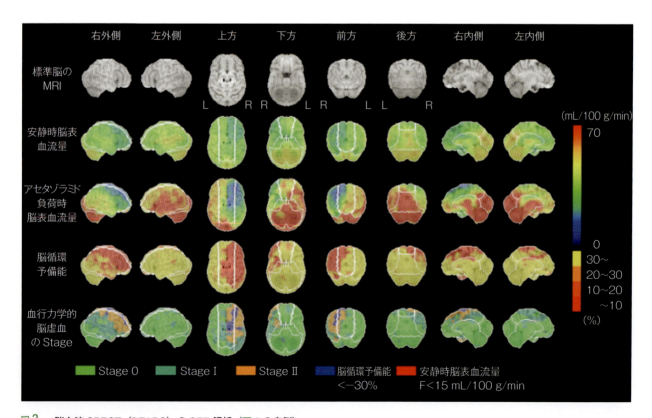

図3． 脳血流 SPECT（DTARG）の SEE 解析（図 2 の症例）
右中大脳動脈前方領域および右前大脳動脈の末梢領域に，安静時脳表血流量の低下領域，アセタゾラミド負荷時の血管反応性の低下領域，脳循環予備能の低下領域，血行力学的脳虚血の重症度 Stage Ⅱ の領域がそれぞれ定位的に示された．右中大脳動脈後方領域には，血行力学的脳虚血の重症度 Stage Ⅰ の領域が定位的に示された．

02 PET

岡沢秀彦

はじめに

- 脳虚血の画像診断において，ポジトロン断層像（positron emission tomography：PET）は主に ^{15}O-標識ガスおよび水を用いた脳血流，酸素代謝計測に用いられる❼．
- 米国ワシントン大学 Powers らの定量的循環代謝解析により，1980年代後半に主幹動脈狭窄による脳虚血時の血行力学的変化の概念が提唱された．
- この際 Stage II の病期と定義された「貧困灌流（misery perfusion）」は，1981年に Baron らにより提唱された酸素の需要と供給のアンバランスな状態を指す概念であり，^{15}O-ガス PET 検査で酸素摂取率（OEF）の上昇として検出できる❽．
- 急性期脳梗塞より，慢性期血管障害における虚血状態の判定に適している．もやもや病の手術適応判定にも用いられている．

^{15}O-ガス PET 定量検査法

- 現在わが国で行われている ^{15}O-ガス PET 定量検査法は，主に1980年代前半に開発された ^{15}O-ガス平衡法もしくは autoradiography（ARG）法である[17～19]．
- ^{15}O-ガス（&水）PET 検査法におけるポジトロン核種投与法は，定常法とボーラス法の2通りが一般的に使われている❾（図4）．
- 血液量測定は，C^{15}O 短時間吸入後，血中カウントが平衡状態となった段階で撮像する（図4）．
- C^{15}O$_2$，^{15}O$_2$ 定常法（平衡法）では，一定流量の放射性ガスを約10分間吸入し，脳内および血中カウントが平衡状態となった段階で約5分間撮像する．いずれの平衡法も，撮像中に2～3回動脈採血をする❿ ⓫（図4A）．
- ボーラス法では，^{15}O$_2$ のボーラス吸入および H$_2$^{15}O のボーラス静注と同時に撮像を開始する．動脈における時間－放射能曲線（入力関数）を用いた定量計算を行うため，連続した動脈血の測定が必要になる⓬（図4B）．

脳主幹動脈閉塞性疾患による虚血性変化と PET 画像（図5, 図6）

- 図5のグラフにおいて，脳主幹動脈狭窄による灌流圧の低下に伴い，血行動態の各指標は右から左へと変化すると予想される．
- Stage I は，血管拡張による代償（vascular reserve）で脳血流量（CBF）が維持される．

Memo 7

- ^{15}O-標識放射性薬剤の人体への応用は1960年代後半に始まり，1970年代中頃の PET 装置の開発により，血流代謝の計測に利用されるようになった．
- 1977年に ^{18}F-fluorodeoxy-glucose（FDG）が開発されて脳糖代謝の解析も行われるようになり，エネルギー代謝の詳細な解析が可能となった．
- 脳循環代謝の基本概念および定量法は1980年代にほぼ完成されたが，その後も新たな技術開発や知見が報告され，現在も進歩している．

Memo 8

脳循環代謝の用語と単位
脳血流量：CBF（mL/min/100 g）
脳血液量：CBV（mL/100 g）
脳酸素消費量：CMRO$_2$（mL/min/100 g）または（mol/min/100 g）
酸素摂取率：OEF（%）

Memo 9

C^{15}O$_2$ を吸入すると肺で炭酸脱水素酵素により H$_2$^{15}O に変換されるため，H$_2$^{15}O 静脈投与と同様に血流分布を示す．^{15}O$_2$ を吸入すると肺で赤血球に取り込まれ，脳組織に移行する．C^{15}O はヘモグロビンと強く結合し血管内に留まる．

Memo 10

Fick の原理
$\Delta Q = F C_a - f C_v - \lambda Q$
C_a：動脈血カウント濃度（Bq/mL）
C_t：脳組織内カウント濃度（Bq/mL）
C_v：静脈内血カウント濃度（Bq/mL）
F：血流量，f：単位脳組織あたりの血流量
Q：脳組織内総カウント [$Q = \rho C_t$]
λ：^{15}O の崩壊定数，ρ：分配係数

Memo 11

平衡法の一般解
$f = \lambda / (C_a/C_t - 1/\rho)$

Memo 12

ARG 法の一般解
$C_t(t) = f C_a(t) \otimes e^{-(f/\rho + \lambda)t}$

- Stage Ⅱ では，CBF 低下に対して OEF 上昇による代償（metabolic reserve）が働き，酸素消費量（CMRO₂）が維持される．
- 仮説上は，Stage Ⅱ が貧困灌流に一致する．
- さらに CBF が低下すると，神経細胞が脱落する（Stage Ⅲ）．

A

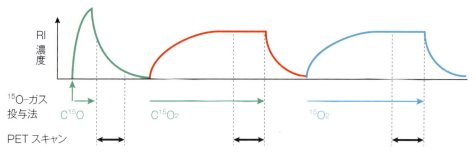

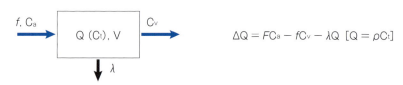

B

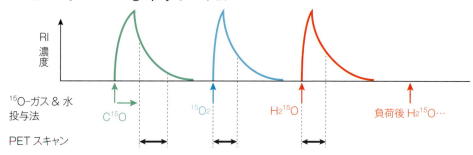

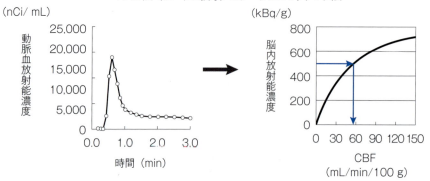

図4 ¹⁵O-ガス PET 検査法：ガス投与法，コンパートメントモデルとルックアップテーブル

II 脳虚血の画像診断

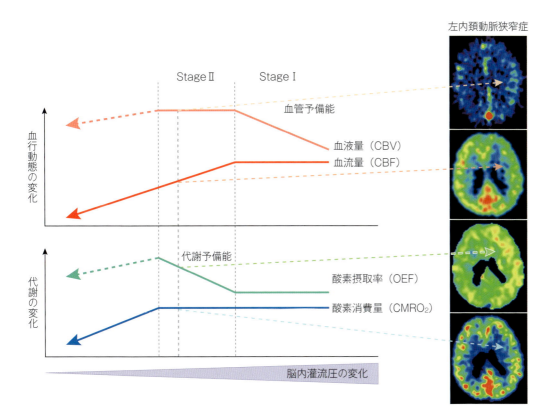

図5. 血行力学の基本概念 (Powers らの論文より改変)

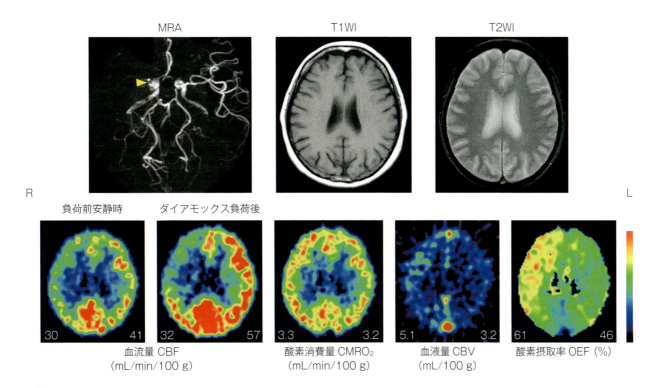

図6. 貧困灌流を呈した典型的な右中大脳動脈閉塞症の症例
MRA 上，右中大脳動脈は起始部から描出不良で，閉塞性病変が示唆されるが，MRI T1, T2 強調画像上は虚血性変化や梗塞などは認めない（上段）。^{15}O-PET 検査（下段）では，右中大脳動脈領域で安静時 CBF の低下，CBV の上昇が認められるものの，CMRO$_2$ は低下がなく，OEF が有意に上昇して貧困灌流状態であることがわかる。アセタゾラミド負荷後の CBF 増加（＝血管反応性）も乏しく（＜10%），Stage II であることがわかる。数値はすべて左右中大脳動脈領域の平均値．

041

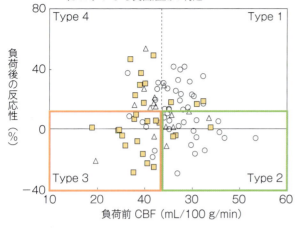

図7. 血管反応性と貧困灌流の関係
Type 1〜4はKurodaらの分類 13. 論文発表時（n=50）とその後の症例追加時（n=88）であまり差異はない．（文献21より引用）

¹⁵O-PET検査の意義

- ¹⁵O-ガスPET検査でOEFの上昇（貧困灌流）を認めた患者群では，認めなかった患者群よりその後の梗塞発生率が有意に高い[20]．
- 定性的OEFでの判定（count-based OEF：脳内集積比 [$^{15}O_2/(H_2^{15}O$ or $C^{15}O_2)$]）による定性画像の左右比判定）を用いた前向きコホート研究では，診断能において絶対値による判定と遜色ないと報告されたが，この方法によるCOSS（Carotid Occlusion Surgery Study：米国版JET）では，外科的治療，内科的治療の間に梗塞再発率の有意差が認められなかった．

脳主幹動脈高度狭窄症例における血管反応性と貧困灌流の関係

- Japanese EC-IC bypass trial（JET）studyは，脳主幹動脈閉塞性疾患に対するバイパス術の有効性を検証する臨床研究として実施された．
- 同試験では，ダイアモックス®（アセタゾラミド）による脳血管拡張負荷前後の血流量を脳血流SPECTにより定量評価し，登録対象となる症例を選定した．
- 現在『脳卒中治療ガイドライン2015』では，慢性期血管障害におけるEC-ICバイパス術の適応基準として，安静時CBFの低下（正常値の80%未満）かつ血管反応性の低下（10%未満）であることが条件の一つとして挙げられている．
- アセタゾラミド負荷試験による血管反応性と安静時脳血流の定量で，貧困灌流（Stage II）をどの程度評価できるか検討した研究では，感度がやや低く特異度が高い結果が一般的に報告されている（図7）（文献21はその一例）．

Memo 13

Kurodaらの分類
Kurodaらは，安静時CBFとアセタゾラミド負荷後の血管反応性（CVR）に基づき，血管障害を4つのタイプに分類した．Type1：CBF, CVRともに正常，Type2：CVRのみ低下，Type3：CBF, CVRともに低下，Type4：CBFのみ低下（図7）．

II-4 頚動脈プラークの総合的画像診断

宇野昌明

はじめに

- 頚動脈プラークは，アテローム血栓性脳梗塞の原因となる．
- 最近の研究では，内頚動脈の狭窄率と同様にプラークの不安定性が脳虚血イベントに多く関与することが報告されている[22]．
- プラークイメージングの目的は，プラークの不安定成分と安定成分を鑑別し，治療の選択を決定することにある．
- 病理学的に不安定プラークとは血栓を形成しやすく，急速に進行する可能性の高いプラークである．

超音波検査（頚動脈エコー）

- 超音波検査は，その非侵襲性ならびに簡便性の点で最も頻繁に施行されているプラークイメージングの一つである．
- 検診などで，総頚動脈の近位側で内中膜複合体厚（intima-media thickness：IMT）が測定され，動脈硬化の指標とされている❶（図1）．
- 通常は，プラークの厚さが最大となる部位の短軸断面と長軸断面で評価する．

超音波表示モード

- Bモード法：反射エコーの強さを輝度の変化に変換して描出する．血管内径やIMTを計測する．
- カラードプラ法：血流をカラーマッピングして流速や血流方向を描出する．低輝度のプラークと血管内腔の判別に有用である
- パラメータとしてエコー輝度（echogenicity）と均一性（homogeneity）があり，この2つを組み合わせて判断する．プラーク表面の性状の観察も重要である（表1）．
- 頚動脈エコーにおける不安定プラークの所見は，低輝度プラーク，可動性プラーク，潰瘍形成である．
- 低輝度プラークは，脳卒中発症の独立した危険因子である．線維性被膜が薄いか厚いかは，不安定性を示す重要な所見である．プラークの不均一性は，狭窄率よりも虚血イベントにより相関している．
- 潰瘍とは，日本超音波学会のガイドラインでは表面から2mm以上の深さの陥凹を潰瘍形成としている．これは脳卒中発症の危険因子とされて

Memo 1

IMTとプラーク

IMTは年齢とともに肥厚していくが1.0mm以下を正常とし，1.1mm以上を異常肥厚とする．また，頚動脈プラークとは血管内腔に限局的に突出し，IMTを含む厚さが1.1mmを超える病変をいう．
IMTが0.1mm増加すると脳血管障害発症率が1.18倍増加し，心電図上の心筋虚血陽性所見が1.9倍増加する．

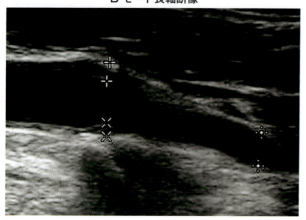
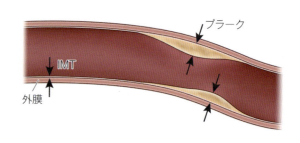

図1 超音波検査（頸動脈エコー）におけるIMTとプラーク
IMT（intima-media thickness）は等〜高輝度の内膜と低輝度の中膜の厚さであり，最大厚（max IMT）と平均厚（mean IMT）を計測する．プラークは血管内腔に限局的に突出し，輝度，均一性，表面の性状を測定する．

表1 頸動脈エコーにおけるプラーク性状の表現

プラークの性状表現			
エコー輝度	低輝度（hypoecoic）	等輝度（isoechoic, echogenic）	高輝度（hyperechoic, calcified）
均一性	均一（homogeneous）	不均一（heterogeneous）	
表面の性状	平滑（smooth）	不規則（irregular）	潰瘍（ulcer）

①エコー輝度：高輝度は硝子化病変と石灰化病変を，等輝度は線維性組織を，低輝度は粥腫と血腫をそれぞれ表す．
②均一性：不均一型は粥腫を表現し，より不安定なプラークを意味する．
③表面の性状：平滑（表面の連続性が保たれ，表面の凹凸不整像を伴わない），不規則（表面の凹凸が大きく不均一）および潰瘍に分類する．

いる．
- 頸動脈エコーの欠点は，読影が検者の主観によることや経験の差で所見が異なることである．客観性をより高めるために，輝度の定量化〔gray scale median（GSM）や integrated backscatter（IB）解析〕が試みられている．
- 脳梗塞を発症した急性期頸動脈プラークは急激に変化することがあるので，観察する際は短期間に繰り返しエコーを施行する必要がある．慢性期の頸動脈プラークであっても，少なくとも1年間隔，できれば6ヵ月間隔で follow up する必要がある．

可動性プラーク

- 可動性プラークとは，血流の圧力によってプラークに動きを示す病変であるが，その明確な定義は現在でもない．可動性プラーク部分の線維性被膜は薄いか破綻しており，不安定プラークの重要な要因である（図2）．
- 血流によって上下に浮動するプラークを floating plaque もしくは floating thrombus といい，塞栓子となりやすい[23] ❷❸．

> **Memo 2**
> Floating plaque の検出
> 久米らは B-flow という方法を用いると，floating plaque を非常に高信号で抽出できることを報告している（B-flow winker）[24]．

> **Memo 3**
> Jellyfish sign[24]
> 血流の圧力によって変形を認めるようなプラークをいう．この所見を呈するプラークは，将来脳梗塞を発生する率がきわめて高い．

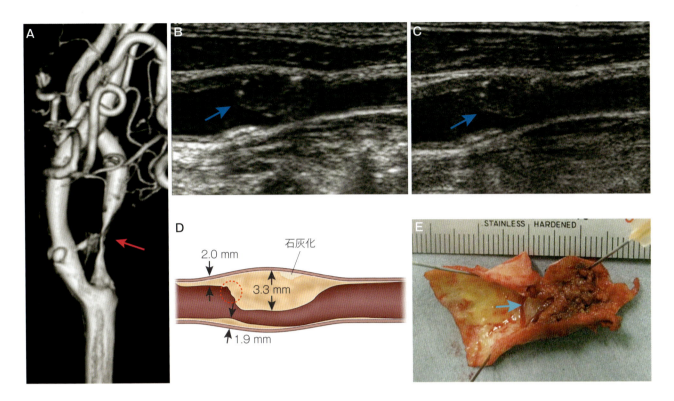

図2. 可動性プラーク
A：脳血管撮影では高度の内頚動脈狭窄がみられる（→）．B・C：頚動脈エコーで→部分のプラークが血流の圧力によって動く．D：頚動脈エコーのイメージ．┈で囲んだ部分のプラークが動く．E：頚動脈内膜剥離術により摘出したプラーク．エコー上動いていた部分は，被膜が破綻した不安定な粥腫であった（→）．

- 頚動脈エコー検査上，不安定プラークの内容物が心拍とは異なる位相の動きを呈するプラークを揺動性プラーク（motion of the plaque content）という．揺動性プラークは頚動脈エコー以外の3D-CTA，MRI，MRAでは認められず，病理学的には粥状に変性した脂質とフィブリンが析出した血栓である．

狭窄率の測定

- 血管径による狭窄率算出法には，NASCET（North American Symptomatic Carotid Endarterectomy Trial）法とECST（European Carotid Surgery Trial）法がある（図3）．
- プラークの存在しない遠位側内頚動脈が検出できないときは，ECST法で狭窄率を評価する．
- 断面積から計測する面積狭窄率（狭窄部の内腔と血管腔の面積比）は，ECST法やNASCET法より高い狭窄率を示す．
- 遠位側内頚動脈が描出できないときや石灰化の影響でECST法でも狭窄率が判定できないときは，内頚動脈狭窄部の収縮期最大血流（peak systolic velocity：PSV）が目安となる．
- PSVが150 cm/secを超える場合はNASCET法での狭窄率が50％以上，200 cm/secを超える場合は70％以上の狭窄に相当する．

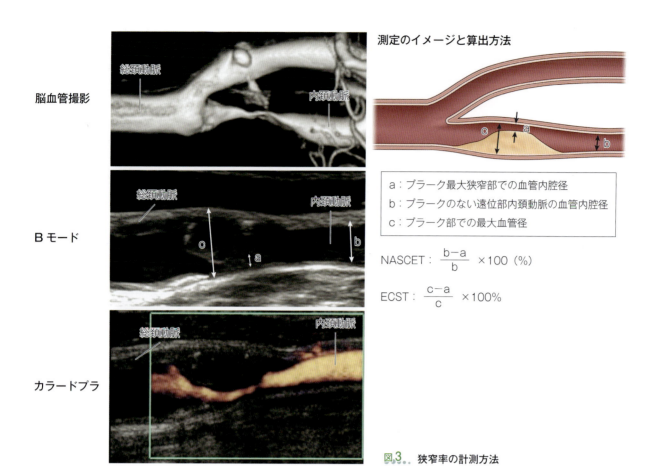

図3. 狭窄率の計測方法

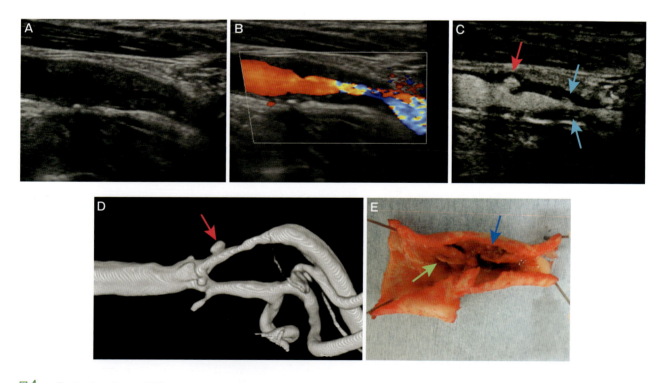

図4. Contrast-enhanced US
A：Bモード法の頚動脈エコーでは，プラークは低輝度である．B：カラードプラ法では，プラークは低輝度で狭窄があることがよくわかる．C：contrast-enhanced USでBモード法やカラードプラ法でわからなかった潰瘍（→）が確認できた．また，→で示す部分のプラークに造影剤が入っていることがわかる．D：脳血管撮影では→で示すように，潰瘍がある．E：頚動脈内膜剥離術で摘出したプラークでは→で示す部分に潰瘍があり，contrast-enhanced USで造影剤が入っていたプラークの部分（→）は不安定な粥腫であった．

Contrast-enhanced US

- 現在のところ頸動脈診断には保険適用はないが，microbubbles を内包した超音波造影剤を静脈投与し，プラークの観察に用いる[24]（図 4）．
- Contrast-enhanced US により，①炎症が起きているプラーク，②線維性被膜の破綻による透過性亢進，③アテロームコアの増大，④新生血管の破綻に伴うプラーク内出血の関与，が指摘されている．
- 頸動脈内膜剥離術で摘出されたプラークの病理組織との対比により，造影剤（ソナゾイド®）で造影されるプラークは新生血管が多い．また，線維性被膜の破綻，マクロファージの集積，プラーク内出血が多く認められた．
- Contrast-enhanced US で造影されるプラークは，症候性のほうが無症候性より多かった．

血管内超音波（IVUS）

- ガイドワイヤーに沿わせてプローベを血管内に挿入し，B モード法あるいはカラードプラ法で検査を行う．リアルタイムに血管内腔およびプラークを評価できる．
- 画像は血管断面画像のイメージであるが，長軸像の再構成も可能である．
- 評価できる内容は，①狭窄部を含む血管径，②頸動脈ステント留置術時におけるステントからのプラークの突出状況，③ステントと血管壁の密着状況，④プラーク構成成分のカラーマッピング表示，である．
- Visual-histology（VH）-IVUS とはエコー強度に周波数を加味し，プラークの構成成分を4色で表現したものである❹．
- 頸動脈プラークで病理組織と対比させると，fibrous lesion や fibro-fatty lesion では病理組織と IVUS 所見はよく一致していたが，プラーク内出血や血栓などが fibrous lesion として描出された．

MRI

- T1 強調画像の撮影には，表2 で示す方法がある．撮影法により信号表現が変化し，判定が異なることを十分考慮する必要がある[25]．
- 観察できるものは，①頸動脈の線維性被膜の厚さ，②脂質成分の有無，③necrotic core（壊死性成分）の有無，④プラーク内出血の有無，⑤石灰化の有無，である．
- 胸鎖乳突筋と比べ20％以上の高い信号を示すプラークを高信号プラークと定義すると，中等度狭窄で 7.548 倍，高度狭窄で 1.982 倍の高い率で過去に脳虚血イベントがあった．
- 頸動脈内膜剥離術や頸動脈ステント留置術で T1 高信号のプラークでは，遠位塞栓が生じる可能性が高いので注意が必要である（図 5）．
- プラークの体積の評価も重要で，3D（高速 SE 法）VRFA-TSE でプラーク自動計測ソフトを開発し，プラーク体積を測定している施設もある❺．

> **Memo 4**
> **Visual-histology（VH）-IVUS**
> Fibrous（線維性成分：黄緑），fibro-fatty（脂質成分：黄色），necrotic core（壊死性成分：青），calcification（石灰化成分：赤）などの4色でプラークを表す．方法により表す色は変わる．もともと冠動脈評価に用いられていたが，これを頸動脈に応用した．ゆえに，冠動脈では出血成分が欠如しているので，プラーク内出血がよくみられる頸動脈では necrotic core が過小評価される．

> **Memo 5**
> **Expansive remodeling of carotid artery**
> Expansive remodeling of carotid artery とは，1987年に Glagov らが最初に発表した内頸動脈狭窄に対する血管の反応である．この反応はプラークの不安定性を導き，虚血イベントを引き起こす．Hardie と Miura らは multidetector row CT angiography を使用して，狭窄部での expansive arterial remodeling を計測した．その結果，症候性狭窄は無症候性に比較して有意に positive remodeling の割合が高かった．Yoshida らは，expansive remodeling（ER）比を1.5T MRI の BB-MRO の長軸方向で内頸動脈を評価した．その結果，症候性症例は NASCET 法での狭窄率が低くとも ER 比がほぼ一定の値を示し，上昇していた．また，無症候性では狭窄率とともに ER 比が上昇した．しかし，症候性と比較して ER 比は有意に低かったと報告している．

表2. 各種 MRI によるプラークイメージの特徴

	特徴と長所	欠点
SE 法 心臓同期 BB-FSE 法	血管壁の観察を容易にするために，血管内腔の血流を無信号にしたイメージング．通常 T1，T2 強調画像を撮影する．また，脂肪によるアーチファクトと血管壁のコントラストを高めるために，脂肪抑制を併用する．SE 法では良好なコントラストが得られ，高画質でアーチファクトが少ない．	撮影時間が長く，撮影枚数の減少となる．BB-FSE 法ではプラーク内コントラストが低下し，体動によるアーチファクトがみられる．
MP-RAGE 法	高速グラディエント（GRE）法の一種で，水励起による脂肪抑制信号と反復時間（TI）による血液信号抑制を用いた撮影法． T1 コントラストが高く，3D 撮影のため短時間で広範囲の撮影が可能．頚動脈の長軸方向の再構成も可能．	血液成分の検出には優れているが，脂質と線維成分の鑑別が困難となる（等〜低信号になる可能性がある）．施行できる装置が限定される．
GRE（3D-TOF）	MRA の原画像であり，汎用性が高い．血管内部が高信号に描出され，良好なコントラストを得られ，アーチファクトが少ない．線維性被膜が血液信号と不安定プラークの間の低信号として描出される．	高信号で描出されるプラークがあると，血管内腔との境界が不明瞭となる．

SE : spin echo, BB-FSE : black blood fast spin echo, MP-RAGE : magnetization-prepared raid acquisition with gradient echo, GER : gradient echo, TOF : time of flight.

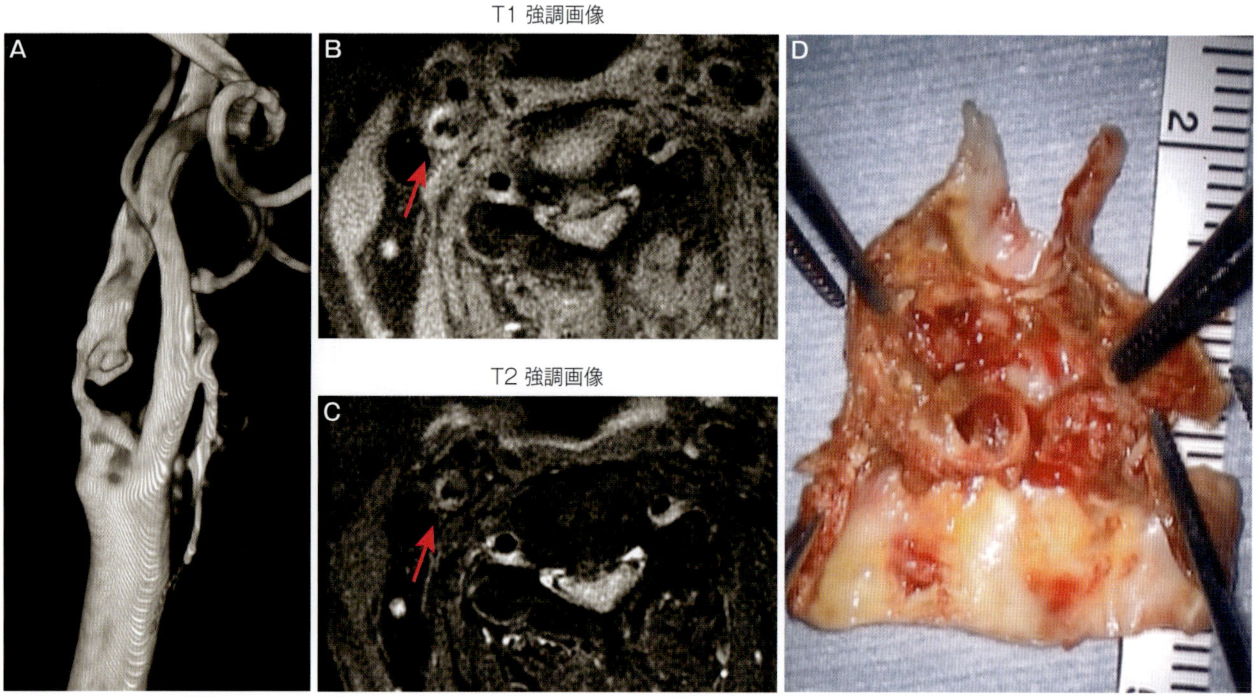

図5. Black blood（BB）MRI によるプラークイメージ

A：脳血管撮影では，内頚動脈に潰瘍を伴う高度の狭窄がみられる．B・C：black blood MRI の T1 強調画像と T2 強調画像．右内頚動脈のプラークは T1，T2 強調画像とも胸鎖乳突筋の信号より高信号を呈している（➡）．D：頚動脈内膜剥離術で摘出したプラークは，潰瘍を伴う線維性被膜破綻のみられる不安定粥腫であった．

- Time of flight（TOF）MRA で高信号のプラークでは，組織学的にプラーク内出血やマクロファージ浸潤が多く認められた．また，頚動脈ステント留置術後の脳梗塞が高頻度であった（図6）．
- MP-RAGE 法で高信号のプラークは，等信号のプラークより頚動脈ステント留置術時に有意に脳虚血合併症の頻度が高かった．また術直後ではなく，術後数時間から生じたものがあった．

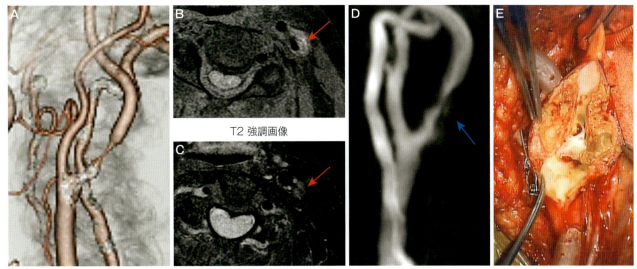

図6. CT angiography と MRI によるプラークイメージ
A：CT angiography で総頸動脈分岐部から内頸動脈起始部に石灰化を伴う高信号のプラークが存在する．B・C：black blood MRI の T1 強調画像と T2 強調画像．左内頸動脈のプラークは T1，T2 強調画像とも胸鎖乳突筋の信号より高信号を呈している（→）．D：MRI の time of flight（TOF）画像で，内頸動脈狭窄と狭窄部のプラークが淡く高信号に描出される（→）．E：頸動脈内膜剥離術で摘出したプラークは潰瘍を伴う粥腫であった．しかし，石灰化の程度は軽度であった．

- MRI によるプラーク評価の問題点として，①複数の撮影法が必要，②T1 強調画像の撮影法が施設によって異なる，③特殊なハードソフトが必要，④撮影時間に比し撮影枚数が少ない，⑤標準の信号値のコンセンサスがない，ことがある．
- 今後の展望として，① variable-FA 3D FSE SE 法による良好な T1 コントラストを失うことなく，短時間で広範囲の 3D 撮影が可能になること，② 3T MRI で撮影することで，S/N 比の向上，空間分解能の向上が期待できる．しかし，体動によるアーチファクトの増加や T1 コントラストの低下が懸念される．

3D-CTA

- 狭窄率，プラーク全長，血管壁の石灰化，潰瘍形成の有無が評価できる．
- プラーク性状の診断を行うために，高管電圧と低管電圧の CT 画像を同時に撮影し，異なる X 線エネルギー帯域に対する線減弱係数の違いから物質を同定する方法を dual energy imaging という．これにより石灰化成分の除去が可能となった．
- プラークの石灰化病変は形状により，豆型，島型に分けられる．3D-CTA でみられる石灰化病変のなかでも病理組織では顆粒状の石灰化があり，これは比較的軟らかい．ゆえに，CT 値により石灰化の程度を判定することで頸動脈内膜剥離術，頸動脈ステント留置術の適応が考慮できる．
- 各検査法で表現されるプラークの内容について，表3 に示す．

表3 各検査法によるプラーク所見

プラーク所見	頚動脈エコー	CT	BB-MRI T1WI	BB-MRI T2WI	TOF
出血	低〜等輝度	等吸収	高信号	等〜高信号	高信号
脂質	低〜等輝度	低吸収	等〜高信号	等〜高信号	等信号
線維成分	等輝度	等吸収	等信号	等信号	低信号
石灰化	高輝度	高吸収	低信号	低信号	低信号

BB : black blood, WI : weighted image, TOF : time of flight.

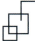

脳血管撮影

- 従来は，狭窄率，潰瘍の存在，病変の高位，頭蓋内の側副路を判定するうえで gold standard の検査であった．
- 現在は潰瘍の判定に使用されているが，3D-CTA で代用している施設も多い．

PET（positron emission tomography）

- 炎症細胞はブドウ糖代謝が亢進しており，活動性のある炎症病変に FDG（18F fluorodeoxyglucose）が集積する．この特性を利用して，頚動脈の炎症細胞を豊富に有する不安定プラークを描出する[26]．
- FDG-PET の集積は，プラークの炎症やマクロファージの集積と有意な相関を示し，このようなプラークは有意に脳虚血のリスクとなっている．
- 狭窄率の低い内頚動脈狭窄でも，FDG-PET の集積があった症例がその後，症候性になった例がある．FDG-PET の集積でその後のリスクを予想できる可能性がある．
- 脳虚血のリスクをスタチンなどの薬物療法でコントロールすると，FDG-PET の集積が減少した．
- 問題点として，狭窄以外の動脈にも集積するので，その臨床的意義についての検討が必要である．また，解像度が良くないために，CT や MRI による狭窄部位の確定が必要である．

第 II 章 文 献

1) 急性期脳梗塞患者に対する再灌流療法の適応決定に有用な画像検査は何か？ "画像診断ガイドライン2016年版" 日本医学放射線学会 編. 金原出版, 2016, pp70-73.

2) Keir SL, Wardlaw JM : Systematic review of diffusion and perfusion imaging in acute ischemic stroke. *Stroke* **31** : 2723-2731, 2000.

3) Kidwell CS, Jahan R, Gornbein J, et al. : A trial of imaging selection and endovascular treatment for ischemic stroke. *N Engl J Med* **368** : 914-923, 2013.

4) Pfefferbaum A, Chanraud S, Pitel AL, et al. : Volumetric cerebral perfusion imaging in healthy adults : regional distribution, laterality, and repeatability of pulsed continuous arterial spin labeling (PCASL). *Psychiatry Res* **182** : 266-273, 2010.

5) Emeriau S, Serre I, Toubas O, et al. : Can diffusion-weighted imaging-fluid-attenuated inversion recovery mismatch (positive diffusion-weighted imaging/negative fluid-attenuated inversion recovery) at 3 Tesla identify patients with stroke at <4.5 hours? *Stroke* **44** : 1647-1651, 2013.

6) Turc G, Sallem A, Moulin S, et al. : Microbleed Status and 3-Month Outcome After Intravenous Thrombolysis in 717 Patients With Acute Ischemic Stroke. *Stroke* **46** : 2458-2463, 2015.

7) Tomura N, Uemura K, Inugami A, et al. : Early CT finding in cerebral infarction : obscuration of the lentiform nucleus. *Radiology* **168** : 463-467, 1988.

8) Truwit CL, Barkovich AJ, Gean-Marton A, et al. : Loss of the insular ribbon : another early CT sign of acute middle cerebral artery infarction. *Radiology* **176** : 801-806, 1990.

9) Barber PA, Demchuk AM, Zhang J, et al. : Validity and reliability of a quantitative computed tomography score in predicting outcome of hyperacute stroke before thrombolytic therapy. ASPECTS Study Group. Alberta Stroke Programme Early CT Score. *Lancet* **355** : 1670-1674, 2000.

10) Demchuk AM, Hill MD, Barber PA, et al. : Importance of early ischemic computed tomography changes using ASPECTS in NINDS rtPA Stroke Study. *Stroke* **36** : 2110-2115, 2005.

11) Tomsick T, Brott T, Barsan W, et al. : Thrombus localization with emergency cerebral CT. *AJNR* **13**: 257-263, 1992.

12) Iida H, Itoh I, Naskazawa M, et al. : Quantitative mapping of regional cerebral blood flow using iodine-123-IMP and SPECT. *J Nucl Med* **35** : 2019-2030, 1994.

13) Kim KM, Watabe H, Hayashi T, et al. : Quantitative mapping of basal and vasareactive cerebral blood flow using split-dose ^{123}I-iodoamphetamine and single photon emission computed tomography. *Neuroimage* **33** : 1126-1135, 2006.

14) Powers WJ, Grubb RL Jr, Raichle ME : Physiological responses to focal cerebral ischemia in humans. *Ann Neurol* **16** : 546-552, 1984.

15) 日本脳卒中学会脳卒中ガイドライン委員会 編：脳卒中治療ガイドライン2015, 協和企画, 2015.

16) Mizumura S, Nakagawara J, Takahashi M, et al. : Three-dimensional display in staging hemodynamic brain ischemia for JET study : Objective evaluation using SEE analysis and 3D-SSP display. *Ann Nucl Med* **18** : 13-21, 2004.

17) Frackowiak RS, Lenzi GL, Jones T, et al. : Quantitative measurement of regional cerebral blood flow and oxygen metabolism in man using ^{15}O and positron emission tomography : theory, procedure, and normal values. *J Comput Assist Tomogr* **4** : 727-736, 1980.

18) Raichle ME, Martin WR, Herscovitch P, et al. : Brain blood flow measured with intravenous H$_2$^{15}O. II. Implementation and Validation. *J Nucl Med* **24** : 790-798, 1983.

19) Mintun MA, Raichle ME, Martin WR, et al. : Brain oxygen utilization measured with O-15 radiotracers and positron emission tomography. *J Nucl Med* **25** : 177-187, 1984.

20) Yamauchi H, Higashi T, Kagawa S, et al. : Is misery perfusion still a predictor of stroke in symptomatic major cerebral artery disease? *Brain* **135** : 2515-2526, 2012.

21) Okazawa H, Tsuchida T, Kobayashi M, et al. : Can the detection of misery perfusion in chronic cerebrovascular disease be based on reductions in baseline CBF and vasoreactivity? *Eur J Nucl Med Mol Imaging* **34** : 121-129, 2007.

22) Altaf N, Daniels L, Morgan PS, et al. : Detection of intraplaque hemorrhage by magnetic resonance imaging in symptomatic patients with mild to moderate carotid stenosis predicts recurrent neurological events. *J Vasc Surg* **47** : 337-342, 2008.

23) 久米伸治, 栗栖 薫：頸動脈プラーク性状を考えたエコー検査. 検査と技術 **43**：696-704, 2015.

24) 松本典子, 木村和美, 宇野昌明, 他：頸部血管エコーによる頸動脈プラークの評価—超音波造影剤の有用性. *Neurosonology* **26**：1-3, 2013.

25) 佐々木真理：頸部頸動脈の狭窄性病変におけるMRI画像診断. 脳神経外科ジャーナル **21**：395-399, 2012.

26) Davies JR, Rudd JH, Fryer TD, et al. : Identification of culprit lesions after transient ischemic attack by combined 18F fluorodeoxyglucose positron-emission tomography and high-resolution magnetic resonance imaging. *Stroke* **36** : 2642-2647, 2005.

第 III 章

頭蓋内血行再建術

II-1 STA-MCA anastomosis ①：良好な結果を得るための基本手技

原　貴行

適　応

- 血行力学的脳虚血〔Japanese EC-IC Bypass Trial（JET-study）におけるstage2〕を有する頭蓋内外主幹動脈狭窄症例．
- もやもや病．
- 複雑な動脈瘤治療における血行再建として．

方　法

- 本稿は右側手術で統一し，原則 double bypass とする．

体　位

- 最初から M4（皮質枝）をレシピエントとする場合は患側に肩枕を挿入し，健側に約70度回旋，側頭部が平らになるようにする．吻合中に髄液などが足側に流れるよう頭頂部を上げる（vertex up）．
- M2をレシピエントとする可能性がある場合（動脈瘤など）は，肩枕は用いず回旋も45度程度にとどめる．

皮膚切開・浅側頭動脈採取・開頭

- 全身麻酔導入後は血圧が下がることがあるので，浅側頭動脈のマーキングは麻酔導入前に行っておく．
- 皮膚切開は tragus（耳珠）前から浅側頭動脈の頭頂枝に沿って約10 cm上がり，その後正中側に緩くカーブする L 字型とする（図1，図2）．
- 浅側頭動脈前頭枝は，皮弁の裏から剥離する（tragus 前から計8 cm 程度）．剥離を容易にするために，皮弁の翻転は帽状腱膜の直下の層で行う（通常と異なり，帽状腱膜と側頭筋膜の間の薄い脂肪層を骨側に残す）.
- 耳上の皮膚を翻転して糸で覆布に固定し，側頭側の開頭を広くとる（図3）.
- M4をレシピエントとする場合は蝶形骨縁より後方で，M2の場合は蝶形骨縁まで開頭をおく．いずれの場合も側頭葉側の開頭が小さくなりが

Pitfalls 1

浅側頭動脈前頭枝が顔面神経に近接して走行している場合がある．具体的には，前頭枝の起始が頬骨弓レベルの低位であり，眼窩外側縁から1横指以内に走行する場合は採取を断念するか，顔面神経から離れる側頭線より頭頂部の部分のみ用いる．眼輪筋の筋電図モニタリング（顔面神経マッピング）を用いながら採取する方法もある．その場合，顔面神経が帽状腱膜直上で網目状に走行していること（解剖）を意識する．

頭蓋内血行再建術 III

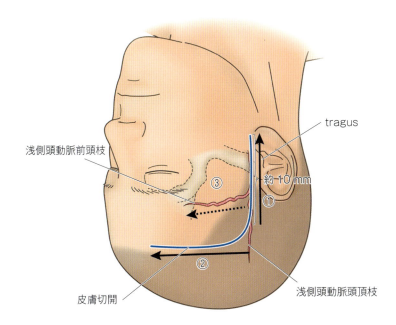

図 1. 皮膚切開と浅側頭動脈の剥離
皮膚切開は浅側頭動脈頭頂枝直上から開始し，tragus まで延ばす（①）．その後正中側に追加し（②）皮弁を翻転する．最後に皮弁の裏から浅側頭動脈前頭枝を剥離する（③）．

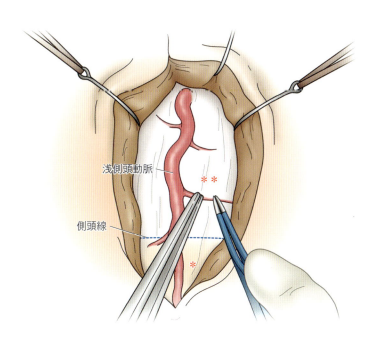

図 2. 浅側頭動脈の剥離
浅側頭動脈は側頭線より頭頂側では厚い帽状腱膜の上（浅層）にあり，これを剥離・切開するためやや力がいる（＊）．側頭線より足側では，帽状腱膜が薄くなるため剥離は容易になる．実際には皮膚は No.15 メスで切開し，浅側頭動脈直上で皮膚を左右に分け，浅側頭動脈の両脇から出る側枝を凝固切断する（＊＊）．その後，帽状腱膜を切開することで浅側頭動脈はフリーになる．顕微鏡で行う場合は，浅側頭動脈周囲に結合組織をつけすぎないようにする．また，皮膚を左右に展開するときは，小フックなどで釣り上げると剥離が容易になる．

ちなので，root of zygoma 直上から後ろに回る部分を大きくとる．
- 浅側頭動脈の貫通部を意識して，root of zygoma 近くは burr hole ではなく drilling で広めに骨削除を行っておく❷（図 3）．

硬膜切開

- もやもや病を除き，蝶形骨縁側に切開翻転する通常の形とする．

Troubleshooting 2
浅側頭動脈が剥離の際に解離を生じたり，止血操作にて kinking を生じたりすることがある．必ず吻合前に浅側頭動脈のクリップをあけ，良好な血流があることを確認することが重要である．浅側頭動脈の周囲に結合組織をつけすぎたうえに凝固止血を行うと，結合組織が引きつれて浅側頭動脈の kinking を生じることがある．この場合，結合組織を取り除くことで解決できる．

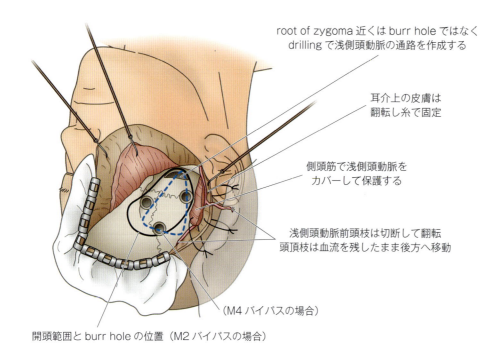

図3 皮弁の翻転
耳介上の皮膚は後方へ糸で固定して，側頭葉側の開頭野を大きくとれるようにする．浅側頭動脈の頭頂枝は血流を温存したまま後方へ移動し，側頭筋でカバーして保護する．M2バイパスの場合，burr hole は pterion，coronal suture と linea temporalis との交点，squamous suture 上の3ヵ所に作成し，root of zygoma 近くは drilling にて浅側頭動脈の通路を作成する．

レシピエントの選択，吻合準備

- 血行力学的脳虚血の強い部分に向かう血管，eloquent area に近い血管がレシピエントとして優先される．
- SPECT の 3D-SSP（SEE-JET）map を参考とする．
- M4 をレシピエントとする場合は，最低でも径が 1 mm 程度のものを選択する❸．
- 前頭葉の M4，見つからなければ sulcus を分けて M4 もしくは M3 を見つける．どうしても前頭葉への枝が見つからない場合，側頭葉の M4 を選択する．
- レシピエントに適する M4 がどうしても見つからない場合，もしくは浅側頭動脈が 2〜3 mm と太い場合は，最初から M2 をレシピエントとしてもよい．シルビウス裂を広く開放し，M2 で最も浅い部分を吻合箇所とする．綿片を俵状にして脳べらの代わりにしたり，長いラバーシートを敷きラバーシートごと持ち上げたりして（図4），広く浅い術野作りを工夫する．持続吸引も必要となる．
- 吻合まで塩酸パパベリン付きの綿片で覆う．

ドナーの断端形成

- この時点で浅側頭動脈頭頂枝を結紮し切断する．内腔をヘパリン加生理食塩水で十分洗浄し無血にする❹．
- 浅側頭動脈の周囲の結合組織をできる限り取り除く．助手に水をかけてもらいながら，時計鑷子（通称：時計ピン）とハサミで除去する．これは，吻合時の糸のからまりを予防する目的であり，STA-M4 の場合は最低 1 cm 程度，STA-M2 の場合はさらに 1 cm 程度除去する❺．
- 末端をテンポラリークリップで遮断後血流を再開させ，分枝や小孔からの出血をこの時点で凝固もしくは縫合止血しておく．

Pitfalls 3
M4 のうち白色で虚脱した血管は決して吻合してはならない．解離を生じる可能性が高い．

Tips 4
術後の硬膜下血腫予防のためにも，浅側頭動脈採取時に顕微鏡下で十分止血する．また，double bypass の場合はヘパリン加生理食塩水洗浄で浅側頭動脈2本が灌流し無血になるが，single bypass の場合は盲端化するため十分洗浄できず，吻合中に浅側頭動脈から血液が混入してくることがある．これを予防するには，生理食塩水を注入した際洗浄された部分（浅側頭動脈が白くなった部分）にもう1本クリップをかける，もしくは浅側頭動脈を開放したまま勢いよく生理食塩水を注入し，助手にクリップをかけてもらう，といった方法がある．

Tips 5
結合組織除去完了の目安は，ぬれたガーゼの上で浅側頭動脈を転がし，ガーゼに引っかかる組織がなくなるまでとしている．ここまで行えば，吻合時に糸が埋没して把持しにくいことはない．

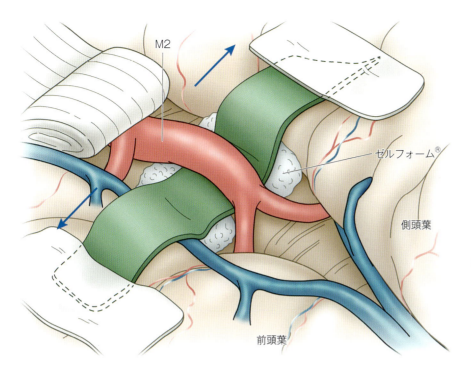

図4. M2 をレシピエントとする場合の準備

シルビウス裂を広く開放し，M2 の下に長めに切ったラバーシートを挿入する．ゼルフォーム®で持ち上げ，ラバーシートを上下に引き気味に固定する（⇄）と浅く広い術野ができる．

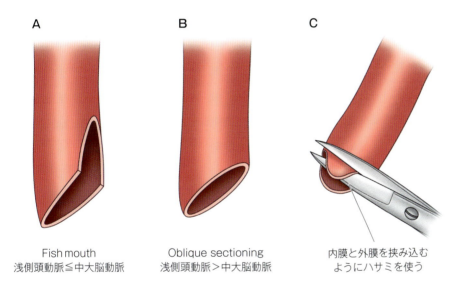

図5. 浅側頭動脈の断端形成

A・B：浅側頭動脈と中大脳動脈の口径差により断端の形を変える．C：浅側頭動脈が解離しないように，ハサミは基本的に内膜と外膜を挟み込むように使う．

- 断端の形はレシピエントとの口径差で決定する．浅側頭動脈≦中大脳動脈の場合はいわゆる fish mouth 型に，浅側頭動脈＞中大脳動脈の場合は oblique sectioning でよい．
- 浅側頭動脈が解離しないように，内膜と外膜を挟むように切開する（図5）．
- ピオクタニンは外膜のみに少量塗布する．

吻　合

- 浅側頭動脈を中大脳動脈のそばに寄せた後，stay suture の糸を2針かける．M4 の場合は 10-0 ナイロン，M2 の場合は 8-0 ナイロンを用いる．糸の長さは 5〜6 cm にあらかじめ切っておき，180 度対称になるようにかける．

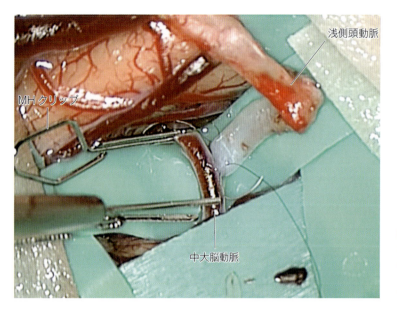

図6 中大脳動脈の遮断
MHクリップの先端を用いて遮断する．クリップヘッドが回転して中大脳動脈がねじれないように注意する（ヘッドが脳表に自然に接地するようにする）．2本のクリップを挿入する軸も同じにする．

- レシピエントの走行により，吻合は左右方向（縦縫い）もしくは上下方向（横縫い）の運針となる．
- 縫合は難しい部分から行うことを原則とする．縦縫いの場合は左面から，横縫いの場合は上面から行う ❻．
- M4の遮断には，先端の細いクリップ〔MHクリップ™（ベアーメディック社）〕（図6）を用いる．遮断に際しては，血管にねじれが生じないように2本のクリップを同じ方向からかけ，かけた後に動かないように注意する．
- 血管切開はツベルクリン針で小孔をあけ，薄刃のハサミで広げる．切開部がギザギザにならないようハサミの刃を滑らせるようにして切開し，左手のカウンタープレッシャーも大切である（切る方向と反対に軽くテンションをかける）．
- 吻合に際しては，stay suture 2針を吻合した後，stay suture 脇から開始し，最後に真ん中2針をまち針法で縫合する．浅側頭動脈をやや引っ張り気味の位置で固定できれば，吻合面がよく視認でき，中大脳動脈の内縫い込みや裏面縫いを予防するのに有用である ❼（図7，図8）．
- 中大脳動脈の縫いしろは，浅側頭動脈に比して小さくすることが良好な吻合面の確保につながる．
- 遮断解除は中大脳動脈の末梢側（血流が逆流している場合は近位側），近位側（同遠位側），浅側頭動脈の順に行う．
- 吻合部からのわずかな leak は圧迫止血で自然に止まるが，拍動性の出血には縫合を追加する．
- 内腔を膨らませた状態で縫合できるよう，血流はすべて遮断せず吸引で出血をコントロールしながら追加縫合する．
- 良好な吻合ができた場合には，中大脳動脈の遮断を解除した時点で浅側頭動脈側への逆血が認められる ❽．
- 続いて側頭葉のM4に同様に縫合し，double bypassを完成させる．2本目のレシピエントとしてはドップラー血流計やICG蛍光脳血管撮影で血流の低下，もしくはうっ滞しているM4を選択するとよい．

> **Tips 6**
> 吻合は浅側頭動脈側から中大脳動脈側に針を抜くのが理想とされるが，M4に吻合する場合で縦縫いの場合は，右側に限り中大脳動脈側から浅側頭動脈側に抜いている．重要なことは，浅側頭動脈と中大脳動脈の内膜同士が合わさることである．ただしM2に吻合する場合は，中大脳動脈側から針を通すと解離する場合があるので，必ず浅側頭動脈側から中大脳動脈側に針を抜くようにする．

> **Tips 7**
> 吻合では原則としてアルマジロ鑷子（ビー・ブラウンエースクラップ社：FD280Rなど，120mm，直）2本を用いる．時計ピン〔INOX No.5（デュモン社）など〕と比較して先端がやや鈍であるが，その分血管内膜の損傷は少ないと考える．運針に関して大切なことは，①針を持つ位置（長くならないように持つ．2/3糸寄りくらい），②倍率をこまめに変える（運針は最大倍率，縫合は弱拡大），③左手で針を迎える，ことである．特に③の左手操作であるが，浅側頭動脈に外から内へ針を通す場合も，中大脳動脈で内から外に針を出す場合も，左手鑷子での位置決めとカウンタープレッシャーが必要となる．また，針を抜く際も右手で押した針を左手で少し抜くことができると，血管壁に負担のかからないスムースな運針となる．もやもや病のような薄い中大脳動脈に針を通す場合には，特にこの左手のアシストが重要となる．

頭蓋内血行再建術 III

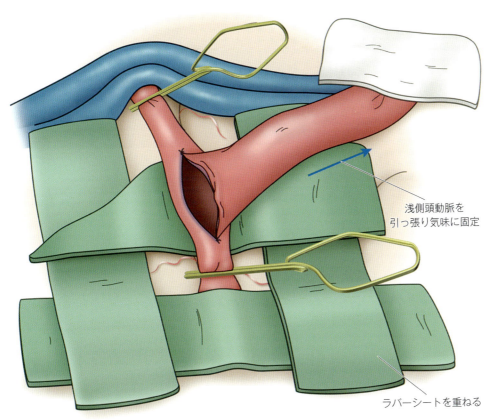

浅側頭動脈を
引っ張り気味に固定

ラバーシートを重ねる

図7 吻合の実際
M4に吻合する場合も，ラバーシートを重ねて血管を持ち上げドライな術野を作る．stay sutureを置いた後，浅側頭動脈をやや引っ張り気味（→）に固定できると吻合面の視認性が上がる．

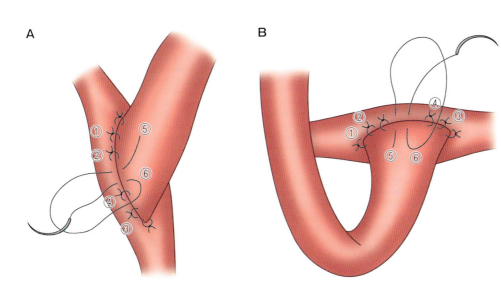

図8 吻合の順番
中大脳動脈が縦に走行する場合（A）は左面から，横に走行する場合（B）は奥から縫合する．stay suture脇を優先し，最後の2針はまち針法で縫合する（①→⑥の順）．

Troubleshooting 8

吻合時の問題
吻合後遮断を解除しても直後から有効な血流を認めない場合は，縫合糸のどれかが浅側頭動脈もしくは中大脳動脈の裏側を巻き込んでいる可能性や，中大脳動脈が内反して外膜が吻合面に入り込んでいる可能性などが考えられる．どの糸が関与しているか同定が難しいことも多いので，片面もしくはすべての糸を外すことも躊躇しない．糸を外す際は血管を損傷しないように結び目を切るようにする．糸を外しても浅側頭動脈から良好な血流が出ない場合は血栓が充満しているので，浅側頭動脈を完全にフリーにして内部の血栓を除去し，再度断端形成を行う．必ず良好な血流を確認してから再吻合を行う．中大脳動脈側においては，半周以上の壁が傷んでいる場合，同部位への再吻合は諦めたほうがよい．その場合，原則は血流の遠ざかる方向の血管に再吻合する．

吻合後の問題
吻合直後は良好な血流を認めても，時間が経つにつれて不良となることがある．多くはもやもや病など中大脳動脈の壁が非常に薄い場合に生じ，吻合部の白色血栓が原因である．血管を軽く鑷子でつまんで血栓を飛ばすと血流が再開するが，また時間とともに血流不良となることが多い．その場合，ヘパリンの静注（通常3,000単位程度）により恒久的な開存を得ることもあるので，再吻合の前に試してみるべきである（もちろん明らかに中大脳動脈が内反している，もしくは引きつれている部分があれば効果は期待できないので，急いで再吻合を考慮すべきである）．

閉 創

- 硬膜を通常通り縫合閉鎖するが，浅側頭動脈の貫通部は髄液漏予防のため側頭筋（膜）やネオベール®シートで襟巻きにしてフィブリン糊で固定する.
- 骨片をチタンプレートや吸収性プレート〔クラニオフィックス®アブソーバブル（ビー・ブラウンエースクラップ社）〕にて固定する．この際，浅側頭動脈の血流をドップラー血流計にて確認する.
- 側頭筋も筋膜縫合にて整復するが，浅側頭動脈貫通部は筋膜をきつく縫合せず，術後の腫脹による狭窄を予防する．ここでも浅側頭動脈の血流を確認する.
- 皮膚縫合は tragus 前の浅側頭動脈本幹直上ではステープラーは用いず，ナイロン糸で浅側頭動脈を損傷しないよう全層縫合する（後に浅側頭動脈の拍動を確認する目的でも糸のほうがよい）.

術後管理 ❾

- 術後一晩は術前平均血圧の 80％程度とし，過灌流および術後出血予防を行う.
- 翌日に脳血流検査を行い，血圧コントロールを継続するか決める.
- 一過性に神経脱落症状の出現を認めることがある（特にもやもや病）が，MRI で梗塞が認められずバイパスが開存している場合は，通常 1〜2 週間で改善してくる.
- 糖尿病を有する患者には創部にはプロスタンディン®軟膏を塗布し，血流低下に伴う褥瘡形成を予防する.

> **Memo 9**
>
> 同じ虚血外科手術である頚動脈内脈剥離術はエビデンスレベルの非常に高い手術であるが，STA−MCA バイパス術は世界的にはエビデンスのない治療であり，行うのであればより低い合併症率が求められることを念頭に置く必要がある.

III 2 STA-MCA anastomosis ②：トラブルの事前回避と的確なリカバリーショット

髙橋　淳

はじめに

- 本稿では，虚血性疾患に対する STA-MCA anastomosis における，「トラブルを事前に避けるための方策」，「万一発生した場合のリカバリーショット」に特化し，具体的な対策について解説する．

トラブル回避とリカバリーショット

- 虚血性疾患に対する STA-MCA anastomosis のトラブルとして，次のような事象が考えられる．
  ①皮膚切開デザイン不良による皮膚虚血
  ②不十分な吻合環境セットアップ
  ③不整な中大脳動脈開窓
  ④吻合時における中大脳動脈壁の損傷
  ⑤血管内膜損傷による白色血栓形成と内腔閉塞

皮膚切開デザイン不良による皮膚虚血

- Single bypass（図1）では，皮膚虚血は起こりにくい．

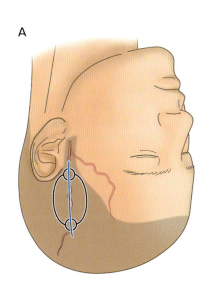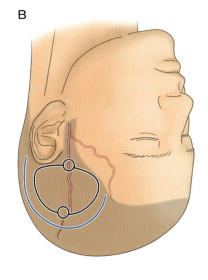

図1．Single bypass のための皮膚切開，開頭

A：頭頂枝に沿った直線状切開と小さな開頭．B：頭頂枝を取り囲む弧状切開と大きな開頭．動脈硬化性疾患では術前血管造影で皮質枝が十分確認でき，A が可能である．もやもや病で画像上，皮質動脈が細い場合には，術中良好なレシピエントを捜す必要があるため B を用いる．小児で広く脳筋血管癒合術（encephalo-myo-synangiosis：EMS）を行う場合は，さらに開頭を大きめとする．

- Double-barrel bypass を行う際，図 2A は虚血の心配が少ないが，頭頂枝が前方を走行する例では開頭が前方に寄りすぎ，一次運動野へ向かう M4 がカバーできない．
- 図 2B の皮膚切開を用いれば，頭頂枝が前方偏位でも適切な位置に開頭できる．しかし頭頂枝を皮膚縁まで剥離してしまうと皮弁のうち，頭頂枝より後方の血行が孤立し，術後に壊死を起こす．

トラブルの事前回避

- 血行路を守るために，頭頂枝の剥離端から皮膚縁までの距離を十分に残す（図 2B）．

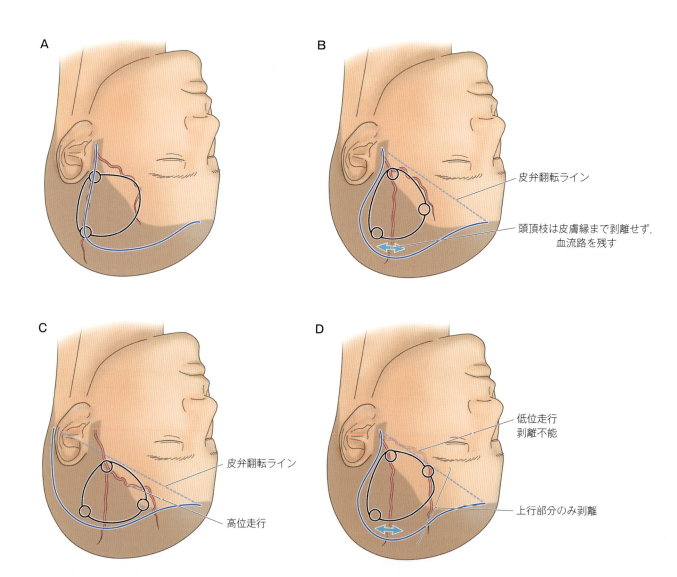

図 2．Double-barrel bypass のための皮膚切開，開頭

A：頭頂枝に沿った直線状切開から前方に延ばす方法．頭頂枝が後方を走行する場合に採用する．皮膚虚血トラブルが少ない．B：頭頂枝を皮弁内に含める方法．頭頂枝が前方を走行し，A では開頭が前方すぎる場合に採用する．頭頂枝を皮膚縁まで剥離してしまうと，頭頂枝よりも後方の皮弁が孤立し血行不全に陥るので，十分な距離（20〜30 mm 以上）を残す．十分な長さの頭頂枝を採取するために，皮膚切開線を上方に膨らませる（開頭は膨らませる必要なし）．C：皮膚切開を耳介後方におろす方法（前頭枝が高位走行の場合に限定）．皮弁後方の血行が孤立せず，後耳介動脈が皮弁に向かって上行するため皮膚虚血トラブルが少ない．D：前頭枝の上行部分のみを剥離する方法（前頭枝が低位走行の場合）．前頭枝が前頭蓋底レベルの低位を走行する場合，皮弁内からの剥離作業で顔面神経前頭枝麻痺を生じる可能性があるので，近位部（水平部）は剥離しない．

- 血行路を残しつつグラフト長を確保するために，皮膚切開線を頭頂部に向かって大きく膨らませる（図2B）．
- 前頭枝が高位走行の場合には，皮膚切開を耳介後方におろすことで血行の孤立を回避できるが（図2C），現実には図2Bのように皮膚切開線を耳介前方にしないと前頭枝を出せないことが多い．
- 前頭枝が極端に低位走行の場合には，前頭枝の剥離を上行部分のみにとどめたり，場合によっては double-barrel bypass の方針自体を見直さなければならないこともある ❶（図2D）．

不十分な吻合環境セットアップ

血液のたれ込み

- 虚血症例のため術前に抗血小板薬を使用していることが多く，血液のたれ込みが正確な吻合操作を阻害する．

▶ **トラブルの事前回避**
- 硬膜切開後，硬膜縁を硬膜外に置いたガーゼに縫合し，糸を牽引して覆布に固定すると，硬膜縁が持ち上がって止血されるとともに，ガーゼが血液を吸収し，吻合術野にたれ込まない（図3）．

狭すぎる吻合空間

- 初心者では，中大脳動脈遮断部位が狭すぎて自ら吻合操作を難しくしている傾向がみられる．
- 遮断部分の長さは中大脳動脈の分枝により規定されるが，遮断距離の余裕がないと stay suture 時に針先の入っていく中大脳動脈内腔が狭くなり，中大脳動脈下壁内面を擦って内皮損傷を起こしたり，針を引き抜く際に clip blade が干渉して中大脳動脈壁の断裂につながる．

▶ **トラブルの事前回避**
- 側枝処理作業を面倒がらずに行い ❷，十分な長さの遮断距離を確保する（図5A）．

> **Tips 1**
> **低位走行の前頭枝（図2D）**
> 外頸動脈造影側面像において，前頭枝が低位走行（前頭蓋底レベルないしそれ以下）である場合，皮弁を無理に翻転して前頭枝本幹を剥離すると顔面神経前頭枝を損傷しうる．本幹は剥離せず，上行部分のみを剥離して使用する（グラフトは前方から開頭野に入る）．上行枝がきわめて細い場合には，前頭枝の使用は断念しなければならない．

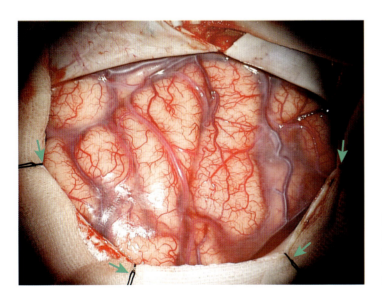

図3　硬膜縁の吊り上げ
硬膜縁に 3-0 糸をかけてガーゼと縫合し，糸を牽引してモスキート鉗子で覆布に固定している（→）．硬膜縁が持ち上がって止血され，硬膜面からの小出血もガーゼが圧迫・吸収して無血術野が得られる．

- 脳表 M4 であれば，細い側枝を処理しても吻合部近傍梗塞が生じることは通常ない．
- 太目の側枝（レシピエント MCA 径の 1/3 以上が目安）は，mini clip で遮断して吻合部位内に含めることで，遮断部を長く確保できる（図 5B）．

> **Tips 2**
>
> **安全・確実な側枝処理のために**
> 吸引管と綿片でドライな術野を作り，側枝に緊張を与えた状態でマイクロバイポーラを用いて低出力凝固し切断する（図 4）．脳脊髄液の残るウェット状態で沸騰凝固が起こるようなら，バイポーラの出力が強すぎる．何かの拍子にドライになった瞬間，母血管に凝固が波及する危険がある． 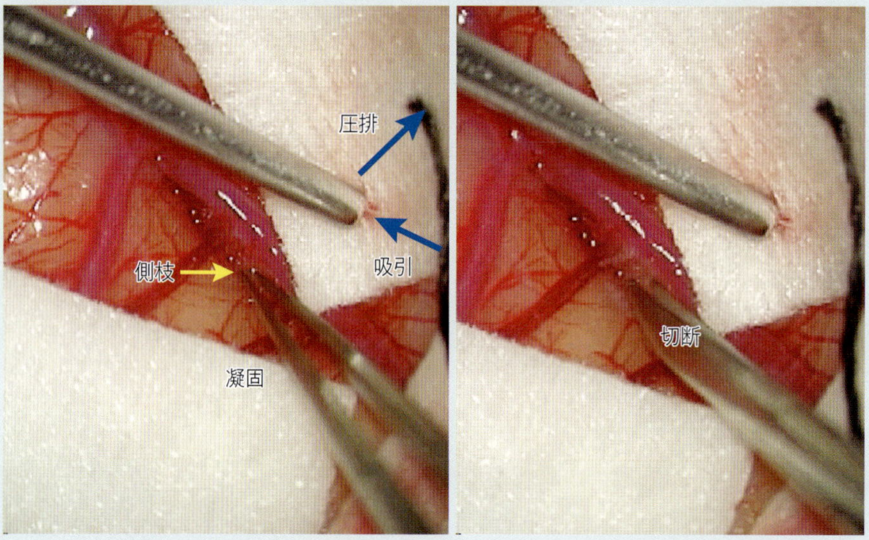
>
> **図 4．低出力凝固による側枝処理**
> 吸引管の役目は，①髄液吸引によるドライ環境作成と②圧排による側枝への緊張付与の 2 つである．髄液は綿片を通して吸引排除され，マイクロバイポーラによる低出力凝固が可能となる．

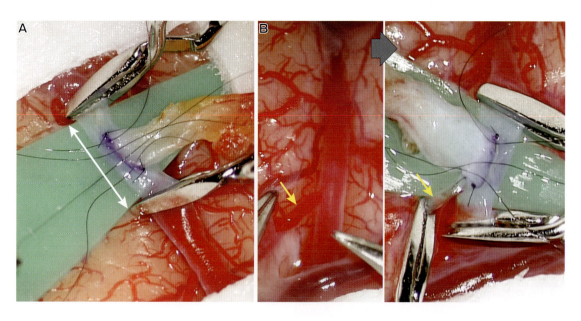

図 5．十分な遮断距離の確保
A：側枝（通常 1〜2 本）を処理して十分な吻合空間を確保する．B：太目の側枝（→）がある場合，mini clip で一時遮断し本幹遮断部位に含めることで，広い吻合空間が確保できる．

不整な中大脳動脈開窓

- 整った中大脳動脈開窓は吻合成功の大きな鍵である．
- 開窓縁に不整なflapができると，内腔側にめくれ込んで血栓形成を招く．
- 開窓部の長さと浅側頭動脈断端径に乖離があると，中大脳動脈が引きつれたり（開窓が大きすぎる），浅側頭動脈断端が尻すぼみになったりする（開窓が小さすぎる）．

トラブルの事前回避

- 開窓は「虚脱した浅側頭動脈断端」を同一術野内に置き，直視下に対比しながら行う．
- 開窓法には，①ハサミによる直線状切開と，②吊り上げ法による切開（図6）があるが，両者ともに「ドナーとレシピエントの開口部全周長の一致」を目標にする．
- 筆者が用いている吊り上げ法（図6）では，中大脳動脈壁を直接把持せずに糸で緊張を加えることができ，安全かつ簡単である．
- 浅側頭動脈開口部と見比べながらmulti-strokeで開窓する．これにより，適宜ヘパリン加生理食塩水で内腔を洗浄したり色素で断端の視認性を上げつつ，落ち着いて適切なサイズの開窓を得ることができる．
- 吊り上げ法で開窓が不足したら，開窓縁に再度1針かけ，同様に吊り上げながら追加切開する．開窓が大きすぎた場合は，浅側頭動脈断端に切開線を入れて開口部を広げる．

吻合時における中大脳動脈壁の損傷

- 多くのもやもや病患者の中大脳動脈壁は非常に薄く，粗雑な操作で裂傷が起こる．
- トラブルは主に，①鑷子で中大脳動脈壁を直接把持すること，②中大脳動脈壁を貫通した針を進める際に針穴が裂けて開窓縁と連続することで発生する．

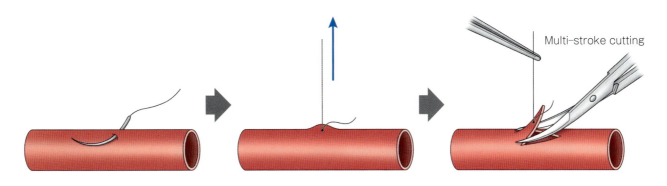

図6. 吊り上げ法による皮質枝開窓
鑷子で糸に適度な緊張を与えつつ，浅側頭動脈断端と見比べながらmulti-strokeで開窓する．もやもや病の薄い皮質枝でも，血管壁を直接把持しないので損傷の恐れが少ない．開窓が小さすぎた場合には，開窓縁に再度糸を通して牽引し，追加切開する．

トラブルの事前回避

- 針の太さが損傷や断裂につながる．動脈硬化性疾患では 10-0 縫合糸，もやもや病では 11-0 縫合糸を用いる．
- 脆弱な中大脳動脈壁を直接把持しない．中大脳動脈壁に針を通す際には，わずかに開いた鑷子を中大脳動脈壁に添えて counterforce を与え，中大脳動脈壁の過剰な動きを抑制して断裂を防ぐ（図7）．
- 針を引き抜く際に抵抗を感じたら，力のベクトルと針の進行方向が一致していない可能性がある．抵抗に逆らって引き操作を継続するのではなく，「針の尻を押す」操作に変更すると抵抗なく進むことが多い（図8）．

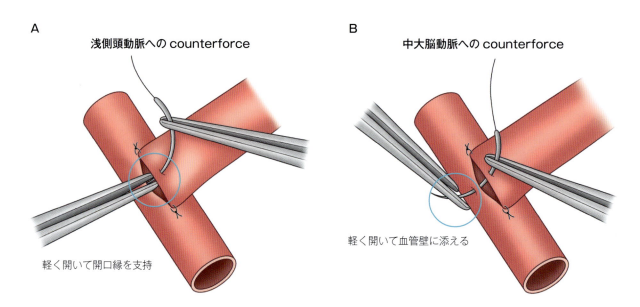

図7．鑷子による血管壁への counterforce
A：浅側頭動脈に針を通す際に，軽く開いた鑷子を内腔に添えて，針の貫通を補助する．鑷子先端で血管内膜を擦過しない．B：中大脳動脈壁は鑷子で把持せず，軽く開いた鑷子を血管壁面に添えて過剰な動きを抑え，針の貫通を補助する．

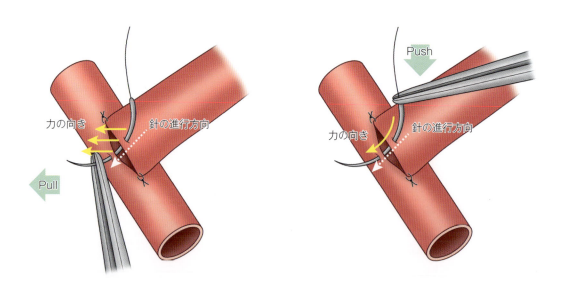

図8．針の「引き」と「押し」
浅側頭動脈→中大脳動脈方向に貫通した針を引き抜く際に抵抗を感じたら，針の進行方向と引く力の向きが一致していない可能性がある．無理に引くと中大脳動脈の針穴が断裂する．針の尻を軽く把持して押すと，力の向きと針の進行方向が一致して滑るように進む．針の大部分が貫通しきったら，最後に針先側を把持して針を引き抜く．

- もやもや病では，どちらの側面の縫合も浅側頭動脈→中大脳動脈の方向に針を通したほうが，中大脳動脈壁にとって愛護的である❸．そのためには，左手（非利き手）の操作に習熟するとともに，術者が積極的に位置を変える必要がある❹．

リカバリーショット

- 中大脳動脈の針穴から開窓縁への断裂が起こった場合，裂傷がよほど長くない限り，縫合による直接修復は推奨しない．裂傷から離れた部位に針を通し，浅側頭動脈側に引き寄せて裂傷部自体を新たな縫合面にすることで，わずかな中大脳動脈の変形が生じるものの，ほとんどが修正可能である．
- 引き寄せにより中大脳動脈が大きく引きつれるほど裂傷が長い場合は，裂傷線に直交する1針縫合で修復するしかないが，そもそも①開窓部からよほど離れた中大脳動脈壁に針を通した，②長距離断裂するような異常な力を加えた，という2つの決定的な誤りが原因であり，吻合操作の根本にかかわる問題である．

血管内膜損傷による白色血栓形成と内腔閉塞

- 吻合が完成して血管遮断を解除し，バイパス血流，吻合部の形態ともに正常であるにもかかわらず，しばらくして（ほとんどが10分以内）

> **Tips 4**
> **術者が動こう**
> 図9のように，術者の正面に対してレシピエントが30度になるようにすると，浅側頭動脈→中大脳動脈方向の針通し操作が楽である．そのために「術者が」積極的に向きを変える．場合によっては側視鏡を覗く助手を一時排除しなければならないこともあるが，そもそも吻合操作は助手の力をほとんど必要としない．

> **Tips 3**
> **もやもや病の針通しは浅側頭動脈→中大脳動脈の向きで（図9）**
> 通常，まず片面を浅側頭動脈→中大脳動脈の向きで針を通し，結紮する．太く丈夫な中大脳動脈であれば対側は中大脳動脈→浅側頭動脈でもよいが，もやもや病では対側も浅側頭動脈→中大脳動脈の向きに針を通すほうが安全である．中大脳動脈の外から内に向かって安全に針を通そうとすると，鑷子を極薄の中大脳動脈内腔に挿入してcounterforceを与えなければならず，この際鑷子先端による擦過，内皮損傷が危惧される．術者が動き，針を持つ手を変え（右利きなら左手で針保持），浅側頭動脈→中大脳動脈の向きに吻合できると安全である．

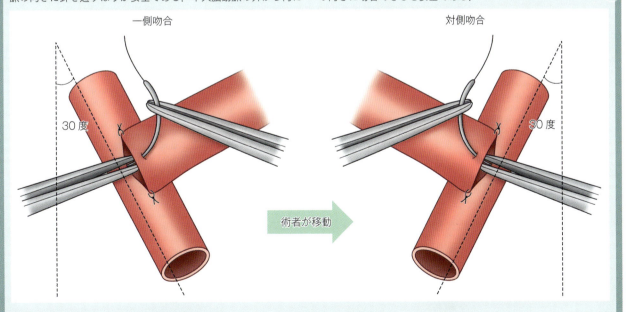

図9 浅側頭動脈→中大脳動脈方向の針通し
鑷子を「中大脳動脈内腔」に挿入することなく吻合できるので，中大脳動脈壁が脆弱なもやもや病ではこの方法を採用している．①非利き手での針操作が自由になるよう練習すること，②安楽な角度（約30度）を求めて術者が積極的に動くこと，の2点がポイントである．

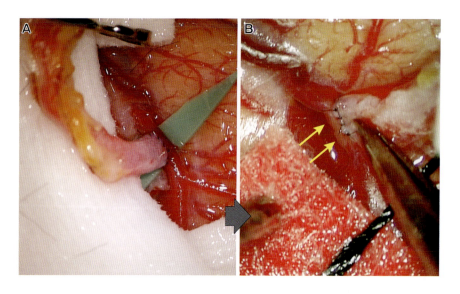

図10. 中大脳動脈内に増生した白色血栓
A：バイパス完成直後の血管形態．吻合部の形態はきわめて良好で，血管壁の引きつれはみられない．ドップラー血流計で良好な血流を確認した．B：中大脳動脈内腔への血栓増生．約5分後にドップラー血流信号が消失した．吻合部を強拡大で観察すると，中大脳動脈内腔に白色血栓が透見できた（→）．ただちに麻酔科医に全身ヘパリン化を依頼し，そのまま観察を続けたところ血栓は自然溶解して消失し，吻合部を開く必要はなかった．原因は不詳だが，鑷子先端による中大脳動脈内膜の擦過と，術前抗血小板薬の不使用（出血型もやもや病）が関与しているものと推測した．ヘパリンはリバースせず，経鼻胃管よりアスピリン200 mg を投与して手術を終了した．

ドップラー血流計の信号低下が判明することがある（もやもや病で発生する稀なトラブル）．
- 吻合部を強拡大で観察すると，吻合部中大脳動脈壁の色調が，遮断解除直後とは異なっている．薄い中大脳動脈壁では内腔に白色の塊が透見され，血小板血栓（白色血栓）による内腔閉塞であることがわかる（図10）．
- 筆者の経験上，白色血栓は浅側頭動脈内腔ではなく中大脳動脈側から増生する．血栓形成過程を直視下に観察すると，必ずしも吻合面ではなく，離れた中大脳動脈内壁からも増生するようである．
- 単に吻合部を開いて血栓を摘出するだけでは，再度血栓が増生してくる．放置すれば永久閉塞につながる．
- 中大脳動脈血管内皮が本来もつ抗血栓性が失われた原因として，①中大脳動脈内膜の機械的損傷，②血管内腔の異物，のいずれかが推定される．

トラブルの事前回避

▶ 中大脳動脈内膜を擦らない
- 内膜を鑷子の先端で無意識に擦らないよう，最大限の注意を払う．
- 開窓縁から軽く開いた鑷子を中大脳動脈内腔に挿入することは構わないが，先端で内腔を擦過してはならない．
- 壁を貫通した針の先が中大脳動脈内膜を何度も擦ったりつついたりしないよう，針先の動きに気を配る．

▶ 血流に異物を曝さない
- 不整な中大脳動脈開窓縁が内腔に向かってflap状にめくれ込むと，抗

血栓性を欠く血管断面が血液に曝される．不整のない開窓を心がけ，不整部があればこれが外向きに翻転されるような針通し，糸結紮を行う．

- 縫合面視認性向上のために，縫合面に色素（メチルロザリニリン塩化物：別名クリスタルバイオレット，ゲンチアナバイオレット，ピオクタニン）が頻用される．色素供給を水溶液からではなくサージカルマーカー（通称皮膚ペン，色素成分は上記に同じ）から行う場合には，十分希釈するとともに，ペン先のフェルトくずや色素の「ダマ」が混入しないよう注意を払う．

リカバリーショット

- 中大脳動脈壁から白色血栓を透見した場合，麻酔科医に「全身ヘパリン化」を要請する（3,000単位程度をボーラス静注し，ACT＞250秒を基準に適宜追加）．部分的な血栓であれば，ヘパリンのみで自然溶解が得られることがある**❺**．
- 完全閉塞例で，溶解が得られなければ血栓摘出が必要となるが，操作に先立ちアスピリンを薬剤部に緊急オーダーする．
- 片側の縫合糸を切断して吻合部を開き，ヘパリン加生理食塩水で白色血栓を洗い出す．血栓を鑷子で掴んでも構わないが，血管内腔に新たな擦過傷を与えないよう注意する．
- アスピリンが手術室に到着次第，経鼻胃管より200 mgを投与する．
- 内腔洗浄を繰り返し，血小板凝集塊が消失したことを確認したら，内腔を頻繁にフラッシュしながら再縫合し，血流を再開する．
- 顕微鏡下で吻合部近傍の中大脳動脈壁を観察する．10分以上経過しても血栓増生がなければ，再度ドップラー血流検査とICG蛍光脳血管撮影を行って硬膜内操作を終了する．
- ヘパリンはリバースせず，効果の自然減衰に任せる．
- 再び血栓増生が起こるとすれば，数分後である．ただし，ヘパリンおよび短時間作用のアスピリンの効果により，血栓が生じても成長せず自然溶解していくケースがあるので，しばらく観察を続ける．
- 再度充満，血流停止するようならば，内膜の抗血栓性を毀損する決定的な損傷があることになる．再度洗浄するしかないが，残念ながらもはやリカバリーショットの範囲を超えている．

成績向上のために

- 吻合練習による練度向上に加え，遭遇しうるピットフォールを知り，対処法の引き出しを頭の中にもっておくことがきわめて重要である．

Tips 5

ヘパリン投与を迷わない

吻合部血栓を確認したら，とにかく全身ヘパリン化を迷わない．血管内治療による脳動脈瘤塞栓術で，母血管側に血栓透亮像が見えることがある．血管径の差はあれ，これを直視下に見ていると思えば，抗血栓療法の強化は当然である．経鼻胃管からのアスピリンも忌避する理由はない．もちろん，このような事態にならないことが重要である．

III-3 OA–PICA anastomosis

中冨浩文，小野秀明

適応

- 後下小脳動脈が関係する動脈瘤（椎骨動脈－後下小脳動脈瘤，後下小脳動脈を含む椎骨動脈解離性動脈瘤）．
- 椎骨動脈近位部の狭窄や閉塞による椎骨脳底動脈領域の虚血に対しても，行われることがある．

ポイント

- 後頭動脈と後頭筋群の解剖を把握し，後頭動脈をスムースに剥離するようにする．
- 術野を浅く，ワーキングスペースを広くするために，後頭筋群を尾側に牽引し，大後頭孔に加え，後頭顆窩を術野展開が十分になるまで骨削除を行う．
- 後下小脳動脈を確保，脳槽内で挙上し，最も吻合しやすい部分に連続縫合で吻合する．

方法

- 理解しやすくするために，本稿では右側開頭のケースに統一して記述する．
- ワーキングスペースを広くするために，なだらかな円錐状の術野を得ることを目標とする．

体位

- 健側を下にした lateral park bench position を用いる．腋窩から胸部の除圧を確実に行い，褥瘡と神経麻痺が起こらないように配慮する．
- 肩と頚部の角度が広がるように，頚部の flexion，vertex down，頚部に対する上胸部・肩・上肢の前方への移動とローテーションを意識する．これにより，後頭骨と上位頚椎との間隙が大きくなり，後頭下筋群と後頭動脈の剥離，椎骨動脈V3部の確保が容易になる（図1）．

- 内頸静脈が過度に圧迫されないように，また気道内圧，挿管チューブのカフ圧に注意する．腰，恥骨を手術台にしっかり固定し，手術台のローテーションで身体がずり落ちないように配慮する．

皮膚切開，後頭動脈（ドナー）の剝離

- 後頭動脈の走行は，浅側頭動脈と比較し立体的かつ複雑である．解剖に精通し，剝離を確実に行うことが重要である[1]（図2）．
- 術前に上項線より頭頂側で後頭動脈を確認する．ドップラー血流計を用いて同定可能である．
- 筆者らは，外側凸のC字型皮膚切開を用いている．頭頂側は上項線を越え，乳様突起を確認できるように外側へ膨らみ，尾側はC2に及ぶ．頭頂側は症例により，長さを変更する．

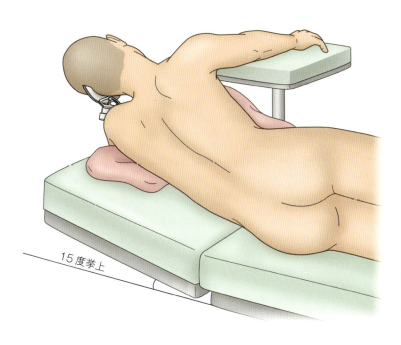

図1．体位
頸部のflexion，vertex down，頸部に対する上胸部・肩・上肢の前方への移動とローテーションを行う．腋窩から胸部の除圧を行い，腰，恥骨を手術台に固定する．

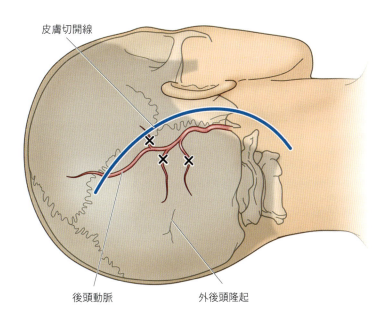

図2．皮膚切開
外側凸のC字型皮膚切開．頭頂側は上項線を越え，中央は乳様突起を確認できるように外側へ膨らみ，尾側はC2に及ぶ．頭頂側は症例により，長さを変更する．後頭動脈は×部で枝を結紮切断する．

- 中央から皮膚切開を開始し，ここから頭頂側と尾側に延ばしていく．
- 頭頂側では，術前にドップラー血流計で確認した位置で後頭動脈の末梢側を確保する．
- 胸鎖乳突筋を前方に翻転して乳様突起先端まで確認し，頭板状筋を付着部より切離すると，顎二腹筋後方で脂肪層を確認し，この中心で後頭動脈の中枢側を確保する❶（図3）．
- 皮弁を翻転し，捉えた後頭動脈を中枢側，末梢側から追い後頭動脈を剝離する❷．
- 後頭動脈は10 cm程度確保する．
- 後頭筋群を骨から剝離し，一塊として後下方に牽引し，大後頭孔と椎骨動脈V3部が確認できるようにする．後頭筋群の最内側に4 cmの切開を入れると可動性が増す❸．

開頭，硬膜切開

- 手前に広い円錐状の浅い術野を得るために，開頭，硬膜切開にも留意する．
- 開頭にあたり頭側では横静脈洞，外側ではS状静脈洞まで，また尾側では大後頭孔を開放し，後頭顆窩も術野展開が十分になるまで一部削除する❹❺❻（図4）．
- 硬膜は開頭範囲を有効に使えるように，尾側までしっかりと切開する．テント下の脳槽をイメージし，筆者らはJ字型の硬膜切開を行っている（図5）．

Memo 1
後頭筋群と後頭動脈の解剖
後頭筋群は3層で構成される．第1層（表層）は胸鎖乳突筋・僧帽筋，第2層は頭板状筋・頭最長筋・頭半棘筋，第3層（深層）は上頭斜筋・下頭斜筋・大後頭直筋・小後頭直筋からなる．後頭動脈は中枢側で頭長筋の内側か外側を走行し，第2層の頭板状筋の下，頭半棘筋の上方を走行している（図3）．

Tips 2
後頭動脈剝離のコツ
後頭動脈が立体的な走行をしているため，筆者らはC字型の皮膚切開を用い，皮弁を翻転しながら後頭動脈の剝離を行うことにより，後頭動脈の走行が術者に近く浅くなるようにしている．後頭動脈を剝離するときには常に，剝離したいものにtractionと剝離されるべきものにcounter pressureをかけることが重要である．後頭動脈が緩いところでは血管周囲の組織を持って割き，後頭動脈が筋層を貫く部分では，後頭動脈そのものを持ち張力をかけ，結合組織を筋膜に戻す．使用するバイポーラ（Codman社）も，先端の焦付き防止コーティングを少し剝がすことにより若干焦付きが生じ，結合組織をcatchしながら割くことができるように工夫している．

Troubleshooting 3
静脈叢の対処
後頭動脈に網目状の後頭静脈が併走し，乳様突起導出静脈・椎骨静脈・後頭顆導出静脈と互いに吻合し静脈叢を形成している．後頭動脈を確保するためには，周囲の後頭静脈を切断しなければならないが，このときに静脈叢を形成する静脈の共通管を極力傷めないように注意する．静脈叢から出血した場合には，落ち着いて静脈叢の外層と内層の壁を確実に捉え凝固止血する．

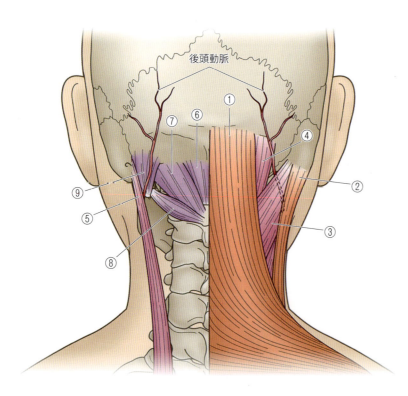

図3．後頭動脈と後頭筋群
①僧帽筋，②胸鎖乳突筋，③頭板状筋，④頭半棘筋，⑤頭最長筋，⑥小後頭直筋，⑦大後頭直筋，⑧下頭斜筋，⑨上頭斜筋．

後下小脳動脈（レシピエント）の確保，吻合環境への移行

- 小脳延髄槽を開放し，後下小脳動脈を lateral medullary segment で確保する．caudal segment など，最も吻合しやすい部分を探す❼．
- 後下小脳動脈から延髄への枝は温存する．

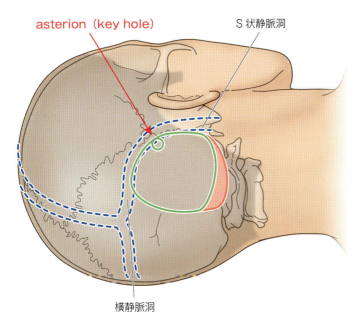

図4. 開頭範囲
頭側では横静脈洞，外側ではS状静脈洞まで，また尾側では大後頭孔を開放し，後頭顆窩も術野展開が十分になるまで一部削除する．

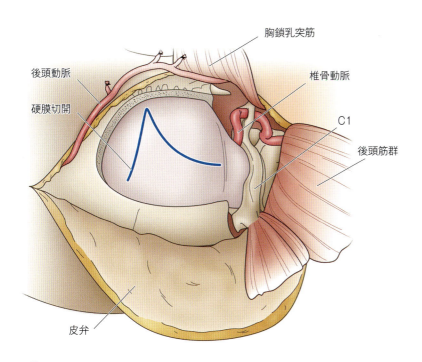

図5. 硬膜切開
開頭範囲を有効に使えるように，J字型の硬膜切開を行う．

Tips 4
大後頭孔と椎骨動脈の確保
後頭筋群を一塊として後下方に牽引することにより，大後頭孔と椎骨動脈V3部を包む静脈叢が露出される．椎骨動脈V3部は椎骨静脈叢に囲まれており，椎骨動脈を露出確保するためには，静脈叢を開放することが必要である．このとき静脈の網目を形成する静脈チャンネルがどのようになっているのかを把握し，このチャンネルそのものを開放しないようにすることで，静脈性の出血を抑えることができる．椎骨動脈の一部を露出させると，ここから椎骨動脈長軸に沿った部分にある静脈叢の外層と内層の壁を確実に捉え凝固止血して切開し，椎骨動脈露出部を拡大し，椎骨動脈を確保する．

Tips 5
後頭下の手術においては止血が非常に大切である．筆者らは以下のように止血を行っている．
筋肉：モノポーラ出力15〜20W．
骨，貫通する動静脈：モノポーラ8〜10W低出力のコロラドニードル．
導出静脈：周囲から焼き縮めて骨に戻す．骨側だけでなく，筋肉側の止血も行うことが重要である．

Tips 6
後頭下開頭のポイント
横静脈洞からS状静脈洞まで露出されるように開頭するためには，landmarkとしてasterionを確認し，ここにburr holeをおく．S状静脈洞を確認するときにはmastoid air cellが開くことが多く，静脈洞壁を覆う骨内板をegg shell drillingした際に静脈洞を損傷しないようにする．大後頭孔から後頭顆窩の骨削除においては，後頭導出静脈に注意を要する．これを無理に押し込んだりすることなく，損傷しないようにこの周囲をegg shell drillingにより削除してから捉え，凝固切断する．

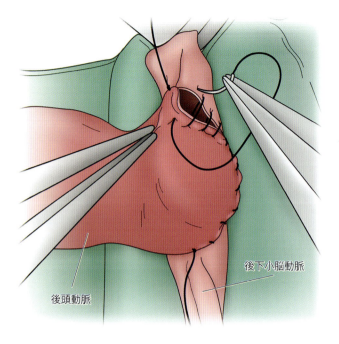

図 6. 後頭動脈－後下小脳動脈吻合中の様子
後下小脳動脈の lateral medullary segment に後頭動脈が吻合されている．running suture で縫合されているところ．

- 後下小脳動脈の吻合すべき部分を決めた後，この下にラバーシートを挿入する．その直下に適切な大きさのゼルフォーム®を充填することにより，後下小脳動脈を脳槽内で挙上し固定する．
- 後頭動脈を切断し，断端処理を行う．後頭動脈は蛇行しているため，断端のうちいわゆるつま先側ではなく，かかと側を吻合に用いる．吻合部の結合組織をしっかりと除去する．
- 後頭動脈吻合部がひし形に膨らむように断端形成を行う．

吻　合

- 4〜5 mm の arteriotomy を行い，9-0 ナイロン糸で吻合する．
- 片側 7〜8 針縫合する．
- 最近では連続縫合を行っている．これには遮断が短く，出血しにくい利点があるが，糸が切れたときに recovery しにくいため，レシピエント径に対して通常用いるよりもワンランク太い吻合糸を用いることが大切である．
- レシピエント 1 に対しドナー 1.2〜1.5 の縫いしろを設け，吻合はふわっと仕上げる．
- 最終的に最も美しい形状で仕上がることを意識して，吻合部をデザインする（図 6）．

閉　創

- 閉創時には，硬膜や骨，筋層で後頭動脈が狭窄しないように注意する．

> **Troubleshooting 7**
> 患側椎骨動脈から anterior spinal artery（ASA）が出ている病態（頭蓋頸椎移行部 dural AVF や椎骨動脈瘤）に対してアプローチする際には，ASA を直視できるようにするためにより広い開頭範囲が必要であり，頸静脈結節そのものまでを削除する transjugular tubercle, transcondylar approach を行うのが安全である．舌下神経管の内上方の骨を削り，椎骨動脈の硬膜貫通部以降の椎骨動脈がよく見えるようになる．

III-4 STA-SCAバイパス術

太田仲郎，谷川緑野

適応

- 症候性の椎骨脳底動脈の閉塞・狭窄病変.
- 椎骨脳底動脈系動脈瘤治療に関連した血行再建として.

ポイント

- 理解を容易にするために，本稿では右開頭のケースに統一する.
- STA-SCAバイパス術を行うアプローチには，anterior temporal approachとsubtemporal approachがある.
- 本稿では一般的なsubtemporal approachによるSTA-SCAバイパス術について述べる.
- 硬膜内または硬膜外からのsubtemporal approachでテントを切開し，上小脳動脈に至る.

術前評価

- ドナーとなる浅側頭動脈頭頂枝の発達，走行を確認する．頭頂枝が発達不良の場合は，浅側頭動脈前頭枝を用いることになる.
- Labbé静脈の発達程度・走行，側頭葉の静脈還流および浅中大脳静脈の還流が，sphenobasal veinとして卵円孔からpterygoid plexusに還流していないか評価する❶.

方法

体 位 (図1)

- 仰臥位，ジャックナイフポジションで行う.
- 20度程度の傾斜をかけ，対側に40〜45度程度回旋する.
- 対側の内頚静脈の圧迫に注意する.
- 軽度vertex downとする❷.

> **Memo 1**
> 浅中大脳静脈の還流がsphenobasal typeである場合は，硬膜外からのsubtemporal approachの際に卵円孔からdura propriaを翻転すると主な静脈還流を遮断してしまうことになり注意が必要である.

> **Tips 2**
> Vertex downとすることで側頭葉が自重により下がり，中頭蓋底との間にスペースができる.

皮膚切開・開頭

- Tragus前方から浅側頭動脈頭頂枝直上を通る皮膚切開とする．
- 頭頂枝は，8 cm程度は確保できるようにする．
- その皮膚切開から後方へほぼ垂直に向きを変え，supramastoid crestを含むようなU字型の皮膚切開をデザインする（図2）．

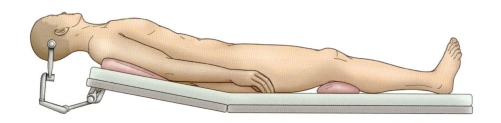

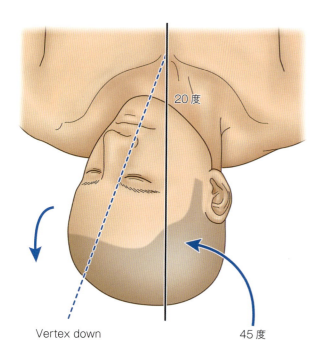

図1．体 位

仰臥位でジャックナイフポジションとする．下顎によって内頚静脈の還流が障害されないよう，余裕をもたせ軽度下顎挙上する．頭部は対側に20度程度傾け，術側の肩との角度が鈍角になるようにする．45度対側に回旋する．また，vertex downとして側頭葉が自重により下がるようにする．

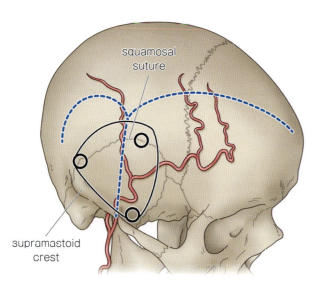

図2．皮膚切開と開頭

皮膚切開はtragus前方で浅側頭動脈本幹から浅側頭動脈頭頂枝直上を通り，これを8 cm程度剥離できるようにしてから後方に向きを変え，squamosal sutureとsupramastoid crestの交点に向かってU字型にデザインする．浅側頭動脈頭頂枝の発達が不良である場合はhair midlineに至る皮膚切開をおき，皮弁から浅側頭動脈前頭枝を確保し使用する．
開頭はroot of zygomaの直上，suquamosal sutureとsupramastoid crestの交点，squamosal suture上にburr holeを置き，1分にtemporal baseまで至るような側頭開頭をおく．

- 圧モニターとして，もしくは頭頂枝の発達が不良な場合で前頭枝を用いる際には，hair midline に至る前方への皮膚切開を追加し，皮弁から前頭枝を確保する❸．
- 2 layer で皮弁を翻転し，浅側頭動脈直下の側頭筋は切断する．
- 側頭筋は後方から前方へ翻転，皮膚切開前縁で折り返す．
- 側頭開頭のため，側頭骨は外耳道の merkmal であるヘンレ棘まで露出する．
- Root of zygoma，supramastoid crest，squamosal suture を露出する．
- Supramastoid crest が中頭蓋底の指標となる．
- 前方は root of zygoma から始まり，後縁は supramastoid crest に至る横長の側頭開頭を行う．
- Squamosal suture と supramastoid crest の交点に burr hole を開けここから middle base を確認，外耳道上壁を温存した側頭頭蓋底までの開頭を行う❹．
- 必要に応じて頭蓋底側は drilling を行う．

硬膜内アプローチ

- 硬膜は middle base に沿って線状もしくは U 字型に硬膜切開をおき，硬膜内を確認する（図 3）．
- Labbé 静脈や側頭葉底面の静脈を視認し，問題なく側頭葉を圧排できるか確認する．
- 十分なスペースが得られないようなら，硬膜外からのアプローチに切り替える．

> **Memo 3**
> STA-SCA バイパスを置いた後に，浅側頭動脈のもう一方の枝に 22G 針を挿入し動脈圧モニターを計測できる．これにより椎骨脳底動脈系の圧が計測でき，特に V3-PCA バイパス術の際の血行再建の評価として非常に有用である[2]．

> **Pitfalls 4**
> 適切に中頭蓋底ギリギリの開頭ができるよう，burr hole から中頭蓋底を確認することが重要である．これができないと後で drilling を多く追加することになり，骨弁の欠損が大きくなってしまう．

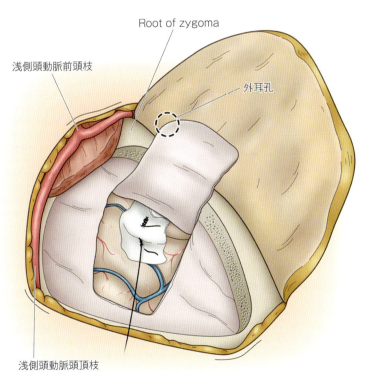

図 3．浅側頭動脈頭頂枝の剝離と側頭開頭
側頭開頭をおいたら十分に中頭蓋底が flat となるよう必要に応じて drilling を行う．硬膜外の止血を確実に行い，U 字型に硬膜切開をおく．

- 小脳テント遊離縁と迂回槽を包むくも膜を確認し，これを開放し髄液を排出する．
- 脳べらの先端は中脳となるので注意が必要である．
- 小脳テント遊離縁の滑車神経孔に合流する滑車神経を確認する（図4）．
- 滑車神経を損傷しないように，滑車神経孔より15 mm程度後方のテント縁を垂直に2 cm程度切開する．
- 通常，この直下に小脳半球上面を走行する上小脳動脈が確認される ⑤（図5）．

> **Tips 5**
> テントからの出血は丁寧に凝固止血する．また，凝固することで硬膜が収縮しスペースが広くなる．より広い術野が必要な場合は適宜糸をかけ牽引し，スペースを広げる．

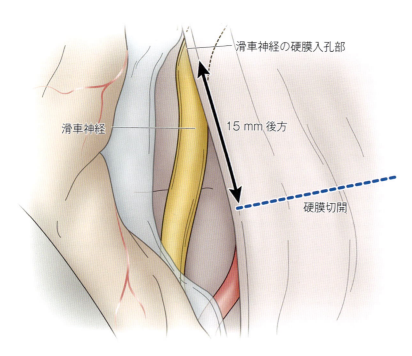

図4. 滑車神経孔の確認とテント切開
側頭葉を圧排し小脳テント遊離縁に至り迂回槽を覆うくも膜に切開を入れ，髄液を排出し側頭葉にかかる緊張を下げる．くも膜切開を広げると，滑車神経とそのテントへの入孔部が確認できる．テント切開部はこの入孔部より後方15 mm程度の位置におく．切開をおいたらバイポーラで確実に止血を行い，また焼き縮めることで作業スペースを広くする．

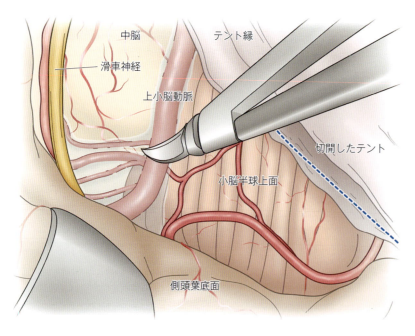

図5. 上小脳動脈の確保
テントを切開し，できるだけスペースを大きく取ることで吻合する術野を形成する．上小脳動脈を確認したら周囲のarachnoid trabecullaeを鋭的に切開し，可動性を十分にもたせる．操作中に滑車神経の損傷に注意する．

硬膜外からのアプローチ

- 硬膜内からの subtemporal approach が静脈の合流部位によって不可能な場合は，硬膜外からのアプローチに切り替える．
- 特に止血が重要であり，たとえ時間を要しても完全に止まるまで念入りに行う❻．
- 中頭蓋底の硬膜を中頭蓋底から剥離する．
- 最初の指標は中硬膜動静脈が走行する棘孔であり，これは root of zygoma から下方約 15 mm の位置に存在する．これを鋭的に切離し凝固止血する．
- 卵円孔を確認し，dura propria と V3 上の inner cavernous membrane の間で dura propria を翻転する．
- 大浅錐体神経を確認し鋭的に剥離温存する．
- 大浅錐体神経およびその始まりである膝神経節は，NIM モニターの刺激で同定可能である．
- Anterior petrosectomy の術野である rhomboid（錐体骨縁，V3，大浅錐体神経，弓状隆起）を確認できるまで剥離を進める（図6）．
- 硬膜を petrous bone edge より外側で縫合閉鎖できるだけの余裕をもって petrous bone edge に平行に硬膜切開をおくと，内側にテント上面が確認される．
- これを内側に辿り，小脳テント遊離縁で滑車神経とその硬膜入孔部を確認する．
- ここからは硬膜内 subtemporal approach と同様である．

吻合操作（図7）

- 上小脳動脈本幹が確認されたら，上小脳動脈の下にラバーシートを挿入する．

> **Pitfalls 6**
> 硬膜外アプローチでは，骨からの出血には必ず遭遇することになる．ここの止血を怠ると，深部でのバイパス術の際血液の流れ込みによって作業にならなくなり，遮断時間がかかり正確性も低下してしまう．完全に止血を得るまで硬膜内操作には移らない．

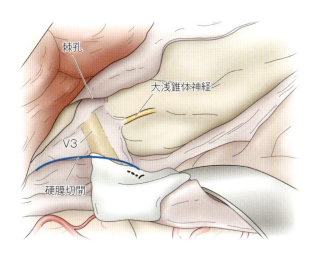
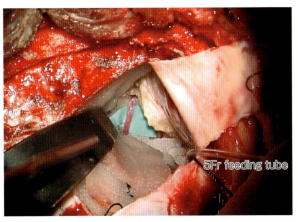

図6. 硬膜外からの subtemporal approach の術野
棘孔を通る中硬膜動静脈を凝固止血，切離し卵円孔に至りここから dura propria を翻転する．大浅錐体神経の損傷に留意し鋭的に剥離する．temporal rhomboid を十分に露出したら側頭葉硬膜を縫いしろをもって切開する．

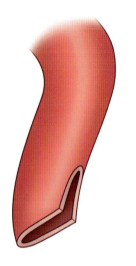
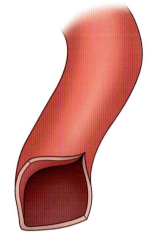

図7 吻合準備とSTA-SCA吻合
上小脳動脈を十分に剥離したらラバーシートを敷き，その下にゼルフォーム®を充填し可能な限り浅い術野を形成する．下方で吻合操作の邪魔にならない位置に5Fr feeding tubeを入れ，その周囲にはベンシーツ®を置き髄液を排出しsemi-wetの術野を形成する．浅側頭動脈断端は60度の角度で切断しfish mouth状にトリミングし，end to side anastomosisを行う．

- ゼルフォーム®をその下に充填し，可能な限り浅い術野を作る❼．
- 5Fr feeding tubeを術野の最深部で吻合操作の邪魔にならないところに挿入し，その周囲にベンシーツ®で囲み髄液排出を行い，semi-wetな術野を形成する．
- End to side anastomosisを行う．
- Donor arteryである浅側頭動脈はfish mouth trimmingを行う❽．
- 内膜同士が合わさりevertingするよう吻合する．

閉創

- 髄液漏を防ぐため，先に翻転していた側頭筋の一部を有茎で持ち込み，グラフト周囲をサンドイッチするように覆う．
- 表裏両側からはゼルフォーム®とフィブリン糊で補強し，water tightに閉鎖する．

合併症

- 側頭葉の圧排が強いと側頭葉が脳挫傷を起こすことがある❾．
- Labbé静脈を損傷すると，広範囲の静脈梗塞をきたし出血することがある．
- 吻合操作中に滑車神経を損傷することがある❿．

おわりに

- STA-SCAバイパス術のアプローチ自体はそれほど難しいものではないが，吻合操作は深部であり難易度は高い．
- 十分にoff the job trainingを積み，STA-MCAバイパスなど浅部のバイパス術が可能となってから行うのが望ましい．

Tips 7
ラバーシートを挿入し，この下にゼルフォーム®を充填する．レシピエントが狭窄しないギリギリまで行うことでレシピエントが固定され，かつ術野が浅くなり吻合操作が容易になる．

Tips 8
Fish mouth trimmingは必ず行う．こうすることで深部でのバイパスでも内膜同士のevertingが確認でき，正確に吻合操作が可能となる．

Memo 9
圧排を軽減するために軽度の過換気，浸透圧利尿薬の投与，スパイナルドレナージなどを行う．

Troubleshooting 10
万が一滑車神経が切れた場合は10-0などの糸で吻合する．

II-5 間接血行再建術を用いたもやもや病の治療

成相 直

適応

- もやもや病特有の慢性脳虚血病態に対する脳循環改善である．

ポイント

- 筆者の所属教室は間接血行再建術の代表的手法である encephalo-duro-arterio-synangiosis（EDAS：脳硬膜動脈血管癒合術）を開発した[3]ことを契機に，本手法を用いて虚血型もやもや病の治療に積極的に取り組んできた．
- 間接血行再建術の効果のメカニズム，その適応判定ための機能画像診断法の利用が不可欠であることを強調する．手術法，周術期管理，手術効果のフォロー，手術法の限界に関してもまとめる．

間接血行再建術のメカニズム

- 間接血行再建術のメカニズムに関しては，Nakamura らのブタ脳虚血モデルを用いた研究にて明らかになった[4]．
- ブタに encephalo-myo-synangiosis（EMS：脳筋血管癒合術）に相当する操作を行うと，慢性虚血を作成したモデルにのみ，術後1ヵ月で術野の肉芽組織内に脳血管に連結する3層構造をもつ動脈が形成されていた．この動脈形成は非虚血部にはみられなかった．
- 後天的に血管が発生するときの代表的機構は，血管新生（angiogenesis）と動脈新生（arteriogenesis）の2つに分けられる．
- 血管新生は虚血や創傷治癒時に発生する脆弱な毛細血管網であるが，動脈新生の trigger は隣接組織間の灌流圧較差であり，発生するのはしっかりした壁構造をもつ動脈である．
- 間接血行再建術は，手術操作によって創傷治癒過程で発生した毛細血管網が存在する組織内に，外頸動脈系と脳表の大きな灌流圧較差によって動脈新生により新生動脈が誘導される治療であるとまとめられる．
- 筆者らは小児期に EDAS を受け脳虚血状態の回復が良く，22年間制限のない生活を送った後の突然の血栓性脳幹梗塞による死亡例の剖検か

ら，硬膜内面と脳表動脈を連結する無数の正常動脈構造の存在を報告した[5]．これにより，ヒトの間接血行再建術後も動物実験と同様な過程で効果が発現するとの考えが裏づけられた．

手術適応判定の重要性

● 間接血行再建術により動脈新生が誘導されるためには，操作を行う部位（すなわち開頭し何らかの頭蓋外組織を硬膜に縫着する部位）に高度の灌流圧低下があることが必要である．

● 筆者らは，術前の脳循環計測により手術による側副血行の発達を予測できること，もやもや病であっても間接血行再建術の効果が全く得られない場合も判定できることを示した[6]．

● 小児に関しては，症状に基づく手術適応判定にはあまり迷わないが，成人で行う検査❶が困難なことも多いため，MRI を用いた脳循環測定で計測される相対的循環不全部位に対しての手術を行う❷．

● このような各種脳循環計測法の組み合わせにより，どの患者のどの部位に手術操作を行うかを判定することが，間接血行再建術の効果的運用のために必須である．

手術手技

● 現在筆者が用いている flap は，①走行を保った頭皮動脈を含む帽状腱膜（EDAS）か，②骨膜〔青柳ら開発の encephalo-duro-pericranial-synangiosis（EDPS）[10]〕としている．個々の患者の循環不全領域の分布に応じて，これらを組み合わせて行う❸．

● 図1のような典型的な小児ないし若年成人の一過性運動麻痺症例では，ほとんどが上下肢の運動感覚野に限局した循環不全を呈するので，オリジナルな EDAS で十分である．

● 両側に循環不全が存在する場合でも，一麻酔で体位を取り直しての両側一期的手術が可能である❹．

● 図2のような循環不全部が前頭葉前方まで広がっている例では，運動感覚野に EDAS を行い，前方に皮膚切開を延長したうえで骨膜 flap を敷き詰める（EDAS＋前方の EDPS）．

● 図3，図4のような後方循環の虚血が主体である例（このような例では通常，中硬膜動脈から前頭葉への自然な側副血行がすでに発達し，前頭葉への手術は不要であることが一般的）では，運動感覚野の EDAS と後方の EDPS を2ヵ所の小開頭で行うのが通常である．

● EDAS で用いる頭頂枝が後方を走行している場合は，図4のように一開頭にして，後方に骨膜 flap を植え込むことも可能である．

● 図5のように，初回の前方循環への手術で良好な側副血行が得られていても，後に後大脳動脈閉塞が生じると後方循環の虚血が悪化するので，その場合の追加手術として後方循環系への EDPS は効果が高い．図5は，直接バイパス術後の続発梗塞例に対し EDPS を追加した例である．

● 図6のように追加手術を行う際，すでに硬膜動脈が側副血行路として

Tips 1

間接血行再建術の適切な運用には，術前脳循環計測による手術適応判定と手術部位の決定が必要である．定量的脳血流計測でアセタゾラミド投与時の血流増加がないこと，^{15}O 標識ガス PET で OEF の上昇があること，同じく ^{15}O 標識ガス PET にて計測される CBV が 5.5% 以上が要件である[6]．原則として成人はアセタゾラミド負荷脳血流や PET を用いて，手術対象患者や手術法を患者ごとに判断する．

Tips 2

年少小児では症状に基づく手術適応判定にはあまり迷わないが，手術部位の選択には脳循環計測が必要である．小児には MRI による相対的脳循環計測が使用しやすい[7~9]．

Tips 3

これまで報告された間接血行再建術の植え込み組織としては，側頭筋，大網，盲端とした動脈，帽状腱膜，頭皮動脈を含んだ帽状腱膜（EDAS），骨膜（EDPS），硬膜に傷を付けるだけなど，さまざまである．いずれのやり方でも効果はみられるので，間接血行再建術の必要要件としては，①灌流圧低下のある領域に開頭を行う，②硬膜ないし移植組織と脳表の間に動脈新生の舞台となる肉芽組織（癒着）を発生させる，③脳圧迫を避ける，といった点を満たせばよいと考える．

Tips 4

小児や若年成人の典型的一過性運動麻痺患者の循環不全部は，上下肢の運動野のような上側頭線より正中に近い部分に存在するので，極力高位まで開頭を広げないと効果が乏しい手術になる．

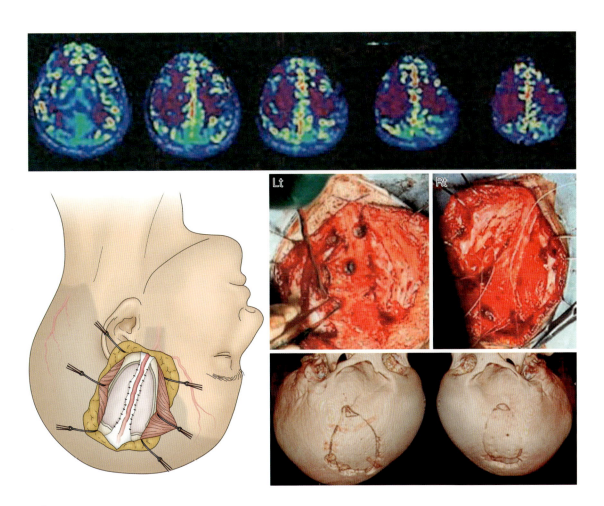

図1. 両側運動感覚野虚血への手術
一期的両側 EDAS.

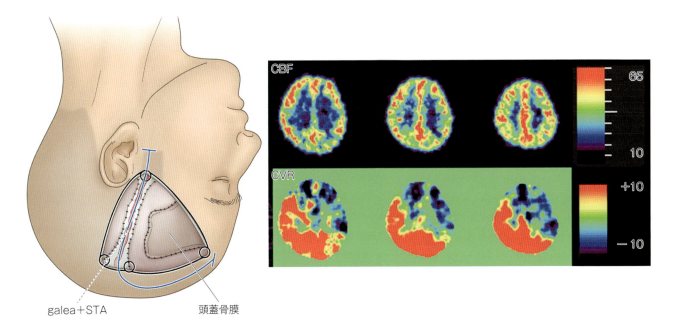

galea＋STA　　頭蓋骨膜

図2. 前頭葉全体にわたる虚血への手術
一開頭での左側 EDAS と前方への EDPS の追加.

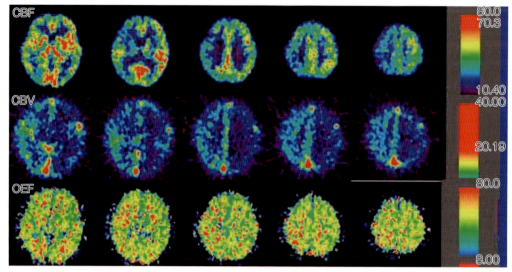

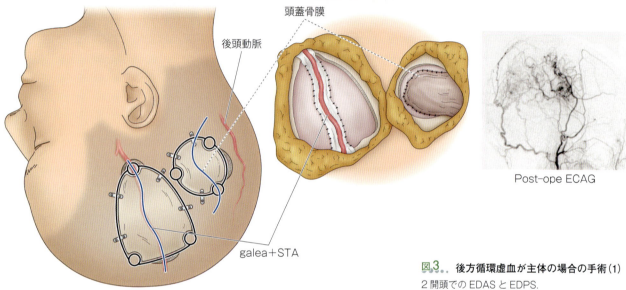

Post-ope ECAG

図3.. 後方循環虚血が主体の場合の手術(1)
2開頭でのEDASとEDPS.

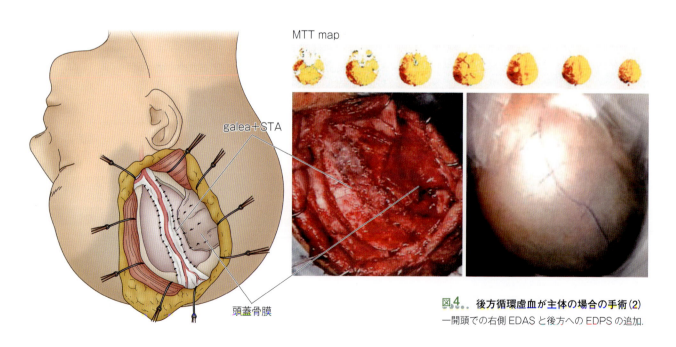

MTT map

図4.. 後方循環虚血が主体の場合の手術(2)
一開頭での右側EDASと後方へのEDPSの追加.

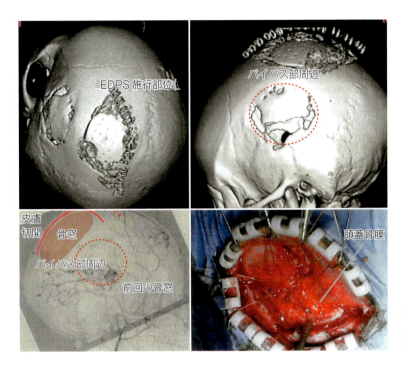

図.5. 初回のSTA-MCA吻合術後に発生した後方循環領域の虚血部に対するEDPS
■:虚血部.

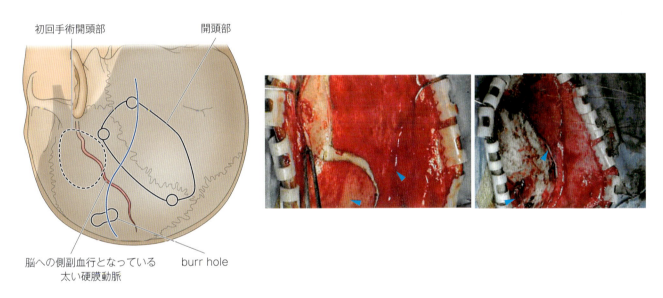

図.6. 初回の前方循環EDAS後に発生した後方循環虚血に対するEDPS
初回手術を契機に発達した太い硬膜動脈を保護するために，小開頭とburr hole部に骨膜を縫合．（▶）：頭蓋骨膜．

かなり発達している場合が多い．損傷を避けるため太い硬膜動脈部の開頭を避け，小さいburr hole程度の小骨窓を複数作成し，骨膜を小切開し硬膜に縫着する場合もある❺❻．

周術期管理

- 間接血行再建術はすべてがくも膜外の操作であり，大部分は硬膜外の操作であるので脳自体に対する侵襲はないといってよい．よって，手術か

> **Tips 5**
> コツとしては，脳表を大きく露出せず，ルーペで視認できる硬膜動脈はすべて切断せず，多くの硬膜小切開をおく．これは，どんなに細くとも硬膜動脈は後に拡張し重要な側副血行路となることと，脳表の露出を減らすことが確実に周術期虚血合併症を減らすことに貢献しているとの分析による．flapと脳の接着面積を大きく取らず硬膜外にflapを敷き詰めるだけで，十分な動脈新生が発生する．

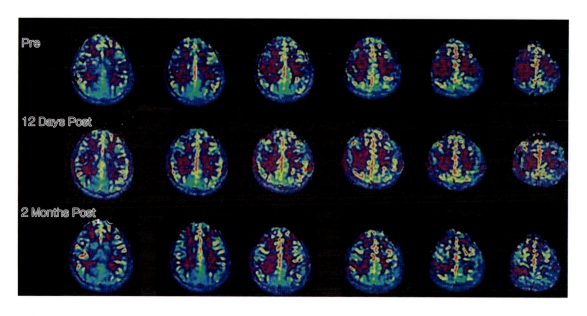

図7. 両側EDAS後の循環改善のASL-MRIによるフォロー

ら麻酔覚醒までの間に副障害が発生する例はない．
- しかし，このような非侵襲的な手術であっても周術期の虚血合併症は発生しうるし，それが唯一の副障害といってもよい．
- 理由は不明だが，周術期虚血合併症が発生しうるのは術翌日から5日目まででありそれ以降は発生しないので，おそらくは炎症に起因した微小循環の異常が関与するものと考える．よって，術後1週間までは虚血症状に注意した管理が必要である❼．
- とはいえ，間接血行再建術では術後過灌流や出血などの高度な集中管理が必要となる副障害は発生しないので，数日の安静後は積極的に離床させる．
- 創傷治癒が完了する時期からは持続的に動脈新生が発生するようで，術後1～2週程度で循環改善がみられ，術後3ヵ月程度まで急速に循環改善が進む（図7）．
- よって，創傷治癒を確認し退院した後は，ただちに職場や学校への復帰を許可している．

術後フォロー

- 手術によって術野の血流が改善しても，脳血管の進行性閉塞を防止する手段はない．そのため，改善が思わしくない場合やほかの部位に循環不全が発生しうることも想定し，術後の脳循環フォローを行い必要に応じ追加手術を考慮する必要がある．
- そうした手術後の外来フォローにおいては，近年のMRI循環計測はきわめて威力があり，患者管理が容易になった❽．

> **Troubleshooting 6**
> 過去の，重度虚血例に大きく硬膜を開いてflapを脳表に接着させていた時期には，周術期梗塞による永久神経症状を残した例があった．現在のような硬膜の切開を最小限に，flapを脳表に広く接触させることはせず硬膜外に縫着する手技としてからは，永久神経症状の遺残はほとんどみられなくなっている．

> **Tips 7**
> 術後の虚血合併症の発生はほとんど術翌日から5日目までなので，その間に次のような管理を行うことは重要である．
> ①術後の止血が確認されたら抗血小板療法を速やかに開始し，循環改善が十分達成できるまで継続する．
> ②抗凝固療法を術後1週間用いる．
> ③脳保護薬（エダラボン）を術後1週間使用する．
> ④血圧低下と脱水の防止，必要に応じた貧血の治療など，血行力学的な脳虚血の防止を行う．

頭蓋内血行再建術 **III**

限界

- 間接血行再建術は，もやもや病特有の慢性脳虚血病態に対しての手術治療である．よって，動脈硬化性主幹動脈閉塞症や血行力学的虚血の程度の軽いもやもや病に対しては，効果がないことも認識する必要がある．
- よって本術法を適切に用いるためには，脳循環病態の画像把握がきわめて重要であることを重ねて強調しておく**❾**．

Memo 8

以前は間接血行再建術単独の血行再建では，循環改善までに3ヵ月程度はかかるとの意見が主だったが，術後のかなり早い時期から改善が始まることが認識されるようになっている．Nakamura らの虚血動物実験では，実験的 EMS の1ヵ月後に術野の動脈新生が確認されているが，実際に患者の術後を近年の非侵襲的 MRI による循環計測にて頻繁にフォローすると，創傷治癒後の術後10日過ぎからすでに循環改善がみられ（図7），1ヵ月，2ヵ月，3ヵ月と持続的に血流上昇が続くことが明らかとなっている[11]．

Pitfalls 9

間接血行再建術による動脈新生は，開頭部皮質に灌流圧低下があることで初めて生じる．よって，虚血病態の改善ではなく灌流経路の変更によって深部のもやもや血管の血流負荷を減らして出血例の再出血率を減らすのが目的の出血型もやもや病に対する再出血予防には，間接血行再建術は有効ではなく直接バイパス術を行わなければならない．

III-6 もやもや病の複合血行再建術：STA–MCAバイパス術+EDMAPS

黒田　敏

適応

- 虚血型小児および成人もやもや病：SPECTまたはPETにて，脳灌流圧低下を確認すべきである．
- 出血型成人もやもや病（両側型）：原則として両側に手術を検討する．

ポイント

- 安全かつ確実な手術を完遂するには，各症例における病態の理解，適切な手術デザインの決定，組織に対する愛護的な操作，各ステップにおける確実な操作，周到な周術期管理がきわめて重要である．

方法

術前準備

- 手術の数日前から抗痙攣薬を服用させる．
- 手術前日あるいは2日前から補液を開始して，絶食期間中の脱水を予防する．

体位

- 仰臥位．
- 通常のpterional approachよりも大きく，約60度反対側に回旋させて3点固定する．

皮膚切開

- ドップラー聴診器を用いて浅側頭動脈の本幹〜頭頂枝の走行をトレースする（図1A）．
- 浅側頭動脈本幹〜頭頂枝の直上を部分剃毛する．部分剃毛を正中方向に延長して，皮膚切開をデザインする（図1B）．この際，皮膚切開のカー

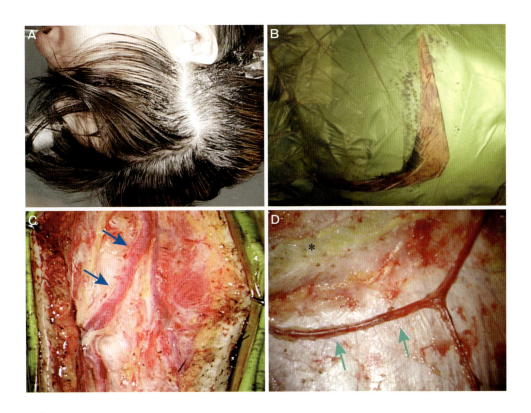

図1. 皮膚切開と浅側頭動脈の剥離
A：皮膚切開のデザイン，B：部分剃毛後のドレーピング，C：浅側頭動脈本幹〜頭頂枝の剥離（→），D：浅側頭動脈前頭枝の剥離（→），剥離によって離断された帽状腱膜に注意（＊）．

ブは緩い鈍角とすることが，術後の創傷治癒の遅延や皮膚壊死を予防するうえで重要である❶．

- 顕微鏡下に皮膚切開を開始する．切開した皮膚の両側に均等にフックをかけることで一定の張力を維持させると，剥離操作がきわめて容易になる．
- 帽状腱膜の中に浅側頭動脈を同定した後，バイポーラ鑷子を用いて浅側頭動脈本幹〜頭頂枝を周囲組織から剥離する（図1C）．
- 皮膚切開を前頭部に延長した後頭皮弁を翻転させる．この際，前頭部骨膜上では loose areolar tissue を骨膜（periosteum）に与えて，強固な有茎骨膜弁（pericranium）を作成するのが肝要である．
- 浅側頭動脈前頭枝を頭皮弁から剥離する（図1D）．浅側頭動脈前頭枝の剥離が終了したら，その起始部をクリップで閉鎖して遠位端で切断する．切断した前頭枝の内腔にはヘパリン加生理食塩水を充填して，遠位端もクリップで閉鎖しておく．
- 浅側頭動脈前頭枝の剥離によって生じた帽状腱膜の損傷部は，吸収糸にて丁寧に縫合して帽状腱膜を修復しておくと，創傷治癒の遅延を予防できる（図2A）．

間接バイパス術のためのドナー準備

- 頭部骨膜の有茎弁（pericranial flap）を作成して翻転する❷．
- 側頭筋の筋膜弁を作成する（図2B）．
- 側頭筋を切開，翻転して止血を十分に確認する．

> **Pitfalls 1**
> 術後の頭皮壊死は患者の入院期間を延長したり，頻繁な外来通院を余儀なくするため，絶対避けるべきトラブルである．これを予防するには皮膚切開のデザインが重要で，頭頂部で切開ラインが鋭角を形成しないように注意すべきである．

> **Pitfalls 2**
> 頭部骨膜有茎弁の血流は，眼動脈から分岐する supraorbital artery, supratrochlear artery によって供給されているので，剥離する際，骨膜弁の眼窩側を損傷しないように注意すべきである．

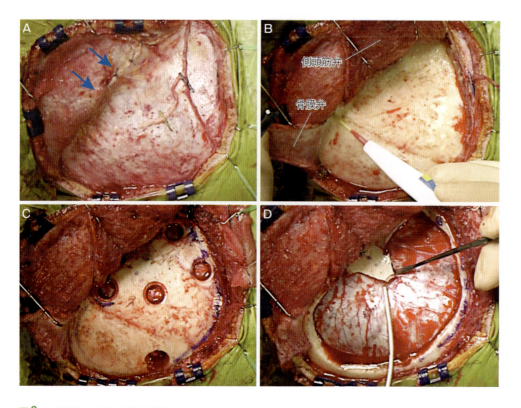

図2. 側頭筋・骨膜の剥離と開頭
A：吸収糸による帽状腱膜の修復（➡），B：骨膜弁，側頭筋弁の作成，C：開頭のための5つの穿頭，D：蝶形骨小翼の削除による中硬膜動脈の温存．

開頭

- 前頭部に大きく張り出した前頭側頭開頭を実施する❸．蝶形骨小翼内を走行する中硬膜動脈を温存するため，burr hole を pterion の頭側に1つ追加する．蝶形骨小翼を残して開頭を実施する（図2C）．
- 中硬膜動脈を温存しながら，蝶形骨小翼を削除する❹（図2D）．
- 中硬膜動脈の主要分枝を温存して，硬膜を花弁状に切開する．

直接バイパス術

- STA-MCA バイパスに最適な中大脳動脈皮質枝を前頭葉および側頭葉に1本ずつ同定する．
- くも膜を切開して，中大脳動脈皮質枝の下にシリコンあるいはラバー製のシートを挿入する．中大脳動脈皮質枝から分岐する穿通動脈が妨げになるようであれば，低出力のバイポーラ鑷子で数回に分けて凝固することで1～2本を切断する．
- 浅側頭動脈の断端は大きく裁断して fish mouth 状に形成する．ピオクタニンあるいはスキンマーカーペンを用いて断端を着色する．中大脳動脈皮質枝にも同様に着色して，動脈切開の長さを浅側頭動脈の断端と等しくなるようにする（図3A）．
- 中大脳動脈皮質枝をテンポラリークリップで遮断する．
- 中大脳動脈皮質枝に小切開を加えた後，マイクロハサミを用いて動脈切

Tips 3
間接バイパス術の場合，術後に形成される側副血行路は開頭範囲に大きく依存することを常に留意すべきである．前頭部での虚血が最も高度であることが本疾患の特徴であることをふまえれば，前頭部を可能な限り広くカバーしうる手術デザインを考慮すべきである．

Tips 4
小児の約半数，成人の約2/3で中硬膜動脈が蝶形骨小翼内を走行する．そのため，中硬膜動脈を温存するには，その走行に合わせてリュエルあるいはハイスピードドリルを用いて蝶形骨小翼を丁寧に削除する必要がある．

Tips 5
Indocyanine green (ICG) video-angiography は，吻合部の開存を直感的に確認するうえできわめて有用である．また，術後過灌流の有無などを予測することも可能である（図4B参照）．

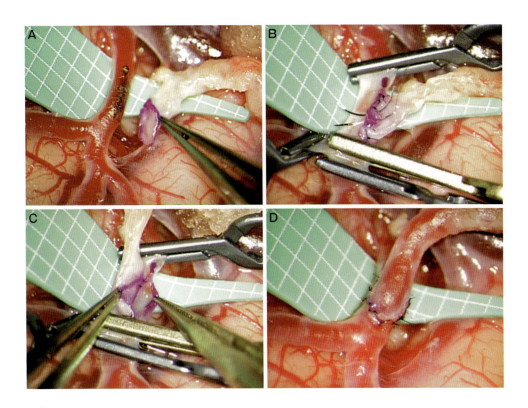

図3. STA-MCAバイパス①
A：浅側頭動脈遠位端はfish mouth状に加工して，前頭葉の中大脳動脈皮質枝の動脈切開はそれと同じ長さにする．B：適宜「待ち針」テクニックを使用して，「裏抜い」をしないように注意しながら一側の縫合を実施する．C：反対側を観察して「裏抜い」がないことを確認する．D：1本目の吻合を終える．

開を行う．
- 端側吻合（end-to-side anastomosis）は，中大脳動脈皮質枝の長軸上の両端を縫合したのち，片側ずつ実施する（図3B, C）．
- 吻合操作が終了したら中大脳動脈，次いで浅側頭動脈のテンポラリークリップを除去する❺（図3D）．
- 可能であれば前頭葉，側頭葉上でそれぞれSTA-MCA anastomosisを実施してdouble bypassとする❻❼（図4）．

間接バイパス術

- 花弁状に切開して作成した硬膜弁を硬膜下に折り返して挿入することで，脳-硬膜接着術（encephalo-duro-synangiosis：EDS）を実施する．
- 前頭部骨膜弁を用いて広く前頭葉を被覆し，脳-骨膜接着術（encephalo-pericranio-synangiosis：EPS）を実施する（図5A）．
- 側頭筋を用いて脳表を被覆し，脳-筋肉接着術（encephalo-myo-synangiosis：EMS）を実施する（図5B）．

閉頭および閉創

- 頭蓋形成では，10歳未満の年少児では吸収性プレート，年長児や成人ではチタン製プレートを使用する（図5C）．

Memo 6
もやもや病に対して直接バイパス術を実施した場合，間接バイパス術単独よりも周術期脳梗塞のリスクが低下するとともに，頭痛発作や一過性脳虚血発作も早く消退することが判明している．しかし，小児の20%，成人の50～60%に画像上の過灌流現象が発生し，一部では症候化するため，術直後あるいは翌日に脳SPECTなどを実施して脳血流量を測定しておくべきである．

Memo 7
直接バイパス術後に生じる特異的な合併症として，一過性手掌・口症候群（transient cheiro-oral syndrome：COS）についても知っておく必要がある．多くの場合，一過性の一側口角および手の軽微なしびれ・脱力で後遺障害をきたさないため見逃されやすい現象ではあるが，術後，脱水の回避などに留意すべきである．もやもや血管が急速に消退することに起因すると考えられている．

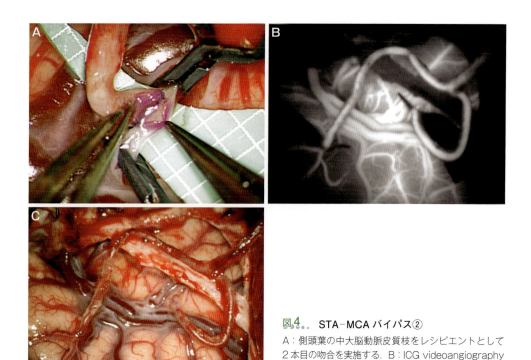

図4.　STA-MCAバイパス②
A：側頭葉の中大脳動脈皮質枝をレシピエントとして2本目の吻合を実施する．B：ICG videoangiographyを用いてバイパスの疎通を確認する．C：2本のSTA-MCAバイパス術を終えた．

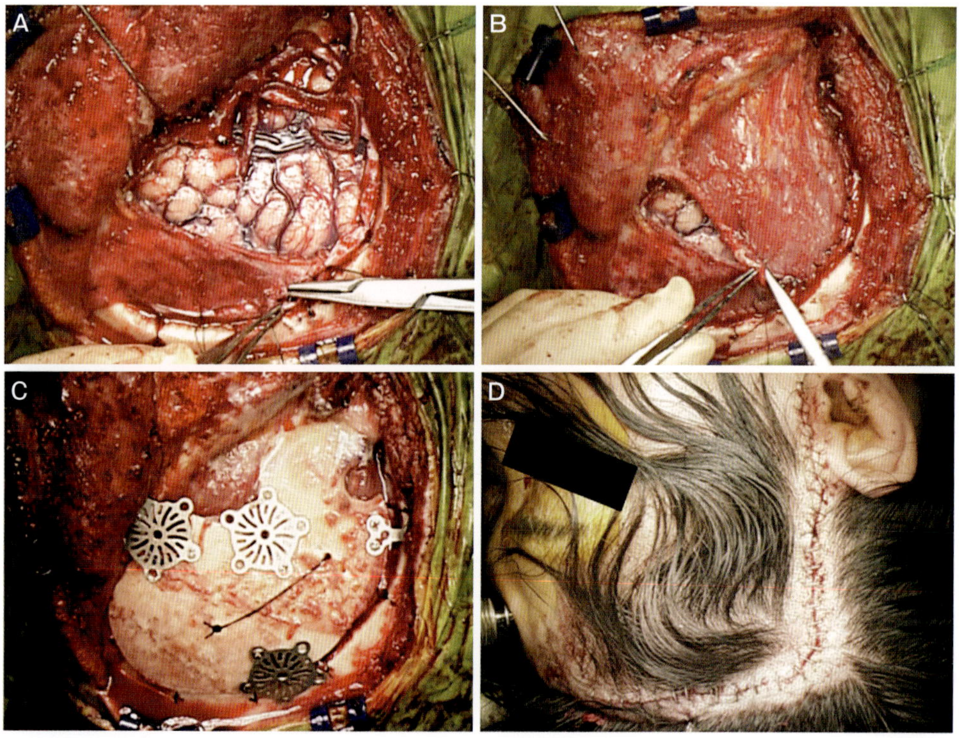

図5.　間接バイパス術と閉頭
A：骨膜弁で前頭葉を広く被覆する．B：側頭筋で前頭葉，側頭葉を被覆する．C：頭蓋形成を実施する．D：頭皮を層ごとで密に二重縫合する．

- 開頭の際に生じた"骨くず"とフィブリン糊を混じた後側頭骨上に留置して，側頭筋の筋膜にて固定することで，側頭部の陥凹や変形を予防する．
- 頭皮は帽状腱膜，表皮の層ごとで密に二重縫合する❽（図5D）．

Memo 8
治療評価は，術後3〜4ヵ月に脳MRI・MRA，脳SPECT，脳血管撮影にて実施している．その後は，半年ごとに外来で脳MRI・MRAを実施している．

II 7 もやもや病の STA−MCA anastomosis

藤村　幹

適　応[12)]

- 脳虚血症状を呈するもやもや病に対しては，STA−MCA anastomosis を含めた頭蓋外内バイパス術が有効である．日常生活が自立し（modified Rankin Scale 1〜2），広範囲の脳損傷を伴わず，脳循環不全が確認できる症例に対して血行再建術が勧められる．
- 出血発症もやもや病に関しては，後方循環系の頭蓋内出血をきたした成人例で日常生活が自立（modified Rankin Scale 0〜2）している症例に対する STA−MCA anastomosis が勧められる．

治療法の選択

- STA−MCA anastomosis は，成人例・小児例すべてのもやもや病患者に使用しうる．間接血行再建術を併用した直接間接複合血行再建術の優位性を示す報告も多い．
- Recipient artery としては，脳表の中大脳動脈（M4）を用いる．

手術体位

- Supine position で上体を 30 度挙上し，術側に肩枕を使用したうえで頭部をほぼ真横（90 度），vertex neutral に固定する．
- 対側浅側頭動脈はもとより後頭動脈などを損傷しないように頭部固定する．

皮膚切開と浅側頭動脈剥離

浅側頭動脈マーキングと皮膚切開

- ドップラー血流計を用いて優位な浅側頭動脈直上に皮膚切開を設けるべくマーキングを行う．
- 多くの場合，浅側頭動脈頭頂枝を用いる．顕微鏡下に約 10 cm の線状

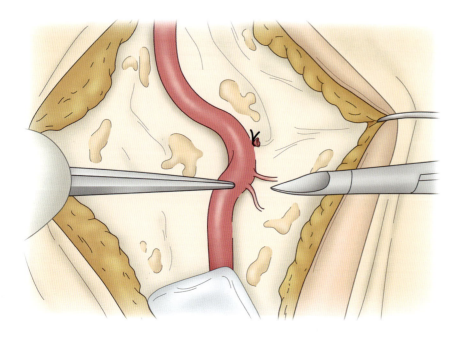

図1. 顕微鏡下の cut down 法による浅側頭動脈剥離
浅側頭動脈前頭枝直上に皮膚切開（いわゆる cut down 法）を行う．浅側頭動脈前頭枝は温存する（末梢で分岐する場合は分岐部で結紮）．顕微鏡下にマイクロハサミを血管長軸方向に操作し剥離，細かな分枝を凝固切断する（中等度以上の分枝は結紮切断）．約 10 cm 剥離する．

の皮膚切開を設ける．切開線の末梢端近くで直交する皮膚切開を前方に向かって設ける（L 字型切開）❶．
- 浅側頭動脈前頭枝を用いる場合は，クエスチョンマーク型に皮膚切開を設け後方に切開線を延長する❶．

浅側頭動脈剥離

- 顕微鏡下で浅側頭動脈を全長にわたり露出した後に，マイクロハサミとバイポーラ攝子にて細い分枝を凝固切断する（図1）．
- 使用しない浅側頭動脈分枝は極力温存するが，高位で分岐する場合は根元で結紮・切断する❷．
- 浅側頭動脈は 10 cm 程度確保したうえで，根元にテンポラリークリップを用い先端を切断する❸．
- 浅側頭動脈内腔は洗浄したうえで，内腔をヘパリン加生理食塩水で満たし湿潤環境で温存する（図2）．
- 小児例などで encephalo-duro-arterio-synangiosis（EDAS）への変更の可能性がある場合は，浅側頭動脈を切断せず開頭する．

開頭と硬膜切開，recipient artery の選択

開頭のポイント

- 外耳孔 5 cm 頭側を中心に逆三角形の開頭を行い計 4 個の burr hole を設ける．骨切り前に十分に硬膜と骨内板，中硬膜動脈を分離する．

Tips 1
- L 字型の皮膚切開交差部直下には軟部組織を残し，free bone flap や異物を置かない工夫による合併症回避が重要である．
- 浅側頭動脈前頭枝は毛髪線ぎりぎりを走行する場合が多く，整容的配慮と顔面神経の温存に留意が必要である．
- 浅側頭動脈は flap 裏面から剥離するよりは，cut down 法で浅側頭動脈を持ち上げて周囲と剥離することにより，周辺組織に対し愛護的操作が可能となる．

Tips 2
- Single bypass の場合は，創傷治癒促進の観点からバイパスに用いない浅側頭動脈を極力温存する．
- 浅側頭動脈分枝を分岐部で結紮・切断する場合，頭皮からの back flow が期待できるため結紮による悪影響は軽微である．

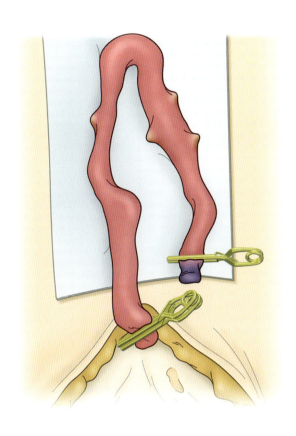

図2. 浅側頭動脈内腔にヘパリン加生理食塩水を密閉し湿潤環境で温存
剥離後に浅側頭動脈末梢を切断する．十分にヘパリン加生理食塩水で内腔を洗浄する．内腔にヘパリン加生理食塩水を満たした状態の湿潤環境で，浅側頭動脈を保存する．開頭中も浅側頭動脈の湿潤環境維持に留意する．

- 外耳孔近傍ならびに側頭筋 flap が挿入される前方の骨縁削除を追加する．

硬膜切開

- 術野中央から浅側頭動脈起始部に向かい硬膜切開する．脳が膨隆する場合は，顕微鏡下にシルビウス裂くも膜を切開し髄液を排出してから硬膜切開を拡大する．
- 前方では中硬膜動脈本幹を温存する．

Recipient artery の選択

- 原則として supra-Sylvian の前頭葉に向かう M4 を選択する．
- 選択肢が少ないときは，迷わず術野内で最も安全な血管を recipient artery として選択する❹．

吻合操作と吻合後評価

吻合操作のポイント

- 浅側頭動脈断端 1 cm は結合組織を十分除去し，断端 1.5〜2 mm の fish mouth 様にトリミングし，あらかじめ 2 針の 10-0 stay suture をかけておく．

Pitfalls 3
- 通常通り 6〜7 cm のみの浅側頭動脈剥離の場合，recipient artery 径と浅側頭動脈のミスマッチが大きくなる場合がある．
- さらに術野における候補血管も限定的であるため，浅側頭動脈は長めに確保することが重要である．
- 吻合部に至る浅側頭動脈は redundant に設計することで，より多くの pial synangiosis が期待でき，浅側頭動脈の勢いによる recipient artery の kink のリスクも軽減可能である．

Tips 4
- Recipient artery の選択は最も重要な術中 decision making である．
- 血管径よりもむしろ血管壁の強度を重視する．
- ピンク色の色調の血管は，たとえ血管径が 0.7〜0.8 mm であっても安全な吻合が可能な反面，色調が静脈様で虚脱した外観の血管は脆弱であり吻合に不向きである．

- ラバーシートで recipient artery を挙上し，外膜をピオクタニンで染色，近位-遠位の順に一時遮断する❺（図3）．
- 血管メスとマイクロハサミで線状の arteriotomy を設け，内腔をヘパリン加生理食塩水で洗浄する．
- Stay suture を heal-toe の順に結紮し，片側4針間欠的に糸を通した後に浅側頭動脈を翻転し，裏面の巻き込みがないことを確認後4本の糸を結紮する（図4）．

> **Troubleshooting 5**
> - Recipient artery の準備をする場合は，細い分枝は惜しみなく凝固切断してクリップ間に十分な距離を確保することがポイントである．
> - 血管壁がきわめて脆弱な場合，stay suture の際に縦方向に血管が裂けることがあり，クリップ間の十分な距離に救済されることがある．
> - Arteriotomy の際に裏面に切り込んでしまうといった最悪の状況でも，クリップ間に十分な距離を確保していれば，recipient artery をねじるように翻転して裏側から損傷部を縫合することすら可能である．

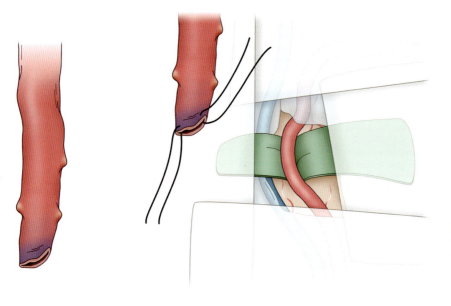

図3．吻合前（脳表保護による異物迷入の防止）
脳表保護ならびに操作中の術野への異物迷入を回避する目的で，脳表を十分セルシートで保護する．浅側頭動脈断端は1.5～2 mm となるように fish mouth 様にトリミングする（断端から1 cm は結合組織を十分除去しピオクタニンで外膜を染色する）．recipient artery にも吻合部長軸方向に3 mm 程度ピオクタニンを使用する．2針のstay suture はあらかじめドナー側に準備しておく．

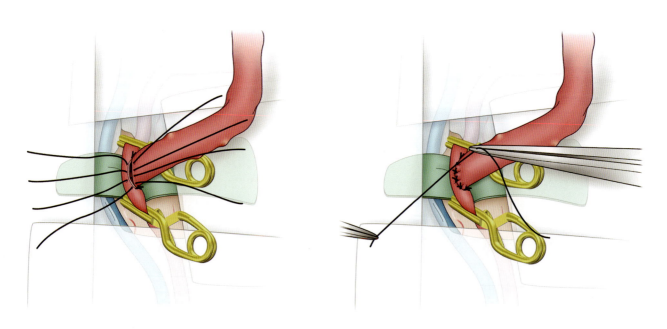

図4．吻合中
片側ずつ4～5本の糸を通す（1本ずつ結紮はしない）．結紮前に裏面の巻き込みがないことを確認した後にすべてを結紮する．反対側も同様に4～5本の糸を通した後に，外膜や結合組織の内腔への巻き込みがないことを確認しながら結紮する．

- 反対側も同様に，外膜などの内腔への巻き込みがないことを確認後結紮する❻．
- 遠位−近位の順で一時遮断を解除し，最後に浅側頭動脈起始部を解除する（図5）．

吻合後評価（図6）

- ドップラー血流計を用いて頭蓋内へのバイパス血流を確認する．
- ICG蛍光脳血管撮影にて，バイパス血流と周囲への血流分配を評価する❼．

> **Pitfalls 6**
> - もやもや病の頭蓋内血管は中大脳動脈末梢に至るまで中膜菲薄化，内弾性板の異常といった脆弱性をもつ．そのため，recipient artery断端などを鑷子で把持することは禁忌である．
> - 血管壁を把持せずとも鑷子などをrecipient artery内腔に入れる場合は，湿潤環境を保ち内膜への影響を低減する．
> - 上記配慮を欠くとバイパス術後に吻合部への白色血栓形成などを招く可能性がある．一度白色血栓形成をみると，何回再吻合してもバイパスの開存を得ることは困難である．

> **Tips 7**
> - ICG蛍光脳血管撮影による周囲脳組織への血流分配のパターンにより，術後過灌流病態の予測がある程度可能である．高倍率での吻合部観察では，結紮した糸の周囲に血栓形成がないことなども評価可能である．
> - 吻合後は，再灌流によるバイパス灌流部の充血，出血性変化，吻合部への白色血栓付着などがないことを一定時間観察する．バイパス灌流域に充血や出血性変化（くも膜下出血など）を吻合10〜15分後に認めた場合は，ただちに降圧することで病態改善が期待できる．

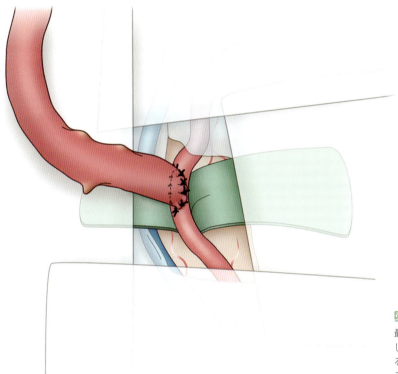

図5　遮断解除直後
最後の1針結紮前に内腔にヘパリン加生理食塩水を満たし，ドナー・レシピエントともに拡張することを確認する．末梢側−心臓側の順でテンポラリークリップを解除する．吻合部の裏表を観察し，kinkがないことを確認する．

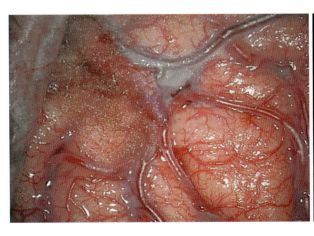
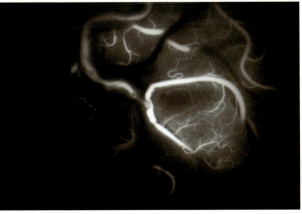

図6　吻合後の脳表像とICG蛍光脳血管撮影
高倍率で吻合部（結紮糸の部分）に微細な白色血栓がないことを繰り返し確認する．ドップラー血流計やICG蛍光脳血管撮影にて，バイパス血流を確認する．

Tips 8

- 皮膚切開近傍にはチタンプレートは用いず，整容的配慮から前額部には生体吸収性プレートを用いる．筋層が保たれる後方部位にはチタンプレートをハイブリッド使用することで強度を保つ（図7）．
- 脆弱な皮膚縫合部直下には，極力軟部組織を保つように工夫する．
- 硬膜外，皮下は大量の生理食塩水で洗浄することで感染予防を行う．

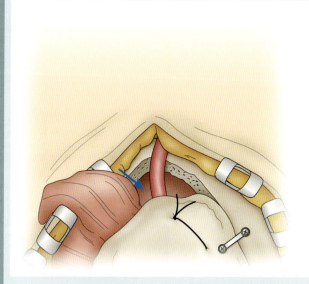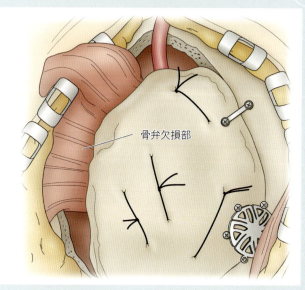

図7 チタン/生体吸収プレートを用いたハイブリッド法による頭蓋骨形成
側頭筋flap腫脹による脳表圧迫を予防するために，前方の側頭筋挿入部にはある程度の骨弁欠損部を設け，骨弁内板もdrillingにより菲薄化させる．浅側頭動脈貫通部には骨弁に余裕をもたせる（→）．

骨形成・閉創ならびに周術期管理

間接血行再建術と骨形成・閉創[13]

- 硬膜断端と側頭筋flapを用いて硬膜形成を行う．バイパス貫通部はlooseに縫合する．
- あらかじめ骨弁内板を菲薄化したうえで骨形成を行う❽．
- 生体吸収糸，ナイロン糸，ステープラーを併用して閉創を行う．

周術期管理

- もやもや病に対するSTA-MCA anastomosis後には，局所過灌流による一過性局所神経脱落症状や稀には遅発性頭蓋内出血をきたすことがあるため，術後急性期の病態把握が不可欠である[14]❾．
- 局所過灌流に対しては降圧，ミノサイクリン投与，エダラボン投与が有効との報告がある[15]❿．

Pitfalls 9

- Low flow bypassであるにもかかわらず，もやもや病特に成人例では術後急性期に高頻度に過灌流病態を呈する．
- もやもや病の局所過灌流の徴候としては，虚血発作に酷似した局所神経脱落症状が特徴的である．両病態への対処法は正反対であるため，脳循環画像による虚血との鑑別がきわめて重要である．

Pitfalls 10

- 過灌流病態への対処は術後早期からの降圧が基本であるが，過度な降圧による反対側を含めた遠隔部への虚血性合併症には十分な留意を要する．
- 間接血行再建術を併用する場合は，側頭筋flapによる脳表圧迫も加わり複合的病態を呈するため，脳循環画像とMRIなどを組み合わせて病態把握を行う．
- ミノサイクリンやエダラボンは，matrix metalloproteinase（MMP）-9などの血液脳関門に障害的に働く炎症性物質を抑制することで過灌流を防ぐ．さらに，降圧に伴う遠隔部脳虚血に対しても保護的に働くため，周術期に汎用されている．

第 III 章 文　献

1) 谷川緑野，杉村敏秀，関　俊隆，他：後頭蓋窩血行再建の基本手技と pitfall：OA-PICA anastomosis のための手術外科解剖. *Jpn J Neurosurg* **17**：587-595, 2008.

2) Ota N, Tanikawa R, Eda H, et al. : Radical treatment for bilateral vertebral artery dissecting aneurysms by reconstruction of the vertebral artery. *J Neurosurg* **125** : 1-11, 2016.

3) Matsushima Y, Fukai N, Tanaka K, et al. : A new surgical treatment of moyamoya disease in children : a preliminary report. *Surg Neurol* **15** : 313-320, 1981.

4) Nakamura M, Imai H, Konno K, et al. : Experimental investigation of encephalomyosynangiosis using gyrencephalic brain of the miniature pig : histopathological evaluation of dynamic reconstruction of vessels for functional anastomosis. Laboratory investigation. *J Neurosurg Pediatr* **3** : 488-495, 2009.

5) Mukawa M, Nariai T, Inaji M, et al. : First autopsy analysis of a neovascularized arterial network induced by indirect bypass surgery for moyamoya disease : case report. *J Neurosurg* **124** : 1211-1214, 2016.

6) Nariai T, Suzuki R, Matsushima Y, et al. : Surgically induced angiogenesis to compensate for hemodynamic cerebral ischemia. *Stroke* **25** : 1014-1021, 1994.

7) Hara S, Tanaka Y, Ueda Y, et al. : Noninvasive Evaluation of CBF and Perfusion Delay of Moyamoya Disease Using Arterial Spin-Labeling MRI with Multiple Postlabeling Delays : Comparison with ^{15}O-Gas PET and DSC-MRI. *AJNR Am* J *Neuroradiol* **38** : 696-702, 2017.

8) Ishii Y, Nariai T, Tanaka Y, et al. : Practical clinical use of dynamic susceptibility contrast magnetic resonance imaging for the surgical treatment of moyamoya disease. *Neurosurgery* **74** : 302-309, 2014.

9) Tanaka Y, Nariai T, Nagaoka T, et al. : Quantitative evaluation of cerebral hemodynamics in patients with moyamoya disease by dynamic susceptibility contrast magnetic resonance imaging — comparison with positron emission tomography. *J Cereb Blood Flow Metab* **26** : 291-300, 2006.

10) 青柳　傑，田中洋次，田村　郁，他：もやもや病後方循環障害例での vasculrrized flap with multiple small dural opening. 脳神経外科ビデオジャーナル **15**, 2007.

11) Ishii Y, Tanaka Y, Momose T, et al. : Chronological Evaluation of Cerebral Hemodynamics by Dynamic Susceptibility Contrast Magnetic Resonance Imaging after Indirect Bypass Surgery for Moyamoya Disease. *World Neurosurg* (in press).

12) 厚生労働科学研究費補助金難治性疾患克服事業 ウイリス動脈輪閉塞症における病態・治療に関する研究班：もやもや病（ウイリス動脈輪閉塞症）診断・治療ガイドライン. 脳卒中の外科 **37**：321-337, 2009.

13) 藤村　幹，上之原広司，冨永悌二：もやもや病に対する頭蓋外内血行再建術における生体吸収性プレート / チタンプレートのハイブリッド使用による頭蓋骨形成. 脳神経外科ジャーナル **23**：418-422, 2014.

14) Fujimura M, Shimizu H, Inoue T, et al. : Significance of focal cerebral hyperperfusion as a cause of transient neurologic deterioration after EC-IC bypass for moyamoya disease : Comparative study with non-moyamoya patients using ^{123}I-IMP-SPECT. *Neurosurgery* **68** : 957-965, 2011.

15) Fujimura M, Niizuma K, Inoue T, et al. : Minocycline prevents focal neurological deterioration due to cerebral hyperperfusion after extracranial-intracranial bypass for moyamoya disease. *Neurosurgery* **74** : 163-170, 2014.

第IV章

頚動脈病変

IV

1 頚動脈内膜剥離術と頚動脈ステント留置術の治療選択

吉田和道

はじめに （表1）

- 頚動脈内膜剥離術と内科的治療を比較した過去のランダム化比較試験において，症候性病変・無症候性病変の両者について，一定以上の狭窄を有する症例における頚動脈内膜剥離術の有効性が証明された.
- 頚動脈内膜剥離術と頚動脈ステント留置術を比較した複数のランダム化比較試験において，頚動脈内膜剥離術に対する非劣性が示されている.
- 症候性病変に限定した臨床試験では，頚動脈ステント留置術の非劣性を示す十分なエビデンスはない.
- 『脳卒中治療ガイドライン2015』[1] において，頚動脈内膜剥離術と頚動脈ステント留置術両者に対する一般的な治療指針が示されているが（表2），実臨床においては，個々の患者背景を考慮して慎重に検討する.
- 複数の治療方法を選択できる診療体制が望ましい.

Memo 1

微小塞栓と washout theory

頚動脈狭窄症による脳梗塞の多くは塞栓性機序によるが，高度狭窄例における灌流圧低下も塞栓性梗塞の発症に強く影響する. 微小栓子が末梢の脳血管に到達しても，十分な灌流圧が維持されていると wash out されてしまい，梗塞化を免れる可能性がある. したがって，灌流圧の違い（狭窄率の違い）によって，塞栓性イベントが脳梗塞に直結する危険性は異なる.

表1. 頚動脈狭窄症に関する代表的なランダム化比較試験

ランダム化比較試験	発表年	母集団数	観察対象	比較治療群	主な結果
NASCET	1991, 1998	2,885	症候性	CEA+MT, MT	CEA の有意な予防効果
ECST	1991, 1998	3,024	症候性	CEA+MT, MT	CEA の有意な予防効果
ACAS	1995	1,662	無症候性	CEA+MT, MT	CEA の有意な予防効果
ACST	2004, 2010	3,120	無症候性	immediate CEA, defferred CEA	CEA の有意な予防効果
SAPPHIRE	2004, 2008	334	症候性＋無症候性	CEA+MT, CAS+MT	CEA 高危険群に対する CAS の非劣性を証明
EVA-3S	2006	527	症候性	CEA+MT, CAS+MT	CAS の非劣性を証明できず
SPACE	2006	1,200	症候性	CEA+MT, CAS+MT	CAS の非劣性を証明できず
CREST	2010	2,502	症候性＋無症候性	CEA+MT, CAS+MT	CEA 通常・低危険群に対する CAS の非劣性を証明
ICSS	2015	1,713	症候性	CEA+MT, CAS+MT	すべての脳梗塞については CAS が高率，重症脳梗塞と機能予後については CEA と同等

NASCET : North American Symptomatic carotid Endarterectomy Trial, CEA : carotid endarterectomy, MT : medical therapy, ECST : European Carotid Surgery trial, ACAS : Asymptomatic Carotid Atherosclerosis Study, ACST : Asymptomatic Carotid Surgery Trial, SAPPHIRE : Stenting and Angioplasty With Protection in Patients at High Risk for Endarterectomy, CAS : carotid artery stenting, EVA-3S : Endarterectomy Versus Angioplasty in Patients With Symptomatic Severe Carotid Stenosis, SPACE : Stent-Protected Angioplasty Versus Carotid Endarterectomy, CREST : Carotid Revascularization Endarterectomy Versus Stenting Trial, ICSS : International Carotid Stenting Study

頚動脈狭窄症による脳梗塞発症機序と血行再建

- 頚動脈狭窄症による脳梗塞の多くは，壁在血栓やプラークなどの栓子による塞栓症である（図1）.
- 高度狭窄による灌流圧の低下は，塞栓が生じた場合にそれが梗塞化する危険性を高めるが，逆に，塞栓性機序を伴わない純然たる血行力学的梗塞は比較的稀である❶.
- 頚動脈狭窄症に対する血行再建は，狭窄の改善とともに，塞栓源を断つことに本質的な意義がある（図2）.
- 頚動脈内膜剥離術はプラークを摘出することで塞栓源を除去し，同時に狭窄を改善する.
- 頚動脈ステント留置術の場合，バルーン拡張とステント留置による狭窄改善に続いて，新生内膜がステント表面を被覆し，塞栓源と内腔を遮断することが重要である.
- 頚動脈内膜剥離術，頚動脈ステント留置術ともに術後再狭窄を生じることがある❷.
- 無症候性狭窄症には，生活習慣の改善と多面的内科治療で画像経過観察するというのも有力な治療選択肢である❸.
- 無症候性狭窄症のなかでも，高度狭窄かつ側副血行の発達が不十分で脳血流検査上も血行力学的梗塞のリスクが高いような症例や，経過観察中に狭窄が進行する高度狭窄例は，外科治療の有効性が高いと思われる.

Memo 2
頚動脈内膜剥離術，頚動脈ステント留置術後の再狭窄

頚動脈内膜剥離術，頚動脈ステント留置術のいずれにおいても5％前後に再狭窄を生じる．2年以内に生じる早期再狭窄の組織像は，平滑筋細胞と線維性組織を中心に構成される myointimal hyperplasia であり，晩期再狭窄（2年以降）は一般の動脈硬化巣と同様に多様な所見を呈する．炎症細胞の浸潤や粥腫に富む不安定プラークよりも，線維性成分を中心とする安定プラークのほうが再狭窄率は高い.

Memo 3
内科的治療の進歩

抗血小板薬やスタチンに加え，生活習慣の改善，高血圧や糖尿病といった動脈硬化の危険因子に対する薬物療法など，多面的なアプローチの発展により，内科治療成績は経年的に向上している．無症候性頚動脈狭窄症に対する内科的治療のもとでの年間同側脳卒中発症率は，過去30年で実に2.5％前後から1％未満にまで低下した．これは，ACAS（大規模比較試験）（表1）における頚動脈内膜剥離術群の1.5％を下回るものである.

表2 『脳卒中治療ガイドライン 2015』における頚動脈狭窄症の治療指針

頚動脈内膜剥離術の治療指針

1. 症候性頚動脈高度狭窄（＞70％，NASCET法）では，抗血小板療法を含む最良の内科的治療に加えて，手術および周術期管理に熟達した術者と施設において頚動脈内膜剥離術を行うことが強く勧められる（グレードA）.
2. 症候性頚動脈中等度狭窄では，抗血小板療法を含む最良の内科的治療に加えて，手術および周術期管理に熟達した術者と施設において頚動脈内膜剥離術を行うことが勧められる（グレードB）.
3. 無症候性頚動脈高度狭窄では，抗血小板療法，降圧療法，脂質低下療法を含む最良の内科的治療による効果を十分検討した上で，これに加えて，手術および周術期管理に熟達した術者と施設において頚動脈内膜剥離術を考慮することが勧められる（グレードB）.
4. 内頚動脈狭窄症において，血行再建術を考慮すべき高齢者，特に著しい屈曲や石灰化を伴うなど動脈の状態が血管内手術に好ましくない症例においては，頚動脈ステント留置術よりも頚動脈内膜剥離術を行うことが勧められる（グレードB）.
5. 症候性頚動脈軽度狭窄あるいは無症候性中等度ないし軽度狭窄において，頚動脈プラークの不安定化や潰瘍形成が認められる場合は，頚動脈内膜剥離術を行うことを考慮しても良い（グレードC1）.

頚動脈ステント留置術の治療指針

1. 内頚動脈狭窄症において，頚動脈内膜剥離術の危険因子※を持つ症例に対して，経皮的血管形成術と頚動脈ステント留置術を行うことが勧められる（グレードB）.
2. 内頚動脈狭窄症において，頚動脈内膜剥離術の危険因子を持たない症例においては，経皮的血管形成術と頚動脈ステント留置術を行うことを考慮しても良いが，十分な科学的根拠がない（グレードC1）.
3. 内頚動脈狭窄症において，血行再建術を考慮すべき患者で，高位頚動脈分岐部や既往治療による癒着など頚部の状態が血管手術に好ましくない症例においては，頚動脈内膜剥離術よりも経皮的血管形成術と頚動脈ステント留置術を行うことが勧められる（グレードB）.

※頚動脈内膜剥離術危険因子（少なくとも1つが該当）
- 心臓疾患（うっ血性心不全，冠動脈疾患，開胸手術が必要，など）
- 重篤な呼吸器疾患
- 対側頚動脈閉塞
- 対側喉頭神経麻痺
- 頚部直達手術，または頚部放射線治療の既往
- 頚動脈内膜剥離術再狭窄例

（文献1より引用）

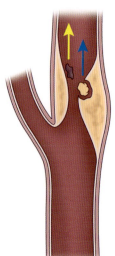 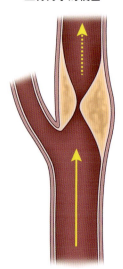 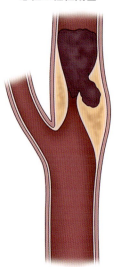

図1. 頚動脈狭窄症による脳梗塞発生機序
頚動脈狭窄症による脳梗塞発生機序には，壁在血栓やプラークによる塞栓症，血行力学的梗塞プラークの破綻に続発した急性血栓性閉塞があるが，多くは塞栓症によるものである．

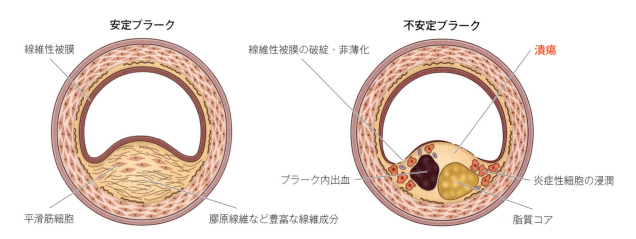

図2. プラークの性状と虚血イベント発症リスク
狭窄率が同等であっても，炎症性細胞の浸潤が著明でプラーク内出血や大きな粥腫を内在し，線維性被膜が破綻・菲薄化したプラーク（不安定プラーク）は，線維成分が豊富で全周性に線維性被膜が保たれているプラーク（安定プラーク）よりも虚血発症のリスクが高い．

頚動脈内膜剥離術の特徴

Advantage

- 周術期の脳虚血性合併症リスクが低い．
- 長期成績に関するエビデンスが多い．
- 非侵襲的な頚部超音波検査で術後の経過観察が行える．

Disadvantage

- 全身麻酔を要する❹.
- 舌下神経麻痺や上喉頭神経麻痺などの脳神経障害が生じうる.
- きわめて高位の病変には対応困難である❺.
- 頸部に術創が残る.

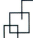

頸動脈ステント留置術の特徴

Advantage

- 局所麻酔でも治療可能である.
- 頸動脈内膜剥離術よりも一般的に入院期間が短い.
- 術創は,わずかな穿刺部のみに限られる.
- 病変の高さや頸部の解剖学的要因に左右されない.
- 比較的手技が定型的であり,技術習得に要する期間が短い.

Disadvantage

- さまざまな遠位塞栓防止デバイスが開発されているが,虚血性合併症は頸動脈内膜剥離術より高率に生じる[2] (図 3).
- 現時点で長期成績に関する十分なエビデンスはない.
- 術後一過性に徐脈・低血圧を生じうる.
- 治療に際して造影剤を要する.
- 超音波検査では十分に術後評価できない場合, CT angiography などの造影検査を要する.

ハイリスク症例

頸動脈内膜剥離術のハイリスク

- 全身麻酔が問題となるような,重篤な心疾患や肺疾患などの全身合併症.
- 高位病変.
- 短頸や猪首.
- 外頸動脈が内頸動脈の外側を走行する場合(図 4).
- 術中の頸部伸展や回旋が問題となりうる高度の頸椎病変.
- 頸部放射線治療を伴う頸部手術歴のある患者.
- 頸動脈内膜剥離術,頸動脈ステント留置術の再狭窄病変❻.
- 対側喉頭神経麻痺が残存している患者.

Memo 4

局所麻酔下での頸動脈内膜剥離術

欧米では局所麻酔で頸動脈内膜剥離術を実施する施設もある.血流遮断による虚血症状の有無を確認できることや,全身麻酔に伴う心肺合併症の低減を期待したものであるが,全身麻酔と比較した review では,周術期合併症率に差はなかった.日本人の場合,分岐部が欧米人より高く,十分な頸部の伸展・回旋を要することが多い.術中のストレスを考慮すれば,わが国における局所麻酔下頸動脈内膜剥離術の適応例は限定的である.

Tips 5

高位病変に対する頸動脈内膜剥離術

病変が高位に及ぶほど遠位端の確保が難しく,頸動脈内膜剥離術の難易度は高くなる.日本人の平均的な頸動脈分岐部の高さは,第 3 頸椎下半レベルであり,欧米人よりも 1 椎体高い.高位病変では経鼻挿管,頸神経ワナの切断,頸部の十分な伸展・回旋などの対策が有効である.

Tips 6

再狭窄に対する治療

早期再狭窄病変は,経過観察中に自然寛解する場合もあるため,症候性の再狭窄や急速に狭窄が進行する場合を除き,再手術の適応は慎重に検討する.再狭窄に対する頸動脈内膜剥離術は,癒着のために手術の難易度が高くなる.逆に頸動脈ステント留置術の場合は,組織像から予想される遠位塞栓のリスクは低いので,頸動脈ステント留置術が第一選択と考えられる.

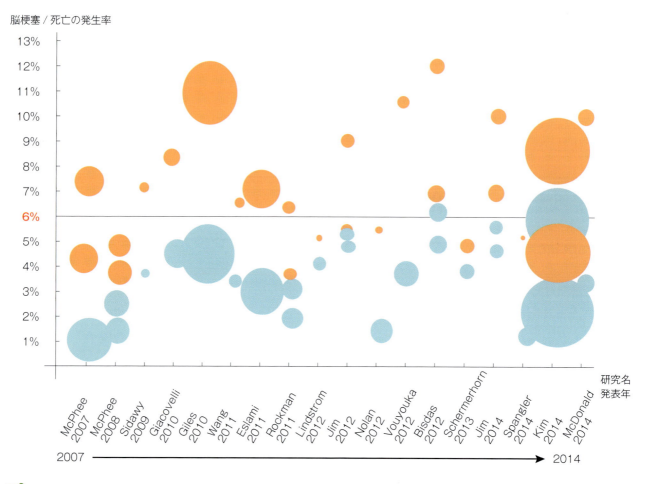

図3. 症候性頚動脈狭窄症に対する頚動脈内膜剥離術と頚動脈ステント留置術後の治療成績
2008〜2014年に発表された頚動脈内膜剥離術（●）と頚動脈ステント留置術（●）に関する21のレジストリーを対象に行われた周術期脳梗塞・死亡率の比較．丸の大きさは，各レジストリーの母集団数を表す．症候性頚動脈狭窄のなかで頚動脈内膜剥離術に対するaverage risk群を比較すると，症候性病変に対する頚動脈内膜剥離術の合併症として許容される6％を基準として，達成率は頚動脈内膜剥離術群は約90％で，頚動脈ステント留置術群では30％であった．この間に，頚動脈ステント留置術の遠位塞栓防止デバイスが開発・普及しているが，合併症について明らかな経年的改善傾向はみられない．

（文献2を参照して作成）

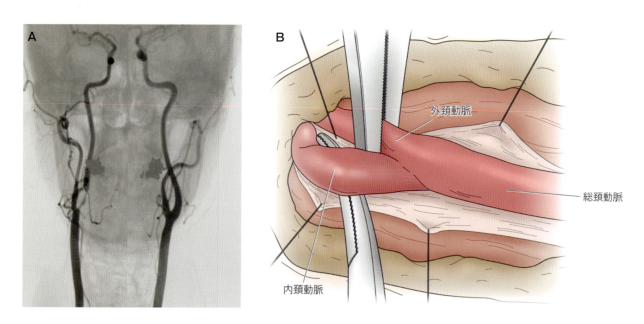

図4. 外頚動脈が内頚動脈の外側を走行する症例（症候性右内頚動脈狭窄症）
A：両側の頚動脈造影前後像を合成したもの．右外頚動脈は内頚動脈の外側を走行する．左側は通常の走行パターン．B：頚動脈内膜剥離術に際して，術野で外頚動脈の裏を走行する内頚動脈を剥離して外側に転移させる必要があり，剥離操作時の塞栓性合併症リスクは通常より高くなる．

頚動脈ステント留置術のハイリスク

- 血管拡張が困難な全周性の高度石灰化病変.
- 周術期塞栓性合併症リスクが高いと予測されるソフトプラーク病変❼.
- 狭窄部位を中心に高度の屈曲を有する病変.
- 穿刺部から病変までのアクセスルートに,高度の動脈硬化や動脈瘤を有する場合.
- 術後の徐脈や低血圧が病態悪化に強く影響する可能性がある,大動脈弁狭窄症や冠動脈狭窄症などの心疾患❽.
- 高度の腎機能低下があり,特に透析導入の可能性があるような場合.
- 重篤な造影剤アレルギーの既往がある患者.

頚動脈内膜剥離術と頚動脈ステント留置術の治療選択

- 両治療法に対するハイリスク因子の有無およびその程度は症例ごとにさまざまであるうえに,施設の特性も治療方針決定に大きく影響するため,治療選択法を一律にマニュアル化するのは難しい.
- 頚動脈内膜剥離術と頚動脈ステント留置術は,前述の通りそれぞれ利点と欠点を有するが,その多くが相補的な性質を帯びている.
- 治療法選択においては,両者の利点と欠点を熟慮のうえで,「より安全な方法で,将来の脳梗塞リスクを軽減する」という治療目標達成のために,個々の患者においていずれの治療がより適切であるかを慎重に検討する.
- 治療法選択においては,少なくとも頚動脈内膜剥離術術者と頚動脈ステント留置術術者の両者による検討が望ましく,さらに内科医による検証があれば理想的である.
- 包括的に risk / benefit を検討した結果,いずれかの血行再建法がより安全と判断された場合はその治療法を選択し,いずれの方法でも同等のリスクで治療可能と予測される場合は,施設の特性や患者希望に応じて頚動脈内膜剥離術か頚動脈ステント留置術を選択するのが現実的かつ妥当な対応である.
- 頚動脈内膜剥離術と頚動脈ステント留置術の両者に対して複数のハイリスク要因を有する場合は,最善の内科的治療で慎重に画像経過観察するという選択肢を残すべきである.

Tips 7

プラーク性状評価

大量の粥腫やプラーク内出血を伴ういわゆるソフトプラーク病変では,拡張時の塞栓性合併症リスクが高い.種々の遠位塞栓デバイスが開発されているが,現時点において頚動脈ステント留置術の虚血性合併症が低下したことを示す十分なエビデンスはない.性状評価の画像診断として,超音波検査,CT,MRI などが有用である.ソフトプラークは,超音波検査では低輝度に,CT では低吸収域に,MRI の T1 強調画像では高信号にそれぞれ描出される.

Tips 8

徐脈・低血圧のハイリスク症例

徐脈・低血圧は心疾患の合併例のみでなく,複数の主幹動脈狭窄を伴う症例など,血圧低下が血行力学的梗塞を招く危険がある場合にも注意が必要である.このような症例では,周術期に一時ペーシングを留置したほうが安全である.分岐部病変,高度の石灰化プラーク,偏心性プラーク,右側病変,対側内頚動脈閉塞などが徐脈・低血圧のハイリスク病変とされる.

IV-2 頚動脈内膜剥離術

01 頚動脈内膜剥離術の基本手技①：シャントを使用しない血栓内膜剥離術の解説と適応

水谷　徹

適応と特色

- シャントを使用しない頚動脈内膜剥離術は，シャントを使用する場合と比べて，術野がシンプルで手術操作がしやすく，また，シャント使用によって発生する遠位塞栓のリスクが少ないというメリットがある．
- 頚部頚動脈狭窄のうち，頚動脈遮断時の側副路（前交通動脈，後交通動脈）の十分な存在を画像上認め，stump pressure が十分であること（25 mmHg 以上で可能であるが 40 mmHg 以上が望ましい）．
- 術者がある程度頚動脈内膜剥離術に習熟し，遮断時間を 30 分以内に完結できるレベルであること．
- 操作を迅速に行うため，顕微鏡を使用せず，すべての過程をマクロ下で行う．

> **Tips 1**
> 頚動脈の露出は胸鎖乳突筋の前縁を目指して進入するが，頭部の回旋の振り角が少ない（10〜20度）ほど，長所としては胸鎖乳突筋が術野にかぶらず，レイヤーとしてはわかりやすい．短所としては頚動脈が深くなり，また助手からは患者の下顎が視野の妨げになりやすい．逆に頭部の回旋の振り角を大きくすると（30〜40度），胸鎖乳突筋が術野にかぶり，レイヤーを意識して進入する必要があるが，長所としては，頚動脈が浅くなり，また対側の助手から見て下顎が邪魔にならずに手が入りやすくなる．筆者は 30〜40 度の回旋としている．

方法

体位❶（図1）

- 基本は水平位で行い頭部を患側と対側に 30〜40 度回旋させ，助手からの視野も得られるよう配慮する．
- 短頚，肥満の場合は頚部を伸展させるため，上体をわずかに挙上し，ヘッドレストを調整して頭部を下げて頚部を伸展する．
- 下顎の挙上を図るため，経鼻挿管とし，テープなどで下顎を挙上する．
- フックによる強い牽引は顔面神経の分枝などの損傷の可能性があるので，なるべく避けたい．

皮膚切開❷

- 皮膚切開線は，胸鎖乳突筋に沿って皮下を走行している大耳介神経を損傷しないよう，通常胸鎖乳突筋の前縁に沿ったものにする．

> **Tips 2**
> 頚動脈の遮断時にヘパリンを使用するので，皮膚切開の後からバイポーラで十分に細かい止血をしていくのが美しい手術をするポイントである．胸鎖乳突筋前縁の loose なレイヤーに正確に入り，内頚静脈を露出しないことが大切である．鈍的切開に比べ，鋭的切開のほうが出血点を正確に止血することができる．頚動脈の vasa vasorum からの出血も丹念に止血する．

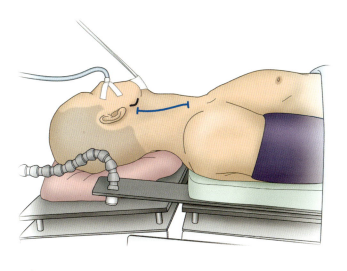

図1. 体位（右頚動脈内膜剥離術）

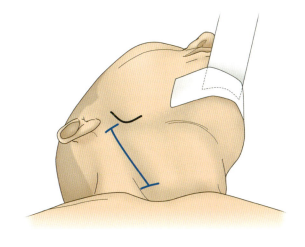

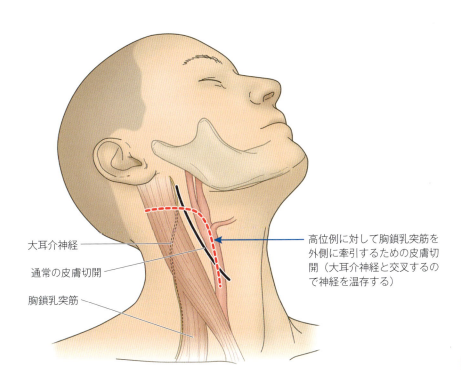

図2. 皮膚切開

- 高位の場合には，少しでも胸鎖乳突筋を後方に引いてワーキングスペースを得るよう胸鎖乳突筋の方向にカーブさせることがあるが，この際は大耳介神経を同定して残す（図2）．

頚動脈の露出 ❸

- 皮膚，広頚筋をメスで切開し，胸鎖乳突筋を露出する．胸鎖乳突筋を後方に引いて持ち上げるようにして，前縁の結合組織のlooseな部分を鋭的に切開していく．皮下は広く浅く均等に展開する．
- 途中 common facial vein を含む数本の静脈，上甲状腺動脈の後方に行く分枝を切断する．

Tips 3

頚動脈の周囲の疎な結合組織を頚動脈鞘（carotid sheath）と呼んでいるが，鋭的操作のみで，sheath のすぐ直上まで到達することができる．これに到達すると，総頚動脈の直上で動脈に沿って縦方向に sheath を切開し，観音開きにすると頚動脈が露出する．観音開きにした sheath をなるべく皮膚切開から遠い部位の皮膚あるいは覆布に縫い付けて吊り上げていくと〔縫合糸は針付き 4-0 ナイロン（ベアーメディック社）を使用〕，頚動脈は最終的にほとんど皮膚のレベルまで浅くすることができる（図3）．かつ，この sheath 内で操作することになるので，上喉頭神経，迷走神経などの神経を傷めることはなく，また，内頚静脈，迷走神経も sheath の外側に隠すことができ，見ることはない．上方に sheath の剥離を進めると内頚動脈，外頚動脈の分岐を同定することができる．この部分より上方の外頚動脈，内頚動脈の位置関係はバリエーションがあり，内頚動脈が外頚動脈のやや外側で裏側にもぐり込んでいる場合が多い．基本は外頚動脈を正中側に移動，内頚動脈を外側，浅い位置に移動させることで，内頚動脈の手術操作を行いやすくすることができる．この操作も sheath に糸をかけて吊り上げて，外頚動脈，内頚動脈を浅い位置に誘導していく（図4）．さらに外頚動脈には血管テープをかけておくと，正中側に移動しやすい．こうして外頚動脈を移動させた後，やはり sheath に糸をかけて内頚動脈を浅く吊り上げ，胸鎖乳突筋と外頚動脈の間の操作しやすい位置に移動させる（図5）[3]．

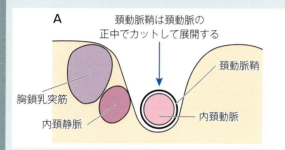
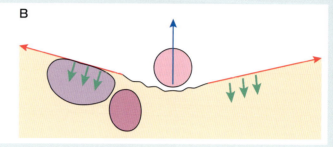

図3．頚動脈鞘を利用した頚動脈の吊り上げ
縫合糸を観音開きにした頚動脈鞘にかけて皮膚の表面や覆布に縫い付け，tension をかけると頚動脈が挙上し，かつ皮膚，胸鎖乳突筋が下に押し付けられるので，頚動脈は皮膚と同等レベルの深さに挙上する．

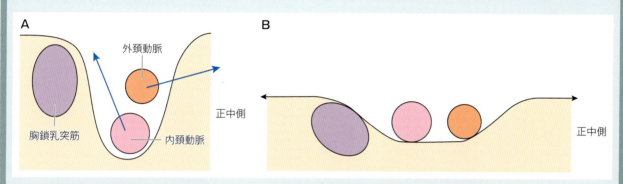

図4．内頚動脈，外頚動脈の移動と術野展開
内頚動脈が外頚動脈のやや外側で裏側にもぐりこんでいる場合が多い．sheath に糸をかけて，吊り上げた外頚動脈を正中側に，また，内頚動脈を外側の浅い位置に誘導していく．

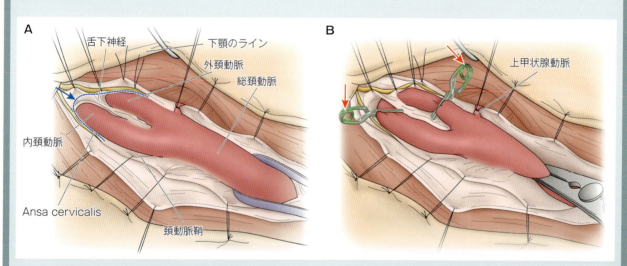

図5．術野展開（左頚動脈内膜剥離術）
A：遠位内頚動脈を露出するために，ansa cervicalis と舌下神経を根元まで分離し，舌下神経を周囲の結合組織とともに吊り上げる（➡）．頚動脈鞘と皮膚に糸をかけて tight に結ぶと内頚動脈が浅くなり，胸鎖乳突筋が下に沈むため術野が浅くなる．B：外頚動脈，内頚動脈の遮断を動脈瘤クリップで行っているが（➡），確実な遮断のために血管鉗子をスタンバイしておく．

110

舌下神経の同定と頚動脈遠位部の露出 ❹❺

- 舌下神経は乳様突起のほうから斜め下に外頚動脈，内頚動脈に張り付くように走行することをイメージしておく．
- 舌下神経の表面に沿って静脈が走行し神経を隠していることがあるが，この部分の静脈の切断時には直下に舌下神経がないことをよく確認する．
- 先に顎二腹筋がわかった場合は，そのやや下方に神経が存在するが，sheath と内頚動脈の間を剥離し，sheath の裏から見るようにすると舌下神経を早めに発見できることが多い．
- 舌下神経の同定後，頚動脈遠位部を露出する．

ヘパリン静注と stump pressure の測定

- ヘパリン静注前に ACT を計測しておき，INVOS®（Covidien 社）にて組織酸素飽和度（rSO_2）をモニタリングし，ヘパリン 3,000〜4,000U 静注する．
- 必ず ACT が 220 秒以上に延長したことを確認する．
- 総頚動脈と外頚動脈のみを遮断して内頚動脈を開放し，26G 針を総頚動脈（高度狭窄の場合は遠位内頚動脈）に刺入して stump pressure の測定を行う．

> **Tips 4**
> 頚動脈は胸鎖乳突筋の前縁に沿って走行している．胸鎖乳突筋は乳様突起に付着しているので，頚動脈は頭側にいくほど，下顎骨と胸鎖乳突筋の間でワーキングスペースが狭くなる．この間のワーキングスペースをできるだけ広げることが，安全に頚動脈内膜剥離術を施行するポイントである．

> **Tips 5**
> 特に高位病変に対して，頚動脈を上方に露出するためのポイントは，胸鎖乳突筋と内頚動脈の間を十分鋭的分離することである．胸鎖乳突筋は外側に sheath ごと牽引する．舌下神経と ansa cervicalis の後枝との間を鋭的に剥離してできるだけ上方まで露出し，舌下神経を前上方へ移動する．この際，舌下神経は愛護的に扱い，周囲の結合組織でくるんで移動している．さらに顎二腹筋も乳様突起近くの後方まで剥離して，場合により牽引しておく．後頭動脈は牽引あるいは，場合により切断すること（図6）などが挙げられる．

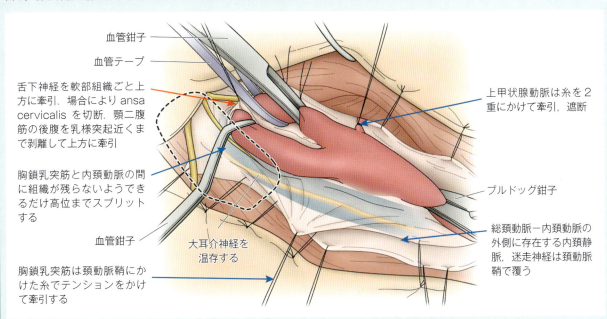

図6. 高位病変の術野展開
高位内頚動脈露出のポイントは，内頚動脈を外頚動脈の外側の浅部に誘導し，さらに胸鎖乳突筋を外側に牽引して，この間のワーキングスペースをなるべく広く確保することである．操作や縫合を行いやすくするためシンプルに動脈瘤クリップを用いるが，遮断が不十分なときは先端の細い血管鉗子を使用する．ブルドック鉗子や血管テープは用いていない．

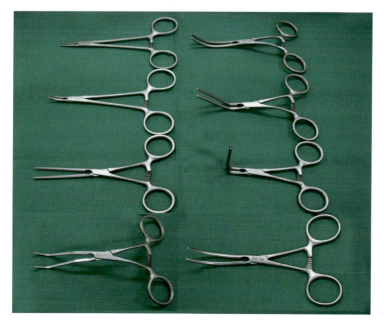

図7. 各種血管鉗子（ビー・ブラウンエースクラップ社製）

- 術者の熟練度にもよるが，遮断時間を30分以内に安定して完結できる術者の場合，stump pressure が40 mmHg 以上で内シャントなしで手術施行可能である．
- 内シャントは遮断時間の延長時に備えて常にスタンバイしている．

頚動脈の遮断

- 内頚動脈遠位端の遮断には，動脈瘤クリップあるいは各種血管鉗子を用いている．
- 内頚動脈にブルドッグ鉗子や血管テープをかけると内頚動脈の露出範囲が狭くなり，また血管縫合糸が引っかかるので，できるだけシンプルな遮断を心がけている．
- 頚動脈用の血管鉗子があると，動脈硬化で少々硬くなっている動脈でも必ず遮断できるので心強い（図6，図7）．
- 外頚動脈の遮断は血管テープをかけて牽引し，少し外頚動脈を浮かすようにすると鉗子やクリップで遮断しやすくなる．
- 総頚動脈の遮断には，ブルドッグ鉗子，血管テープ＋tourniquet を用いている．

動脈切開，プラーク剥離操作 ❻

- 頚動脈遮断後，総頚動脈側から内頚動脈に向かって動脈切開を進める．
- プラークが高度狭窄で厚い，石灰化で固い場合には血管腔がとらえにくい場合があるが，慌てずにメスで鋭的に外膜のみ切り進み，遠位部の血管腔に到達する．

血管縫合と遮断解除

- 動脈縫合は内頚動脈遠位端から行う ❼．

> **Pitfalls 7**
> 縫合糸は5-0 Pronova®を使用している．強い糸であり針が鋭く，曲がらないという特徴がある．リークする箇所は，6-0，7-0 Pronova®を用いて補強しているが，リークがない場合でもルーチンに6-0 Pronova®で間欠的に補強をおいている．
> 縫合糸の切断を避けるため，縫合中は必ず指で糸をつかみ，鑷子などの硬い道具でつかんだりはしないことが必須である．

Tips 6

剥離操作においては，基本的には剥離しやすい層で総頚動脈側から剥離を行い，早々にプラークの下端を切断し，外頚動脈側はプラークを下方に引っ張って外動脈の壁を傷つけないようプラークを切断する．こうして下端がfreeになるとプラークを持ち上げて裏も剥離でき，内頚動脈側の剥離は容易である．

時に石灰化を伴うプラークが外膜に強く癒着していることがあるが，このような部分は周囲を切り取り，場合により残す．プラークの遠位端の切断は，術者が自分でプラーク全体を把持して，剥離面の境界を裏表から観察しながら行う．自然に抜けてくることもあるが，プラークの境界面から丁寧にsharp cutすることはtacking sutureが不要になることも多く，遮断時間を短くするためにも有用である（図8）．内膜肥厚がさらに奥に続いていくような高位例の場合もあるので，プラークの遠位端の剥離は徐々に行い，一挙に奥まで剥離してしまわないようにする．tacking sutureを施行する場合はあまり奥になると困難なので，操作できる範囲の場所でプラークを切り離すようにする．やや肥厚した部分が奥に残っても，少しtensionをかけてtacking sutureで締め付けると段差があまり目立たなくなる．

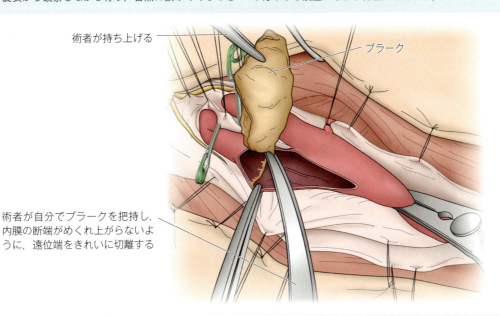

図8. プラークの剥離と遠位側の処理

Tips 8

遮断解除の順番は，①内頚動脈の開放，逆流確認，遮断→②外頚動脈の開放，逆流確認，遮断→③総頚動脈の開放，逆流確認，遮断を行った後，連続縫合を完成させる．さらに①内頚動脈の開放，逆流確認，遮断→②外頚動脈の開放，逆流確認，遮断→③総頚動脈の開放，遮断を行い，縫合部の自然リーク部よりairを排出し，さらに①内頚動脈の開放，逆流確認，遮断→②外頚動脈の開放→③総頚動脈の開放を行い，内頚動脈を遮断したまま総頚動脈から外頚動脈に血流を流し，その間にリーク部位を6-0，7-0 Pronova®で止血縫合する．90秒経過した時点で内頚動脈の遮断を解除する．

- 内膜のめくれを防ぐために，内腔側から両針を通し，外側でいったん結紮し，一方の糸を利用して，内頚動脈分岐部まで連続縫合する．次の糸を先の糸との間で2〜3針分空けるところまで総頚動脈側から連続縫合する．この間よりair，debrisの排出を行う❽．
- 動脈からのリークがなく，（止血シートなどを残さず）必ず縫合によって止血されていることをもって最終術野とする❾❿．
- ACTを定期的に測定し，250秒以上で止血が得られにくいときは，プロタミンで中和する．

皮膚縫合

- 皮下を吸収糸で縫合し，皮膚直下は吸収糸（PDS®4-0）で丁寧に縫合し，皮膚はテープ固定とする．

Pitfalls 9

この手術で生じうる最も大きなリスクは，特にヘパリンを中和しない場合の皮下出血による気管圧迫，呼吸困難である．筆者らは，頚動脈露出に至る段階，最終的術野での丹念な止血，皮膚を縫合する際に，完全に止血されていることを目標としている．

Tips 10

総頚動脈側がlong segmentである場合は再狭窄をきたしやすい傾向にある．このため総頚動脈側がlong segmentになる場合，内頚動脈が細い場合は，パッチ（ヘマシールド）を当てて縫合している．

周術期管理[4)]

麻酔覚醒 **11**

- ヘパリンを中和せず，経鼻挿管下にいったん覚醒し，麻痺，言語指示に応じることを確認してそのまま再鎮静し，挿管のまま ICU に帰室する．
- 不穏などがみられ神経症状がチェックできない際は，再鎮静下に MRI を施行する．
- 翌日皮下血腫が著明でないことを確認したうえで抜管としている．
- 翌日 CT，MRI，脳血流シンチグラフィによる評価を施行している．

02 頚動脈内膜剥離術の基本手技②：シャントの使用

大宅宗一

シャントの適応について

- 頚動脈内膜剥離術では，内頚動脈の遮断が一時的にせよ必要となる．
- 遮断時には，シャント非留置，選択的シャント使用（selective shunt 法），および常時シャント使用（routine shunt 法）の 3 つの方針がある．
- 2002/2008/2014 年のコクラン・レビューではいずれの版においても，上記 3 つの方法を比較して術後虚血性合併症や死亡などの重大な合併症率には差がないとしている[5)]．
- シャントの有無による虚血性合併症率の差が現状では証明されていない以上，施設の方針や術者の好みで選択してよいといえる．
- しかし，シャントをおくことの功罪を十分理解し，欠点を補うように配慮することによって，安全性をさらに高めることができる **12**．
- 筆者らは，「モニタリングで虚血徴候が現れてからの挿入となる selective shunt 法では，初心者などでは慌ててしまってトラブルが生じやすい」と考え，routine shunt 法を採用している．
- 使用する道具やシャントの種類は施設ごとに異なるため，当然細かい手技にもバリエーションがある．本稿では筆者らの方法を中心として紹介しつつ，どの方法でも共通する安全のための注意点を概説する．

> **Pitfalls 11**
> 皮下血腫による気管圧迫は致命的になる可能性があるので，抜管後も数日間呼吸状態，嚥下には十分に注意する．

Memo 12

シャントの功罪（脳血流維持以外の観点において）

[利点]
- ○ 剥離に時間をかけられる．
- ○ 経験の浅い術者に指導する時間をもてる．
- ○ 脳波・stump pressure・局所酸素飽和度モニターなどのモニタリングが原則不要で画一的にできる．
- ○ シャントにより動脈の断端が円形に保たれ，遠位端の確認や tacking suture が行いやすい（チューブで人ペースが狭くなりやりにくい，という逆の意見もあり）．
- ○ シャントにより遠位端閉塞のブルドック鉗子などが不要であり，より遠位まで動脈を切開しやすい．

[欠点]
- × シャント挿入に伴う遠位内頚動脈の解離やバルーンによる偽性動脈瘤形成．
- × シャント挿入に伴う凝血塊や空気の塞栓．
- × シャント挿入に伴う脳神経損傷．
- × シャントチューブのために遠位端の確認や縫合がしにくい（上述のように，逆の意見あり）．

体位～頚動脈の露出

- 頚部をできるだけ伸展し，対側へ15度ほど回旋して頭部を固定する．
- 下顎を挙上させ，下顎角と胸鎖乳突筋のなす角度が大きくなるほど，操作スペースが広くなる．
- 「高位病変」の定義にはさまざまなものがあるが，実際に問題となるのは「狭窄がどこまでか」ではなく「粥腫がどこまで及んでいるか」である 13．
- 剥離すべき部位がどこまでかの判断が，術前画像ではときに難しいことがある．真の剥離範囲とは軟らかい粥状のアテロームが存在する範囲であり，これは最終的には術中所見で決まる．
- 内膜そのものの硬い線維質の肥厚はどこまでも続いている可能性があり，これは剥離できないし剥離不要である．
- 頚動脈の裏面も全長で剥離する方法と，なるべく裏面の剥離を避ける方法とがある 14．
- 術前画像で，上行咽頭動脈がどこから分岐するかを確認しておく．動脈切開後も出血が持続する場合は，上行咽頭動脈を見逃していることが多い．
- 上行咽頭動脈が内頚動脈から分岐することもある（約2％）[6]．
- 血管を把持する「手綱」として，総頚動脈，内頚動脈，外頚動脈に血管テープを回す 15．総頚動脈の血管テープはターニケットに通す．
- 総頚動脈は太く動脈壁が硬い場合があり，遮断中に総頚動脈断端からわずかな出血が持続することがある．
- 血管テープをやや強めに引きコッヘルなどで術野に固定することにより，出血を止めることができる．
- そのため総頚動脈には布製のやや硬めの血管テープを用いるとよい．

> **Tips 14**
> 筆者らは，血管裏面の剥離は全長では行わず，血管テープを回す部位や一時遮断のクリップをかける部位だけにとどめている．頚動脈裏面の剥離には術野を浅くする効果があるが，術野は軟部組織であり輪ゴムを使用したフックや糸にて頚動脈鞘を吊り上げれば，全長の剥離をしなくても術野は浅くできる．頚動脈裏面を剥離しない利点としては，迷走神経の損傷などを防げる，剥離で内膜がかなり薄くなっても裏打ちする構造があるため出血のリスクが少ない，などが挙げられる．

> **Tips 13**
> Nearly occlusion などではどこまで狭窄しているかがわかりにくいことがある．一例を示す．71歳男性，無症候性の左頚部内頚動脈の99％狭窄．ヨード造影剤によるアナフィラキシーショックの既往があり，造影CTや脳血管撮影は施行できない．MRAでは左頚部内頚動脈の狭窄の遠位端が判断できないが（図9A →），造影MRIにより狭窄部の遠位端の位置と狭窄以遠の内頚動脈径が保たれていることが確認できた（図9B →）．これによりシャントを使用した頚動脈内膜剥離術が可能と確信できた．

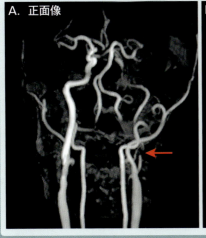
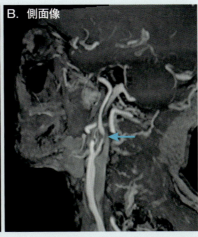

図9. 造影MRAによる狭窄範囲の同定
A：通常のMRA正面像では，狭窄の遠位端がどこまで続いているかが判断できない．B：造影剤を使用すると，高度狭窄部の遠位の流速の遅い部分も描出される．これにより，狭窄の遠位部の内腔が保たれていることがわかり，シャントを使用した通常の頚動脈内膜剥離術が可能であることが判断できる．

- 一方，内頚動脈や外頚動脈は細く比較的軟らかいためゴム製の血管テープが適している．

遮断〜シャント挿入

- 頚動脈内膜剥離術におけるシャント挿入は，助手との連携が非常に重要である．
- 遮断前に，シャント挿入までに必要な道具が術野に用意されているか，術者・助手・器械出し看護師とともに十分に確認し，作業の順番などをシミュレーションする．
- 筆者らは古井式頚動脈内膜剥離術用シャント™（インターメディカル社）を用いている．シャントチューブ内をヘパリン加生理食塩水で満たし，バルーン内に生理食塩水を注入し軽く空気抜きを行う．完全に空気を抜き切る必要はない **16**．
- 頚動脈遮断前に全身をヘパリン化する．筆者らは ACT 250〜300 秒を目安としている．
- 外頚動脈→内頚動脈→総頚動脈の順に遮断する．クランプによる遠位への塞栓のリスクをなくすために，総頚動脈よりも内頚動脈を先に遮断する．
- 総頚動脈を先に遮断した場合，総頚動脈から遮断内部へのリークや術野

> **Tips 16**
> バルーン内へ満たす生理食塩水の量が少なすぎると，血液のリークが生じたりシャントが引き抜けたりする一因となる．一方で多すぎると，バルーンが過膨張し内膜損傷や偽性動脈瘤が起こる．通常は挿入する血管の横へバルーンをおいて血管の外径とほぼ同じとなる量が目安となる．実際に挿入後，軽くシャントチューブを引っ張ってみても動かないことを確認するとよい．通常のバルーン内注入量は，内頚動脈側で 0.2〜0.4 mL，総頚動脈側で 0.6〜0.8 mL 程度である．

> **Tips 15**
> 血管テープを回す作業は血管に愛護的に行う．テープを回すためには動脈裏面をモスキート鉗子などで剥離する必要があるが，剥離操作は血管の長軸方向へ行うように努める（図10A）．血管壁を押すような剥離操作は，血管内腔の不安定な塞栓子を末梢に飛ばす恐れがある．また内頚動脈，外頚動脈，上甲状腺動脈の裏面の頚動脈鞘の近傍を，上喉頭神経が走行している（図10B）．これらの動脈に血管テープを回す際に動脈損傷などを過度に恐れて距離をとると，上喉頭神経を損傷するリスクがある．術後の嗄声を回避するためには，動脈壁をしっかり露出して頚動脈鞘内で血管テープを回すように心がける．

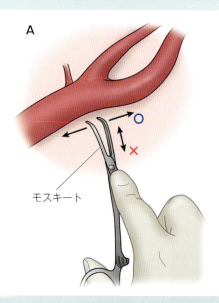
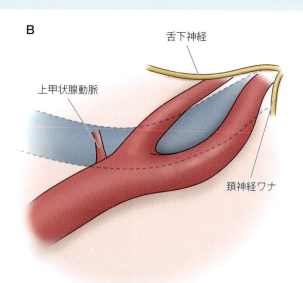

図10．血管の周囲からの剥離と上喉頭神経障害の回避
A：動脈周囲の剥離は動脈の長軸方向へ剥離する．動脈に直交する方向の剥離操作は，動脈壁を不用意に押してしまい遠位へ塞栓子を飛ばしてしまうリスクがある．B：内頚動脈や外頚動脈，上甲状腺動脈などの裏に剥離子や血管テープを回す際は，上喉頭神経損傷に注意する．頚動脈の裏側の████の範囲に上喉頭神経が走行する．上甲状腺動脈の分岐部の位置は症例ごとに異なるため，上喉頭神経の位置の絶対的指標とはならない．

で見えていない上行咽頭動脈などからの逆流により内頚動脈への順行性血流が残り，結果的に塞栓子を流してしまう恐れがある．
- 頚動脈遮断後，総頚動脈側からスピッツメスにて動脈切開をおく．
- ハサミの一方の刃を確実に真腔へ挿入し，内頚動脈遠位方向へ向かって動脈を切開する．
- なるべくこのまま内頚動脈へ向かって真腔を切り開くよう心がけるが，狭窄が非常に強い場合は真腔がよく見えないこともある．その場合は，高度狭窄の部位では粥腫内切開となってしまうこともやむを得ない．
- 強い狭窄部を越えると内頚動脈の真腔を確保できる．
- 真腔がわかりにくいときは遮断を緩め，内頚動脈の逆流を見て真腔を確かめる．
- 内頚動脈にシャントチューブを挿入する **17**．挿入時は術野に細かい粥腫があるので，チューブ挿入時に内頚動脈へ粥腫を押し込まないように術野をよく洗浄してから行う．
- 内頚動脈を閉塞している鉗子ぎりぎりまで内頚動脈を切開してしまうとチューブが挿入しにくい（図12A）．真腔が確認できたら，切開端と遮断器具まで5 mm以上の距離があったほうが，シャントの先端を内頚動脈内腔へはめることができ挿入しやすい（図12B）．

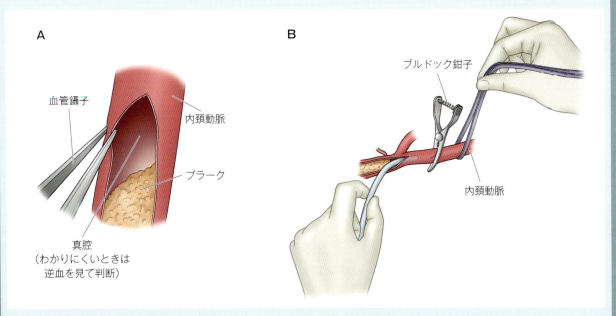

Tips 17

内頚動脈へシャントを挿入する際の手順の一例
①左手の血管鑷子で血管を把持して真腔を直視する（図11A）．
②右手でチューブの先端を確実に真腔へ挿入する．
③右手を内頚動脈にかけた血管テープに持ち替え手綱にして軽く牽引し，左手もシャントチューブに持ち替える（図11B）．
④助手に内頚動脈の鉗子を外すように指示する．
⑤鉗子が外れたら右手の手綱を少しずつ緩めていき，同時に左手のシャントをゆっくりと挿入する．この際，内頚動脈からの多少の逆血のリークがあることを確認する．
⑥抵抗なく4～5 cmほど挿入されたらまた右手の手綱を軽く引いてリークを止める．
⑦助手にシャント内への逆血を確認してもらってから（真腔にチューブが入っていることの確認），助手がバルーンに生理食塩水を注入する．逆血がない場合はチューブの先端が内頚動脈の屈曲部分に当たっているか，解離腔へ挿入してしまったか，である．
⑧内頚動脈にリングクリップをかけシャントチューブの引き抜けを予防する．

図11．シャントチューブの真腔への正確な挿入
A：シャント挿入の前提として真腔をしっかり確保することが重要．鑷子できちんと把持して真腔を直視する．B：左側頚動脈内膜剥離術における内頚動脈へのシャント挿入直前の術者の両手の状態．右手に血管テープ，左手にシャントチューブを持ち，助手にブルドック鉗子を外してもらう．

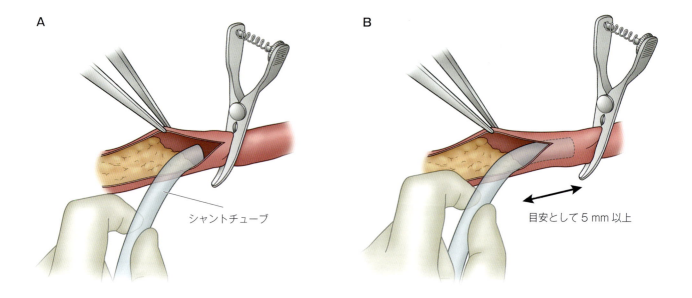

図.12 確実な真腔内挿入のコツ
A：血管を遮断した部位のぎりぎり近くまで切開してしまうとシャントを挿入しにくくなり，血栓を迷入させる原因となる．B：遮断部位まで 5 mm 以上距離をおくと，シャントチューブが内腔にはまって安定し挿入しやすい．

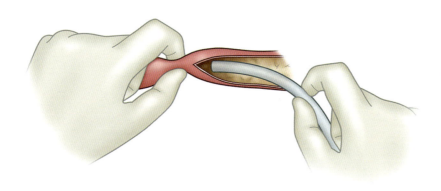

図.13 用手的な総頸動脈へのシャントチューブ挿入
左手指先で総頸動脈をつまんで助手に総頸動脈にかけていたブルドック鉗子を外してもらい，右手でシャントチューブを挿入する．左手指先でシャントチューブの先端を感じたら指先を緩め，右手でチューブを送り込む．十分な深さまで入ったら，また左手で強く血管をつまみリークを押さえる．

- シャントチューブ内をヘパリン加生理食塩水でロックする．
- 同様の方法で総頸動脈へもう一方のシャントチューブを挿入する．心臓側からの血流を確認した後遮断を解除する．およそ4～5分以内の遮断時間で留置できるようになれば通常問題はない．
- 総頸動脈は動脈圧が高く径が太いため，チューブを挿入する際に出血量が多くなり，手術に不慣れなうちは焦りがちである．
- シャント挿入時に出血を少なくするコツとしては，シャント挿入後に総頸動脈にかけた血管テープをしっかり引くことである．あるいは，総頸動脈を 5 cm 以上露出して指で総頸動脈をつまんで遮断し，シャントチューブを挿入する方法もよい（図13）．シャントチューブが総頸動脈へ入っていくのを指で感じながら挿入する．
- シャント挿入後も断端からのリークが止まらないときの確認事項を示す 18 ．

Troubleshooting 18

シャント挿入後もリークが続く場合の確認事項

① リークが外頸動脈，内頸動脈，総頸動脈のどこから来るのかを同定する．
② リーク元と疑われる血管の血管テープをより強く引き，コッヘルなどで術野にしっかり固定する．これでだいたいは止まる．
③ 止まらない場合，頸動脈分岐部の裏面などから分岐する上行咽頭動脈などの枝を見逃していないかを確認する．
④ バルーン拡張が小さいためのリークはまずない．やみくもにバルーン内に生理食塩水を追加注入しない．

Tips 19

シャントチューブがあると特に遠位端で内膜剥離や縫合が行いにくい，という意見がある．確かにシャントチューブが視野の妨げにはなるが，助手の協力を得てチューブを内腔下面へ押しつけたりあるいは逆に上に持ち上げたりすれば，ハサミを用いた断端の切断や tacking suture も容易に施行可能である（図14A）．また，シャントチューブが円形に内頚動脈の口径を保ってくれるため，断端形成はむしろやりやすい（図14B）．

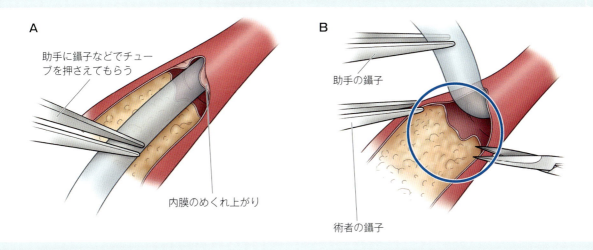

図14．助手によるシャントチューブの管理
A：チューブ周囲にスペースをうまく作り，めくれ上がりのない断端形成に努める．B：助手に鑷子や手でチューブを持ち上げてもらうと，断端を形成するのに十分なスペース（○）を作ることができる．また，チューブが血管を円形に保ってくれるため，めくれ上がりの少ないきれいな断端を形成しやすい．

内膜剥離と縫合

- シャントチューブが自然なカーブを描くようにして剥離や縫合を行う．
- シャントチューブに無理な力が加わると屈曲し血流が停止する．
- 助手にチューブを持ち上げたり固定したりと的確な指示を出し，自らが操作しやすい術野を作る．
- シャントチューブが内頚動脈の口径を円形に保ってくれることを利用し，めくり上がりのないきれいな断端を形成する **19** ．
- シャントチューブを誤って引き抜くことがないように注意する **20** ．
- 何よりもまずシャントチューブに器具が引っかからないようにすることが大切であり，例えば濡れたガーゼをたたんでシャントチューブ上に重しとして置く（図15），などの工夫が有効である．
- きわめて稀ではあるが，どうしても遠位端のスペースが狭く，断端形成や tacking suture をおきにくい症例では，遠位端のシャント引き抜き予防のリングクリップを外してスペースを稼ぐ，あるいはシャントチューブを抜去する，という選択肢がある．

Troubleshooting 20

縫合中などに手や鑷子などが引っかかって誤ってシャントチューブを引き抜いてしまうことがある．内頚動脈側のチューブが抜けてしまっても，出血量は多くないため，落ち着いてシャントチューブをクランプし，内頚動脈の手綱を引いて内頚動脈にブルドック鉗子をかけ，術野洗浄後にシャントを再挿入すればよい．総頚動脈側が引き抜けた場合は激しい出血が起こる．まずすばやく用手的に総頚動脈を圧迫し，落ち着いてもう一方の手の親指と人差し指で総頚動脈をつまみ直して止血を得る．シャントチューブ内をヘパリン加生理食塩水で洗浄した後にシャントチューブを再留置する．術野が一瞬見えなくなるほどの大量出血があっても焦らず，やみくもに操作して修復できないような血管断裂などをきたさぬよう気をつける．

シャントの抜去

- 両側から running suture で中央部へ向かって縫合を進め，あと 1.5〜2.0 cm 程度まで縫合したらシャントを抜去する．

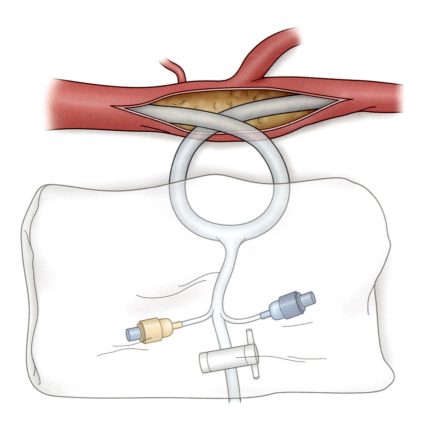

図.15. シャントの誤抜去予防の一例
濡らしてたたんだガーゼを重しとしてシャントシステムの上に乗せておくと，手や器具がシャントチューブに引っかからず，安全に操作できる．

- 抜去も助手と協同して内頚動脈→総頚動脈の順で行う **21**．
- 縫合が終了したら内頚動脈の鉗子を数秒緩め，内頚動脈からの逆流により空気や塞栓子を wash out した後再度クランプし，外頚動脈→総頚動脈→内頚動脈の順で再開通させる．
- Debris の流出先として上甲状腺動脈は径が細いため信用しない．再開通させてから上甲状腺動脈のクランプを外す．

まとめ

- シャントは，遮断による灌流低下に対しては最大の防御法であり，これ以上の手段は存在しない．
- また，挿入時のトラブルはルーチン化することにより最小化でき，急にシャントが必要になるという状況こそが挿入にまつわるトラブルのリスクが高いと考え，筆者らは routine shunt としている．
- 術者，助手，器械出しの看護師の間で十分にシミュレーションを行い，細部まで毎回同じ方法で行うことが重要である．
- 頚動脈内膜剥離術は助手が大活躍できる手術であり，また1人ではできない手術でもある．術者としては，助手に的確な指示を出し，4本の手で手術を行う感覚を身につけたい．

Tips 21

シャントを抜去するときの手順

① 左手に血管テープを，右手にブルドック鉗子を持ち，ブルドック鉗子を開いて内頚動脈を挟むように構える．
② 助手にチューブを押さえつつ，内頚動脈側のバルーンから生理食塩水を抜くように指示する．
③ 左手の手綱を緩め，助手に内頚動脈からシャントチューブを抜いてもらう．
④ チューブが抜けたら右手の鉗子で内頚動脈を遮断する．このとき血栓を wash out する目的で内頚動脈から少量出血させてよい．
⑤ 同様の手順で総頚動脈からもシャントチューブを抜去するが，総頚動脈の場合はあえて抜去時に出血させなくてもよい（圧が高いので自然に少量出血がある）．

頚動脈病変　IV

03 高位病変の頚動脈内膜剥離術：高位病変に対する工夫

河村陽一郎，飯原弘二

はじめに

● 高位病変に対する頚動脈内膜剥離術はハイリスクではあるが，頚動脈ステント留置術のハイリスク群，すなわち不安定プラークによる塞栓性合併症が特に懸念される場合，造影剤使用が困難な場合，全周性石灰化やアクセスルートに問題がある場合など，頚動脈内膜剥離術が望ましい症例が存在する **22**.

● 一度基本を身につけ経験を積むことで，高位病変に対する頚動脈内膜剥離術は安全で有効な治療選択肢となりうる．また，定型的な頚動脈内膜剥離術の技術向上にもつながる．

ポイント

● 基本的に抗血栓薬投与下の手術であるため，各ステップで入念かつ確実な止血操作を行い，無血の術野を目指す．

● 層ごとに適切な顕微鏡の視軸をとり，適切な開創および組織の牽引で各層を開放する．内頚動脈の色調，硬さ，屈曲などから，プラークの遠位端を推測する．

● 高位病変では，舌下神経ワナの切断，後頭動脈本幹または胸鎖乳突筋枝の切断，顎二腹筋の挙上，耳下腺の挙上などを必要に応じて行う．

● 遠位内頚動脈の遮断は，動脈瘤クリップを使用し，内頚動脈遠位部のワーキングスペースを最大限に活用する．下顎皮下に鈍フックをかけ頭側に挙上すると，顕微鏡の光軸が内頚動脈の遠位に入りやすくなる．最後の一手間が重要である．

術　式

体　位

● 基本的に馬蹄型ヘッドレストで行う．上半身をやや挙上し，頚部は伸展し反対側へ回旋する．内頚動脈が外頚動脈に対して内旋している場合には体位に工夫を要する **23**.

● 全身麻酔下に経鼻挿管を選択する場合もあるが，多くは経口挿管で対応可能である．

皮膚切開・頚部操作

● 皮膚切開は整容的な観点から横切開を選択している．

● 基本的に下顎より2横指下でまず総頚動脈の拍動を触知し，この点を中点として，胸鎖乳突筋前縁を挟んで4横指分，皮膚割線に沿って，外側はやや上行するように皮膚切開をおく（図16）.

Memo 22

高位病変の定義

内頚動脈プラークが分岐部から3cmを超えるもの，頚動脈分岐部あるいはプラーク遠位端が第2頚椎レベルのものが高位病変と定義され，頚動脈内膜剥離術のリスクファクターとして扱われる．

その他，プラークが乳様突起と下顎角を結ぶM-M lineや内頚動脈と後頭動脈の交叉する高さ，またstyloid diaphragmの下縁に相当する乳様突起先端と舌骨の小角を結ぶライン[7]を超える場合など，報告によってさまざまな定義がある．

日本人の頚動脈分岐部の高さは欧米人より1椎体分高く，第3頚椎の中央から下縁に相当するとされる．これに則れば，日本人の頚動脈病変は高位になりやすく，頚動脈内膜剥離術を行ううえで高位病変への対応は必須の知識である．

Memo 23

術前評価

頚動脈内膜剥離術の目的は狭窄の解除とプラークの除去にある．CT血管撮影（CTA）や脳血管撮影（DSA）といった狭窄度の評価に加えて，頚部エコーやMPRAGE（magnetization-prepared rapid acquisition with gradient-echo），black bloodなどのMRIを用いたplaque imagingを用いたプラーク性状の評価を行い，治療適応を決定する．

頚動脈内膜剥離術の治療対象の多くが高齢者であることから，虚血性心疾患などの全身脈管病の評価のほかに，高位病変では頚部脊髄症，靱帯の石灰化や脊柱管狭窄など頚部の可動性に影響する因子の併存について確認する必要がある．

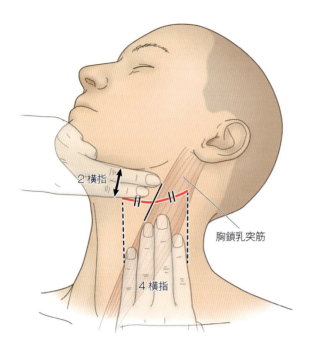

図.16 皮膚切開線
左側の手術．下顎に平行に2横指下，胸鎖乳突筋をまたいで4横指分の皮膚切開．後半は切り上げる．皮膚切開の中点は胸鎖乳突筋に一致．

- Long lesion，特に総頸動脈近位に長くプラークが伸びている症例では，胸鎖乳突筋前縁と平行な縦切開を選択する．
- 抗血小板薬の内服に加え，術中にヘパリンを使用することから，わずかな出血が術野の妨げになる **24**．
- 皮膚切開時からコロラドニードル，モノポーラ電気メスを使用し，早い段階から手術用顕微鏡下に観察し，各層で入念かつ確実に止血操作を行う．
- 広頸筋を切開後，胸鎖乳突筋の前縁をメルクマルに剥離を進める．開創器により適度のテンションをかけ，弱彎の鉗子〔小児外科用止血鉗子弱彎™（泉工医科工業社）16.5 cm・モスキート止血鉗子反型™（ミズホ社）12 cm〕で結合組織を剥離し，突っ張った部分を焼灼・切離する．
- 開創器（ウェイトライナー開創器 16.5 cm）は2本使用する．
- 1本は総頸動脈に平行にかけるが，上喉頭神経の保護を念頭に内側は浅くかける．2本目は開創器を下顎縁に平行にかける（図 17）．
- 下顎と胸鎖乳突筋で作る角を開くことを意識して，retromandibular space を広げる **25**．
- Common facial vein などの比較的太い静脈は二重結紮し切離する．
- Layer ごとの開創が重要なことは言うまでもないが，総頸動脈表面でまず1ヵ所 vaso vasorum の層を確保し，この層をキープしながら剥離を進めると能率的である．

Tips 24

クリアな術野の維持
抗血小板薬を多剤内服中の患者が対象となり，血管遮断時にはヘパリンを使用するため，わずかな出血でも操作の妨げとなりうる．コロラドマイクロディセクションニードル™（Stryker 社）を使用して皮膚切開を開始し，比較的早い段階から顕微鏡下の操作を行い，微細な出血も念入りに止血する．また，筆者らはメラ吸引アダプタードボン™（泉工医科工業社）を用いた持続吸引により，クリアな術野を保つよう努めている[8]．

Memo 25

Retromandibular space について
高位病変に限らず，retromandibular space の展開が，頸動脈内膜剥離術において必要かつ十分な術野を確保するうえで重要である．
頸動脈内膜剥離術における解剖学的障壁は胸鎖乳突筋を覆いかぶさるように存在する表層の耳下腺，retromandibular space を形成する下顎後縁と胸鎖乳突筋，そして最深層の styloid diaphragm である[9]．styloid diaphragm は耳下腺の深部に接して存在する膜様構造物で，茎状突起と付着する筋および靭帯，顎二腹筋後腹より構成される[9]．
Diaphragm の深層に内頸動脈遠位部，外頸動脈遠位部，舌下神経が存在する．
後頭動脈や分枝の胸鎖乳突筋動脈は内頸動脈をまたいで，舌下神経を突っ張る形となっている[9]．つまり，これらの動脈を切断することで直下の内頸動脈遠位部を露出できるのみならず，舌下神経を授動することにもつながる．

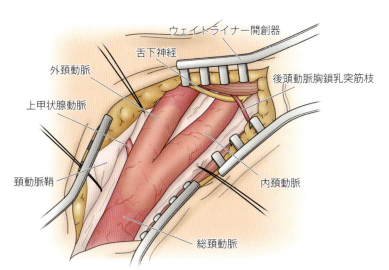

図.17. 開創器のかけ方
左側の手術．2本目の開創器は下顎縁に平行にかける．上喉頭神経の保護を念頭に内側は浅くかける．

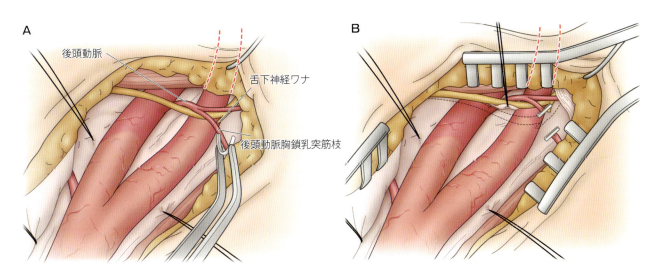

図.18. 高位への対応—後頭動脈胸鎖乳突筋枝の切断
内頚動脈遠位部は舌下神経と，これをまたぐ後頭動脈がある．本図では後頭動脈胸鎖乳突筋枝にクリップをかけ，切断しているところ．図右側（頭側）には皮下にフックをかけ，牽引することで顕微鏡の光が届いている．

- 頻繁な開創器の掛け替えは，抗血栓薬の投与下では出血のリスクを上げるため避ける．

高位への対応 26

- 耳下腺が retromandibular space を覆っている場合もあり，遠位の操作では背側から回り込むように，耳下腺と胸鎖乳突筋の間の層を剥離する．
- 顎二腹筋浅層の皮下を鈍フックで頭側に牽引することで下顎を挙上し，ワーキングスペースを広げる．
- 顎二腹筋深層には舌下神経と，これに合流する舌下神経ワナが確認できる．牽引による舌下神経の損傷を避けるべく，舌下神経ワナを切断する．
- 舌下神経は後頭動脈と胸鎖乳突筋動脈に係留されており，これらを切断することでさらにワーキングスペースを広げることができる（図18）．この際，Weck®ヘモクリップ（Teleflex 社）の使用が有用である．

Tips 26
高位病変における内頚動脈遠位の展開
高位病変に対する頚動脈内膜剥離術では，経鼻挿管，顎二腹筋の切断，下顎角の切除，顎関節の脱臼処置といった報告もあるが，経験的に経鼻挿管は大きな術野の拡大につながらないように思われる．下顎角の切除や脱臼処置は耳鼻咽喉科との協力が必要となるが，侵襲が増して現実的でない[7]．舌下神経の長軸方向の剥離，後頭動脈や胸鎖乳突筋動脈の切断に加えて，舌下神経周囲の結合組織を意図的に残すことで，結合組織に糸をかけて舌下神経ごと牽引することができる．さらに顎二腹筋浅層の皮下を鈍フックで頭側に牽引することで，下顎を挙上しワーキングスペースを広げるとともに，顕微鏡の光も入りやすくなり内頚動脈遠位の視認性が向上する．

- 舌下神経は内頚動脈と内頚静脈の間を走行するため，舌下神経を長軸方向へ愛護的に剥離し移動させることが，内頚動脈遠位部の展開に結びつく（図19）．
- また，内頚動脈遠位になるにつれ深部になるため，頚動脈鞘を切開後に糸をかけて牽引することで内頚動脈を表層に浮かし操作性を良くする．

遮　断

- 総頚動脈の遮断はベビークーリー鉗子を，内頚動脈，外頚動脈，上甲状腺動脈，上行咽頭動脈はクリップを用いて遮断する．
- 内頚動脈遠位の遮断に動脈瘤クリップ，特に杉田"くの字"クリップ〔Sugita Temporary Standard Type™ No. 07-940-54 Bent（ミズホ社）〕を使用することにより，ワーキングスペースを最大限利用する [27]（図20）．
- 石灰化が強い症例など，血流遮断が不十分となることがあり，あらかじめ総頚動脈，外頚動脈に vessel occluder を巻いている．動脈硬化により遮断が不十分な場合はクリップを2本用いることもある．
- 筆者らは selective shunt の方針をとっている．側副血行路が未発達な場合はあらかじめ内シャントを用意する [28]．

動脈切開，プラーク摘出

- 近位端付近に尖刃刀で切開を加え，内腔を確認する．切開した両端を6-0 Pronova® で吊り上げる．ここから遠位に向かって POTTS™ scissors（BD社）を用いてプラークが認められなくなる部分まで切開する．

> **Tips 27**
> **内頚動脈遠位の遮断（図20）**
> 内頚動脈の遮断にブルドッグ鉗子を使用する術者もいるが，高位病変では内頚動脈遠位端におけるワーキングスペースが減少する．筆者らは内頚動脈遠位部の遮断に内頚動脈外側から杉田"くの字"クリップ（Sugita Temporary Standard Type™）をかける．これにより，ワーキングスペースを最大限利用できる．さらに稀ではあるが，ハイブリッド手術室を利用したり透視装置を併用する場合，occlusion balloon を使用することも可能である．

> **Memo 28**
> **内シャントの使用**
> Stump pressure が 30 mmHg 未満や上肢感覚誘発電位における N20 の振幅が 50% 以上低下する場合には，収縮期血圧が 140 mmHg 以上になるように麻酔科に依頼し，速やかに改善しない場合は内シャント〔古井式頚動脈内膜剥離術用シャント™ 3way タイプ（インターメディカル社）〕を使用する．内シャントを使用する場合は近位および遠位に 1～2 cm デッドスペースが増すため，さらなる展開を要する．その反面，血管縫合時の足場となり，狭窄をきたすことなく縫合しやすいというメリットもある．

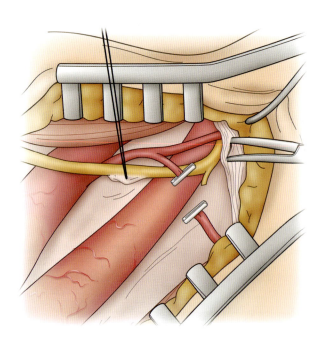

図19. 高位への対応―舌下神経周囲の剥離
舌下神経を長軸方向に剥離することでさらに頭側に避け，内頚動脈遠位部のワーキングスペースを広げることができる．舌下神経周囲の結合組織をあえて残すことで，糸をかけて牽引できる．

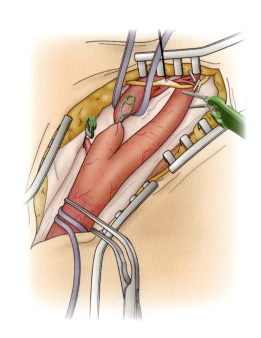

図20. 高位の展開―各動脈の遮断
内頚動脈に杉田"くの字"動脈瘤クリップを外側からかけることで，ワーキングスペースを最大限利用できる．図では総頚動脈，外頚動脈，内頚動脈の全貌を示している．

- 動脈切開線に結合組織が付着したままでは，血管縫合の際に結合組織を内腔に縫い込む可能性がある．特に切開予定の表面は vasa vasorum の層で剥離する．
- 断端の flap 形成がないことを確認するために，ヘパリン加生理食塩水で勢い良くフラッシュする．

血管縫合 29

- 内頚動脈遠位端から縫合を開始する．flap 形成がなければ tacking をする必要はない．
- 総頚動脈は bite が多くとれるが，内頚動脈側は bite が少ない分，pitch を短く縫合する．

> **Memo 29**
>
> **器具のこだわり（図 21）[8]**
> 頚動脈内膜剥離術では，それぞれの用途に応じて適切な器具を選択する．本稿で紹介した器具以外に，筆者らの"こだわり"ともいえる使用する器具の一部を紹介する．
> 鑷子としては，組織の剥離操作や血管縫合にコロナリードベーキー血管鉗子，プラークの把持にリング鑷子（GEISTER 社, 10-4023），結紮操作はヒラメ鑷子と使い分ける．
>
> 血管切開やプラーク剥離には"銀べら"（剥離子）（ミズホ社, 07-957-01）を使用する．プラークと中外膜の間に滑り込ませることで，足場としてメスで切開することもでき，プラークを病理標本として一塊に摘出する際にも有用である．
> さらにプラーク断片のトリミングでは，先曲がりマイクロ剪刀やマイクロ骨鉗子（フジタ医科機械社, 8083-13）を使用する．

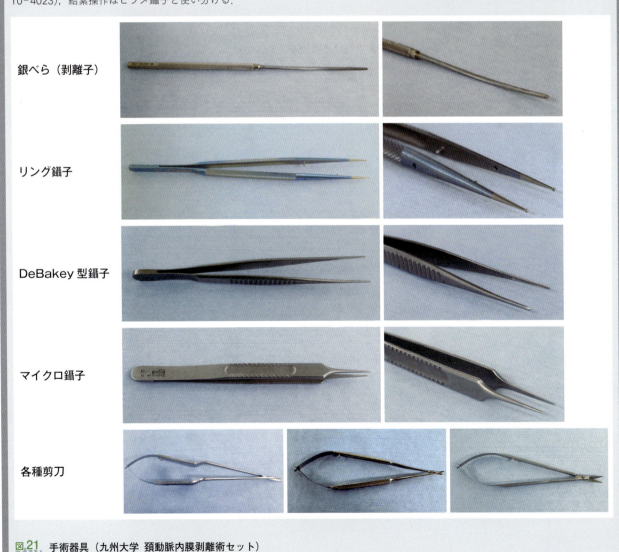

図21 手術器具（九州大学 頚動脈内膜剥離術セット）

- 通常は primary closure とするが，女性や偽閉塞例など必要な場合には patch closure を選択する．
- Debris を flush out した後に解除する．ICG 蛍光脳血管撮影を行うことで，滞りない血液の流れや明らかな血栓形成がないことを確認する．
- 頚動脈内膜剥離術のポイントの一つは遠位部の断端処理であり，不十分な処理では術後早期の閉塞の原因となりうる．

頚動脈ステント留置術との使い分け

- 近年，デバイスの向上や術者の技量向上もあり，内頚動脈狭窄症に対する頚動脈ステント留置術の治療成績が向上している．
- 不安定プラークでも，より安全に治療を行えるようになっている．頚動脈内膜剥離術に固執せず，個々の症例に応じて適切な治療選択を行う．
- 近年，ハイブリッド手術室の導入により頚動脈内膜剥離術，頚動脈ステント留置術の複合治療が可能となり，さらに治療の幅が広がりを見せている㉚．

04 パッチを用いた頚動脈内膜剥離術

吉本哲之，寶金清博

ポイント

頚動脈内膜剥離術の現況

- 血管内治療の進歩により，頚動脈狭窄に対する適応が広がりつつあるなか，その疾患の治療のゴールはより高くなってきている．
- そのなかで我々血管外科医は，頚動脈内膜剥離術を単なるプラークの摘出術として行うのではなく，術後合併症のない安全性の高い，より完璧な治療を目指さなければならない．
- 頚動脈内膜剥離術により起こりうる合併症には，周術期から慢性期における再狭窄の出現と急性閉塞，症候性および無症候性周術期脳梗塞の発症，急性期創部出血と呼吸障害，脳神経麻痺，過灌流障害などが挙げられる．
- これらの合併症をすべて可能な限り未然に防ぐことが，頚動脈内膜剥離術が今後治療として存続する重要な条件と考えられる．

Memo 30

ハイブリッド手術室について

従来二期的に行っていた手技を一期的に行うことで患者の侵襲を減ずる[10]．

頚動脈内膜剥離術直後の血管撮影による開存の判定，頚動脈ステント留置術におけるアクセス困難症例の頚部血管展開のうえでの直接穿刺，不安定プラーク部分や全周性石灰化病変に対し頚動脈内膜剥離術を施行し，遠位病変に頚動脈ステント留置術を追加するなど，有用性は多岐にわたる．遠位部の遮断用クリップをおくスペースが限られる場合は，バルーンを用いて血流を遮断する方法もあるが，プラーク摘出が繁雑となりやすい．

また，偽閉塞症例では遠位部の評価が不十分となりがちであり，脳血管撮影や内シャント経由で造影剤を注入する shunt angiography で評価を行い，必要に応じて追加治療を行っている．

頚動脈病変 IV

- そのため術中検査により脳の状態をリアルタイムに知ることをはじめ，手術法の選択や工夫をさまざまに行うことなど，一つひとつの合併症に対する術者の努力が必要である．

再狭窄の予防

- 頚動脈内膜剥離術の合併症の一つである再狭窄の予防に対しては，シロスタゾールやスタチンの投与など best medical treatment による抑制効果が最近知られている[11]．
- 手術手技においてもさまざまな工夫がなされているが，その一つとしてわが国では使用頻度は少ないものの patch angioplasty（PA）法が用いられる場合がある．
- 本稿ではその PA 法について述べるとともに，合併症を予防するための筆者らの頚動脈内膜剥離術について紹介する．

頚動脈の閉創方法

- 頚動脈内膜剥離術の頚動脈の閉創方法には，パッチを使わずに行う primary closure（PC）法と，パッチグラフトを用いて行う PA 法がある．
- PC 法は頚動脈内膜剥離後に切開した中外膜を単純に縫合するものであるが，PA 法は人工血管や静脈片を用いてパッチ形成し，血管径を増大させる方法である．
- 海外ではこれらのほかに evertion carotid endarterectomy（内頚動脈に横切開を加え翻転させ内膜剥離を行う）も多く報告されているが，わが国ではあまり用いられていないため，本稿では割愛する．

PA 法の現状と適応

PA 法の現状

- PA 法は何らかのパッチを用いて血管径を広げる術式であるため，PC 法の縫合で起こる可能性が懸念される術後再狭窄を避け，梗塞のリスクを低下させることが目的で選択される．
- しかし，実際に PC 法と比較検討した大規模な臨床研究は認められないなか，レビューが 2009 年に更新された Cochrane Database of Systematic Reviews に認められる[12]．
- 症例数が少なく，mortality rate が不明であるなど統一された評価ではないことを前提にしなければならないが，その結果では PA 法が周術期と長期フォローにおける stroke risk や再狭窄率が有意に低いことが報告されており，以前の 2001 年の結果をより明確にしたものとなっている．
- 最近の報告を含め同様の傾向は散見されるが，これらの論文はすべて海外のものであり，わが国における比較検討は行われていない．
- 2006 年 Japan Carotid Atherosclerosis Study（JCAS）の報告ではわが国における PA 法は全体の 3.8％と低く，欧米よりその普及率は低いと考

127

えられる．その理由として，頚動脈内膜剥離術そのものの術式の違い，マイクロサージャリーなどの術者の手術環境の違い，病変部位の違いなどが考えられる．

PA 法の適応

- 現在，PC 法による頚動脈内膜剥離術か，PA 法を用いるか，その選択は術者によりなされているが，PA 法の PC 法に比較した欠点は，パッチを使用するため手術自体が繁雑となり手術時間も多く要すること，パッチの縫合部分からの出血，感染のリスクや動脈瘤化するリスクが挙げられる．
- 最も再狭窄の出現しやすい内頚動脈遠位端が非常に高位の場合にはパッチ形成が困難であり，病変の高さにより制限されることも挙げられる．
- わが国における PA 法の普及率が低い理由として上記以外に，PC 法のみの再狭窄率があまり高くないことが最も大きな理由として考えられる．
- 筆者らの施設では術前よりシロスタゾール内服を標準化しており，その効果も含め術後の 50％以上の再狭窄率は 1％以下であるため，PC 法が標準術式である．頚動脈ステント留置術後の再狭窄例や全周にわたる程度の過度な石灰化病変の存在 **31**，外膜下に至るほどのプラークの浸潤，大動脈炎症候群などのような基礎疾患による進行性狭窄の懸念など，PC 法では術後に多少狭窄が予想されるなど特別な場合のみ PA 法の適応と考えている．

パッチグラフトのマテリアル

- パッチのマテリアルとしては，大伏在静脈，橈骨動脈などの自己血管片，Hemashield® （Geting Group 社），GORE-TEX® （Polytetrafluoro-ethylene：PTFE，W.L.Gore & Associates 社）などが挙げられる．
- Hemashield®は，以前必要であった preclotting などの処置が現在では不要で，縫合部位からの出血も少なく，軟らかく縫合しやすい．
- PTFE は，心臓用のパッチのため保険適用はない．抗血栓性であり，専用の針糸を用いることにより縫合部位からの出血もコントロール可能である．
- 2013 年にレビューされている頚動脈内膜剥離術のパッチマテリアルの比較[13]では，再狭窄率や stroke 発症率などは PTFE が優位であるが，出血のコントロール，手術時間については Hemashield®が優位であった．ただし，システマティックレビューのため使用された論文は以前のもので，マテリアル自体も現在では大きく改善されている．
- 現在では Hemashield®はコラーゲン処理され，またダブルベロア構造になり，抗血栓性や生体親和性が優れている．

Tips 31

全周にわたるほど石灰化病変が強い場合の手術法
全周性に存在する石灰化病変が強い場合には，末梢橈骨動脈や人工血管を用いた総頚動脈から内頚動脈に至る short bypass も適応になる．ただし，高度狭窄が segmental な状態で，内頚動脈末梢部の血流が認められる場合に限る．5 mm の人工血管も短ければ開存率は高い．

Tips 32

頭部の固定
下顎正中よりテープで chin up の状態で上方に牽引し固定する．下顎を持ち上げることにより，俗にいうエラが張った人でも高位にアプローチしやすくなる．

Tips 33

高位のアプローチ
皮膚切開は胸鎖乳頭筋前縁から上方は乳様突起の方向に向かう．皮下に耳下腺が現れるので，皮膜を丁寧に剥離して後上方に牽引する．舌下神経，顎二腹筋は上方に細いゴムなどで挙上する．内頚動脈の周囲は粗な結合組織で囲まれており，動脈に沿って剥離を進めることにより，高い位置まで到達は可能となる．

Tips 34

舌下神経の確認
舌下神経は高位で外頚動脈を外側から前下方へ走行するが，少なからずその高さには個人差があるため，剥離の際には必ず確認しなければならない．上方への視野確保に障害となる場合には，ゴムがついた小さなあゆ針などで挙上することが可能である．

Tips 35

触らない剥離術
頚動脈内膜剥離術の適応の多くが不安定プラークの高度狭窄であるため，頚動脈露出の際の頚動脈，特にその分岐部の圧迫・変形はプラークの塞栓を招いてしまう．そのため，頚動脈の露出確保はきわめて愛護的に行わなければならない．

頚動脈病変 **IV**

手術手技

手術の環境設定と頚動脈へのアプローチ

● 手術は抗血小板薬を継続のまま，経鼻挿管下に頭部を健側に 30 度程度傾け，かつやや vertex down を行う **32**.
● 皮膚切開は胸鎖乳突筋前縁に沿い，高位の場合には上縁は乳様突起に向かう **33**.
● 釣り針は皮膚切開の延長方向に上下 1 本ずつと前方，後方に 3 本ずつを用い，その方向に筋肉を含め皮下組織を牽引する．
● 胸鎖乳突筋前方を剥離し，内頚静脈を露出する．
● 前方へ走行する 1～2 本の顔面静脈は結紮切断し，内頚静脈を後方へ牽引する．この直下に総頚動脈，内頚動脈，外頚動脈が存在するが，周囲に存在する大きなリンパ節は，切除後の woozing に注意して，十分に周囲と凝固し切離する．
● 頚神経ワナ（anza cervicalis）はほとんどが温存可能であり，頭側にたどると舌下神経の合流部を確認できる **34**.

頚動脈の確保

● 次に頚動脈の露出を行うが，最も重要なことは安易な血管への触知は新たなプラークの塞栓原因となるため，可能な限り内頚動脈，特にプラーク部分については触らないようにして剥離を行うことである **35**.
● 通常，動脈全周にわたる剥離は，血管テープにより確保する内頚動脈遠位部と総頚動脈近位部のみで十分である．
● 上行咽頭動脈などが総頚動脈分岐部後面より分岐する場合には，それに限らずその部分のみ剥離を加える **36**.
● それらの分岐については，術前の脳血管撮影あるいは 3D-CTA などで確認しておく必要がある．

内シャントチューブの挿入

● 極力血管に触らずにプラーク範囲を確認するために，経食道用のエコープローブを用いて行い **37**，一時遮断後に総頚動脈の近位端，内頚動脈の遠位端のみに切開を加えて内シャントチューブを挿入する **38**（図 22A）.
● Hyperperfusion risk のある場合には，その時点で血圧を約 10％低下させる **39**.

プラーク摘出後の処置

● 内シャントを挿入後，頚動脈は外中膜のみ切開し，プラークをまるごと剥離，摘出する **40**（図 22B～D）.
● プラーク摘出後は小さな取り残しを確認する．内頚動脈遠位端に残ったプラークが解離する場合には，解離の進行を防ぐため内膜側より stay

---

Tips 36
頚動脈分岐部の剥離
分岐する血管が分岐部の裏側から出ている場合など，背面の剥離が必要な場合には総頚動脈，外頚動脈の一時的遮断を行い，不安定プラークが内頚動脈に飛ばないように行う．

Tips 37
食道用エコープローブの応用
プラークの局在範囲を知るために強く血管を押すことは，プラークが遊離する原因となるので絶対に行ってはならない．筆者らは食道用エコーを利用しプラークの遠位端を決めているが，鑷子などによりごく軽く触り硬さを知ることによっても，ある程度遠位端を知ることが可能である．

Tips 38
シャントチューブの挿入
筆者らはほぼ全例において古井式バイバルーンチューブを用いて内シャントを行っているが，内シャントの挿入の際に注意すべきことは内膜の損傷である．抵抗があるにもかかわらず，焦って無理に挿入すると，内膜を損傷し血管解離を生じる危険性がある．それを防ぐため鑷子など器具を使わず，自らの指でその感覚を研ぎ澄まし，抵抗がある場合には無理やり行わないことが大切である．シャント挿入後にチューブを介した血液の backflow が得られない場合には，内膜に接触しているか解離させている可能性があるため，方向を変えるなどの処置が必要である．

Tips 39
シャント圧の測定
術後 hyperperfusion 発生の危険性を知るには術前の脳血流評価だけではなく，内シャントを用いた内頚動脈圧（distal pressure）も一つの予知データとなる．distal pressure は総頚動脈遮断時の側副血行路の総圧となり，この値が低い場合には hyperperfusion が起こりやすいことがわかっている．ただし，体血圧（proximal pressure）にも影響されるので注意しなければならない．

129

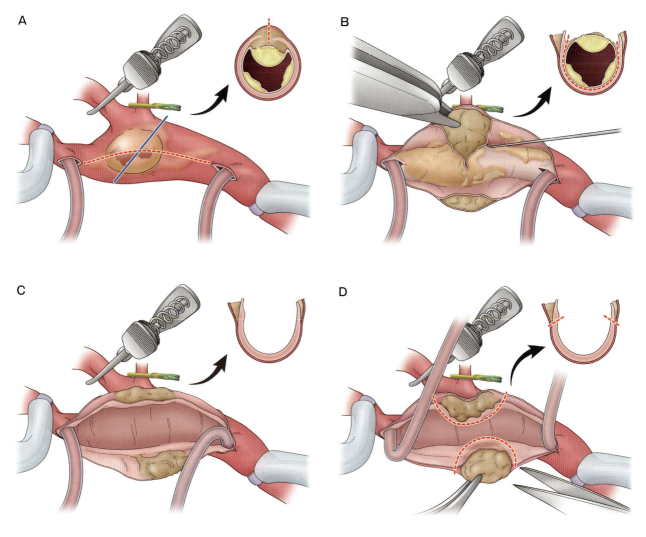

図.22 外膜下まで浸潤した頚動脈プラークの内膜剥離術

A：内シャント設置術．頚動脈全周の剥離は血管テープを通す総頚動脈の近位端，内頚動脈の遠位端のみ行い，血管テープを通して確保し，一部を切開して遮断下に内シャントを挿入する．約3分ほどで可能である．B：外膜側プラークを把持し内膜剥離を行う．頚動脈の外中膜を切開し，プラークを剥離摘出する．本症例は外膜下にプラークラプチャーしており，同部分を剥離している．C：プラークを摘出した状態．外膜下に浸潤したプラークが残存している．D：外膜下プラークの切除．外膜下に浸潤しているプラークの剥離により外中膜の欠損を生じるため，外中膜ごと切除している．E．パッチの縫合．PTFEの片側連続縫合を行い，シャントチューブの向きを変えながら，対側は遠位端と近位端から連続縫合をする．最後中央部分はかがり縫いを行い，シャントチューブを抜いた後締めやすくする．

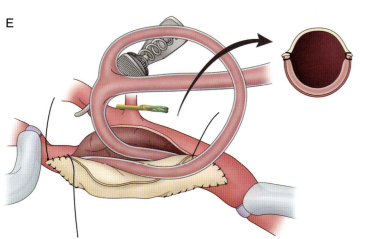

sutureを行う．また，外頚動脈側にもプラークがある場合には，外頚動脈の内膜剥離を追加する 41．

頚動脈の閉創とシャントチューブの抜去

● その後，内腔を十分に確認した後，通常はPC法を行うが，PA法を行う場合には前もってパッチの準備を行う．

> **Tips 40**
> プラークの摘出
> 摘出後，プラークの検討を詳細に行うために頚動脈の切開は外中膜にとどめ，プラークは完全な形で摘出する．これにより小さな潰瘍や内腔に浮動しているプラークや血栓の存在を検討することが可能である．

- パッチは縫合を要する長さに合わせて，また幅を考慮して作成する．
- 内頸動脈側より片側を連続縫合し，総頸動脈側まで縫合する．筆者らは面と面を合わせやすくするために，ロック付きの連続縫合を用いている．
- 次に対側の面は総頸動脈側から連続縫合し，中央部を残して，次に内頸動脈末梢側からも中央まで連続縫合する．
- 中央部近くではシャントチューブを避けながらかがり縫いを行い，遮断後にシャントを抜去し，縫合を終了する 42 (図 22E)．
- 遮断解除はまず superior thyroid artery から行い，次に外頸動脈を解除する．その時点で吻合部からの漏れが著明であれば縫合を追加する．
- そのまま内頸動脈をいったん解除して，末梢の血栓を外頸側に飛ばし，内頸動脈を遮断して総頸動脈側を外す．
- その次に再度内頸動脈側を解除して終了する．パッチの縫合部位からの微細な出血がみられるが，軽度の圧迫で止血される．

Tips 41
外頸動脈の内膜剝離術
外頸動脈に厚いプラークが残った場合には，術後に外頸動脈の閉塞などの危険性があるため，同時に頸動脈内膜剝離術を行う．動脈切開は外頸側に追加してy字状となる．内膜剝離や縫合も通常と同様である．

Tips 42
シャントチューブ抜去
PA 法の場合だけではなく，PC 法の場合も同様であるが，連続縫合の最後の部分はシャントチューブを中央に寄せてその部分をかがり縫いする．シャント抜去の際にかがり縫いを締めやすくするために，最小限の緩みまで閉めておいたほうが時間の短縮になる．抜去した後も最終縫合する前にヘパリン加生理食塩水で血管腔内を洗浄し，血栓を吹き飛ばす．シャント抜去には約 5～6 分を要する．

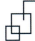
05 術中モニタリングと術中診断
山上　宏，片岡大治，齋藤こずえ

ポイント

- 頸動脈内膜剝離術中のモニタリングは，内頸動脈の血流遮断に伴う血流低下や動脈硬化病変への操作に伴う遠位塞栓による脳虚血の評価，ならびに術後の過灌流症候群の早期予測を目的に行う．
- 術中から術後にかけてのモニタリングとして，体性感覚誘発電位，近赤外線分光法，内頸動脈 stump pressure 測定，経頭蓋超音波ドップラーなどが用いられる．
- 術中診断は，動脈硬化病変の質的診断および剝離断端の形態評価を目的に行う．
- 術中診断には，インドシアニングリーン（indocyanine green：ICG）蛍光脳血管撮影，術中血管超音波，術中 digital subtraction angiography（DSA）などが用いられる．

Memo 43
体性感覚誘発電位モニタリングの有用性
症候性頸動脈狭窄に対する頸動脈内膜剝離術中の体性感覚誘発電位と術後の転帰に関する 15 の前向きおよび後ろ向きのコホート研究，4,557 例を含むメタアナリシス[14]では，体性感覚誘発電位の有意な変化（多くの研究では N20 の振幅が消失もしくは 50％以上低下した場合）による，術後の新たな神経症状の予測は特異度 98％，感度 58％，ROC 曲線の AUC は 0.67 であった．また，神経症状が出現した患者では，出現しなかった患者に比べて体性感覚誘発電位の変化は 14 倍も高頻度に認められた．術中体性感覚誘発電位モニタリングは，脳梗塞発症について特異性の非常に高い検査法であるといえる．

方法

体性感覚誘発電位

- 内頸動脈遮断時の脳血流低下による大脳皮質感覚野の機能障害を経時的にモニタリングする．
- 頸動脈内膜剝離術対側の正中神経（手関節部）を刺激し，同側の N20 の振幅を測定する．
- 一般的に，N20 の振幅が消失もしくは 50％以上低下した場合に内シャントが必要と判断する[14] 43 44 (図 23)．

Memo 44
経頭蓋刺激による運動誘発電位
体性感覚誘発電位では運動野の機能を評価できず，前頭葉の血流を直接反映しないという欠点がある．これを補うために経頭蓋運動誘発電位を併用することもあり，より相補的なモニタリングが可能となる．

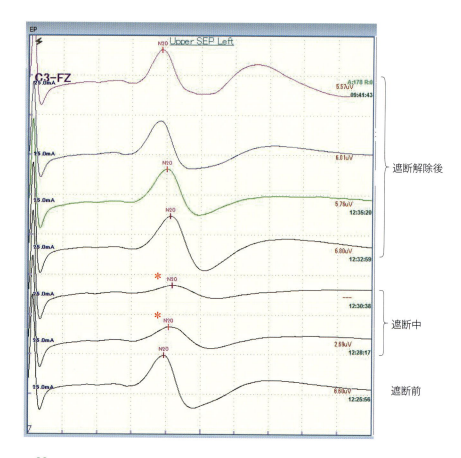

図23. 体性感覚誘発電位
内頚動脈遮断時にN20の振幅が遮断前の50%以下に低下している（＊）．本症例では内シャントが必要と判断した．

近赤外線分光法

- 両側前額部にプローブを貼付し，患側および健側の前頭葉皮質の局所酸素飽和度（regional saturation of oxygen：rSO$_2$）を経時的にモニタリングする．
- 内頚動脈遮断時にrSO$_2$が20%以上低下する場合に，内シャントが必要と判断する[15] **45**（図24A）．
- 高度脳虚血の陰性的中率は高い一方で，感度・特異度は低い **46**．
- また，術後にrSO$_2$が術前値の10%以上増加する場合には，過灌流症候群をきたす危険性が高い（図24B）．

内頚動脈 stump pressure 測定

- 総頚動脈および外頚動脈のcross clampの際に，内頚動脈stump pressureを測定する（図25）．
- 主に前交通動脈や後交通動脈を介した側副血行による脳灌流圧のモニタリングである．内頚動脈stump pressureが30～50 mmHgに低下する場合は，血行力学的脳虚血の危険性があるため，内シャントの使用を考慮する **47** **48**．

Memo 45
近赤外線分光法の問題点
近赤外線分光法が感知できるのは，プローブ直下の数cmの脳組織における局所ヘモグロビン酸素飽和度であり，中大脳動脈の灌流領域の一部しか反映していないため，脳血流量との相関は必ずしも高くはない．陰性的中率が高く，特異度や陽性的中率が低いということは，近赤外線分光法での変化がなければ高度の脳虚血は生じていないといえるが，逆に脳虚血の予測精度は高くはないことに注意すべきである．

Pitfalls 46
近赤外線分光法測定時の注意点
近赤外線分光法で経時的な変化量をモニタリングする場合，頭皮における酸素飽和度の影響を考慮して，外頚動脈遮断時に基準値をリセットしておく必要がある．

Pitfalls 47
Stump pressure測定時の注意点
内頚動脈stump pressureの測定は動脈圧の絶対値を指標とすることが多いため，測定時に体血圧を一定の値（収縮期血圧160 mmHg程度）に調節しておく必要がある．

Tips 48
体性感覚誘発電位とstump pressure
遮断時に体性感覚誘発電位には変化がなくても，内頚動脈stump pressureが低い場合には，遮断時間が長くなると体性感覚誘発電位の変化がみられる場合もあり，注意が必要である．

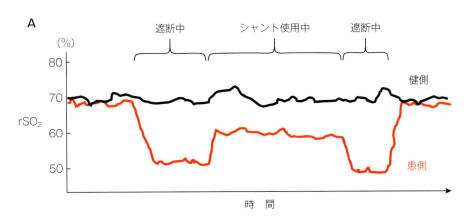

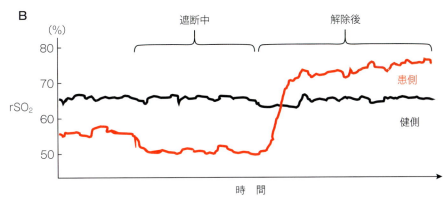

図.24 近赤外線分光法
術中 rSO₂ の模式図. A: 内頚動脈遮断中に患側の rSO₂ が約20％低下. シャント使用中には10％程度改善している. B: 内頚動脈遮断解除後に患側の rSO₂ が遮断前の10％以上増加しており, 過灌流症候群の危険性が高い.

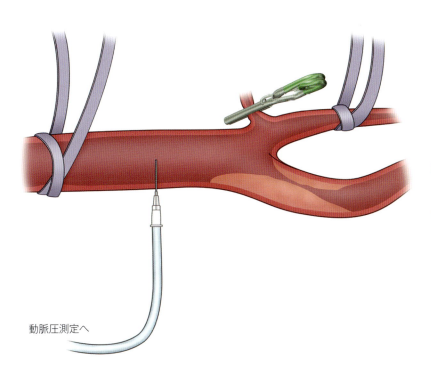

図.25 Stump pressure の測定
総頚動脈および外頚動脈を cross clamp した後に, 圧モニタに接続した注射針を刺入して stump pressure を測定する.

経頭蓋超音波ドップラー

- 超音波を側頭骨錐体部より入射し, ドップラー法を用いて患側中大脳動脈の血流波形を経時的にモニタリングする. ①頭蓋内血行動態の変化（特に血行遮断時の血流速度の低下と血行再開後の血流速度上昇）と, ②微小塞栓信号を観察する[16] 49 (図26).

> **Tips 49**
> **経頭蓋超音波ドップラーの装着**
> 中大脳動脈を観察する際には, 側頭骨のウィンドウ（側頭骨では頬骨弓上方のこめかみから耳介前方に存在）から, プローブを垂直からやや前上方に向けてサンプルボリュームの深度を 50～60 mm 程度として血流を検索し, 専用のバンドで固定する. 日本人女性では適切な側頭骨ウィンドウがない症例が少なくないことが知られている. 術前日に観察し, 観察可能な場合にはプローブ位置にマジックなどで印をつけておくと, 当日のセットアップ時間の短縮に有用である.

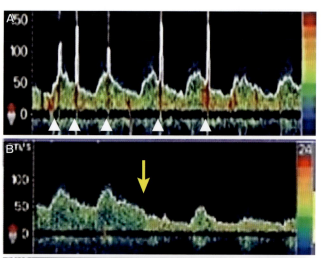

図.26. 頸動脈内膜剥離術中の経頭蓋超音波ドップラー所見
A：血管剥離中の微小塞栓信号．高度内頸動脈狭窄例や不安定プラーク例では，血管剥離中の操作に伴って微小塞栓信号が観察されることがある（▷）．B：内頸動脈を遮断すると，中大脳動脈血流速度が低下する（→）．この症例では最大収縮期血流速度が遮断前の60％程度の低下であり，脳虚血が生じる可能性は少ないと考えられた．C：頸動脈遮断の解除後には，血流速度が上昇する（→）．最大収縮期血流速度あるいはPIが術前の2倍以上に上昇する場合には，過灌流症候群を生じる可能性が高い．また，遮断解除直後には微小塞栓信号が観察されることがあるが（▷），微小気泡によるものであることが多い．

（文献17より引用）

- 中大脳動脈の平均血流速度が10cm/sec未満あるいは基礎値の30％以下に低下する場合は，内シャントの必要性が高い．
- 内頸動脈の遮断解除後あるいは手術終了直後に，収縮期最高血流速度またはpulsatility index（PI）が術前の2倍以上に増加する場合には，過灌流による脳出血の危険性が高い．
- 微小塞栓信号は，血流中の気泡や血栓などの微小栓子が，血流波形内に一過性の高輝度信号として検出されるものであり，血管剥離中や閉創中，術後早期に多数の微小塞栓信号が観察される場合は，同側脳虚血の発生が多い 50．

ICG 蛍光血管撮影

- ICGが蛍光を発する特性を有し，近赤外線カメラで撮影することで生体内部の血管を観察することが可能である．
- 頸動脈切開前にICGを静脈内投与し，頸動脈プラークの位置（特に遠位端）や，縫合後の残存プラークの有無を確認する目的で行う（図27）．

術中血管超音波

- 剥離された頸動脈にプローブを当てることにより，動脈切開前のプラークの位置や，縫合後の内皮断端の形態および血行動態を評価する 51（図28A）．

Memo 50

頸動脈内膜剥離術中の微小塞栓信号
頸動脈剥離中の微小塞栓信号の個数は，術中の一過性脳虚血発作・脳梗塞の発症に関係することが報告されている．剥離中には，頸動脈の挙上や圧迫によって，不安定プラークからの塞栓が生じるものと考えられるため，微小塞栓信号が多数検出されるような場合には，愛護的操作を心がける必要がある．術後早期に1時間に50個以上の微小塞栓信号が検出される場合も，同側脳虚血の発生が多く，このような場合には低分子デキストランの投与や抗血小板薬による管理が有効と考えられる．

Memo 51

術中血管超音波
再処置が必要となる術中超音波検査の所見として，①内頸動脈遠位部のflapが2mm以上，②内頸動脈での最大収縮期血流速度が125 cm/sec以上，③内頸動脈と総頸動脈の最大収縮期血流速度比が2以上，④動脈内血栓などが提唱されており，これらを放置すると術後の虚血性合併症の危険性が高い．

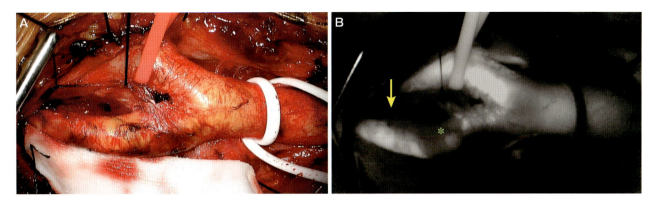

図.27. 術中の ICG 蛍光脳血管撮影
プラークが存在する部分では，ICG による蛍光が減弱して（＊），内頚動脈のプラーク遠位端（⇒）が確認できる．

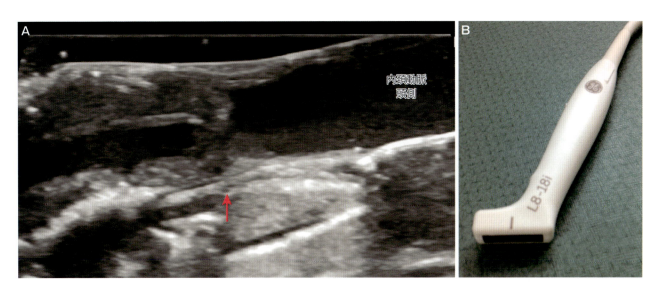

図.28. 術中血管超音波
A：内頚動脈のプラーク遠位端が明瞭に描出される（⇒）．B：ホッケー型リニアプローブ．小型で角度が付いているため，術野での操作が容易である．

- 通常のリニアプローブに加え，術中用ホッケー型リニアプローブを用いることで，より遠位端までの観察が可能となる（図28B）．

術中 DSA

- 術中血管造影によって，残存狭窄や血行動態の評価を行うことが可能であるが，合併症の危険性や手技に時間と手間がかかることが問題点であった．
- 近年普及しつつあるハイブリッド手術室では，高精細な DSA 画像が迅速に得られ，頚動脈ステント留置術とのハイブリッド治療も施行可能である 52（図29）．

Tips 52
頚動脈内膜剥離術と頚動脈ステント留置術のハイブリッド治療
動脈硬化病変が非常に長い場合や tandem 病変を認める場合に，頚動脈内膜剥離術で主要なプラークを摘出した後，遠位内頚動脈や近位総頚動脈の病変に対して同時にステント留置を行うことで一期的治療が可能である．ステント留置の際には確実な血行遮断が可能であることもメリットとなる．

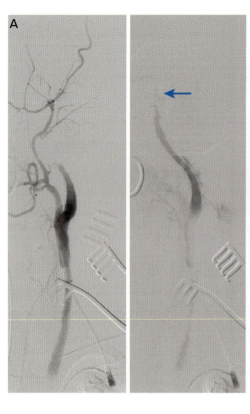
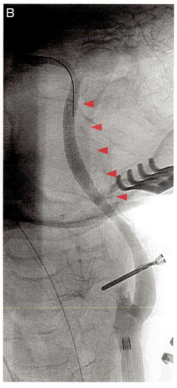

図.29 術中血管造影とステント留置

A：縫合し，内頸動脈の遮断解除にICG蛍光血管撮影および超音波ドップラーにて遠位閉塞が疑われたため，総頸動脈に4Frシースを挿入し血管造影を行った．内頸動脈は頸動脈内膜剥離術断端より3cm程度遠位部でtapering occlusionとなっており（➡），内シャント挿入時に解離を起こしたと考えられた（左：早期像，右：後期像），B：4Frシースを6Fr Brite Tip®（Cordis社）に入れ替え，解離部にステント留置を行い（▶），内頸動脈の良好な拡張を確認した．

06 過灌流障害の対策　　小笠原邦昭

定　義

- 過灌流は「脳組織の需要をはるかに超えた脳血流の急激な術後の増加」と定義され，贅沢灌流かつ高血流（定量値で術前値に対する2倍以上の血流あるいは，健側患側血流比が術前に比して術後に2倍以上）である病態を示す[18]．
- 症候性化した場合を過灌流症候群，症状がなく検査上の過灌流を無症候性過灌流あるいは過灌流現象と呼ぶ．

意　義

- 頸動脈内膜剥離術あるいは頸動脈ステント留置術後の過灌流の意義は，第一義的には神経学的脱落症状を主とした症状の出現，すなわち過灌流症候群である．
- 過灌流症候群には，片頭痛様の頭痛，顔面・眼球痛，痙攣，大脳半球局所症状などがあるが，最も重篤な症状が脳内出血である[18]．
- 術後過灌流による脳内出血の発症頻度は全症例中の1%と低率であるが，致死率は26%と高い．また，出血後生存したとしても，何らかの神経学的脱落症状により80%の症例は日常生活に支障をきたす[19]．

- 術後過灌流のもう一つの意義は認知機能障害である[19].
- 無症候性過灌流であっても，術後一過性の認知機能障害をきたし過灌流症候群を発症すると，たとえ脳内出血を合併しなくとも術後半年以上にわたって認知機能障害が遷延する[20].

術前予知と術後・術中診断

- 術後過灌流の出現は，脳血流 SPECT をはじめとした脳循環画像によるアセタゾラミド反応性の測定にて術前予知可能である 53 54 55.
- アセタゾラミド反応性低下症例の 40〜60％が術後過灌流をきたす（図 31）[18].

Memo 53

術後過灌流の発生メカニズム

術後過灌流の原因としては，以下のように考えられてきた[18]．内頸動脈の狭窄性病変による同側大脳半球の灌流圧が低下する．これに対応して脳血管の自動調節能により脳血管は拡張する．一方，血行再建により突然狭窄性病変が解除されると，同側大脳半球は低灌流圧から正常圧となる．脳血管の自動調節能が正常であればただちに脳血管は収縮するはずであるが，慢性的に脳血管が拡張状態にあるとただちに反応できず，結果として脳血流の増加をきたす．この脳血管の自動調節能の一時的な機能障害が，術後過灌流の原因と考えられてきた．

一方，術後過灌流の発生には，脳血管の慢性的拡張以外の因子の関与も示唆されている．すなわち，フリーラジカル・スカベンジャーであるエダラボンを，脳血管の慢性的拡張状態にある症例の術中内頸動脈遮断直前に投与すると，術後過灌流の発生を著明に減少させることができる[18]．さらに，酸化マーカーである Malondialdehyde-modified low density lipoprotein（MDA-LDL）を頸動脈内膜剥離術中に手術側頸静脈球から経時的にサンプリングし，フリーラジカル反応の程度を類推すると，脳血管の術前慢性的拡張状態で頸動脈遮断解除直後に高い MDA-LDL 濃度が存在すると術後過灌流は必発であった[19]．すなわち，術前の脳血管の慢性的な自動調節能障害に，術中虚血・再灌流が引き起こす脳内のフリーラジカル反応による急性自動調節能障害が加わって初めて術後過灌流が出現する．

Memo 54

MRAを用いた過灌流予知の簡便なスクリーニング法

通常，MRA で Willis 輪を 3D-time of flight 法で撮像した場合，理論的に動脈の信号強度はアセタゾラミド反応性に比例する．術前の頸部頸動脈狭窄病変側と同側の中大脳動脈の信号強度が正常な場合（中大脳動脈が M3 まで描出されている場合）術後過灌流は出現せず，中大脳動脈の信号が M3 から M1 のどこかで途切れている場合（図30），約 30％の確率で術後過灌流は出現する[21]．まず MRA を行い，中大脳動脈の信号が異常な場合のみに脳血流 SPECT などでアセタゾラミド反応性をみることで，効率的に過灌流ハイリスクを術前に選別できる．

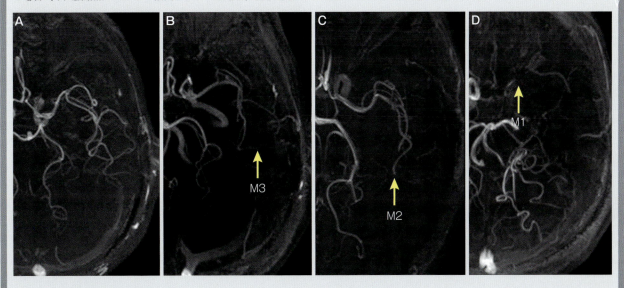

図30 左頸部内頸動脈狭窄症における single-slab による Willis 輪 3D-time of flight MRA
A：中大脳動脈が M3 まで描出されている．B：中大脳動脈が M3 で途切れている．C：中大脳動脈が M2 で途切れている．D：中大脳動脈が M1 で途切れている．B〜D の場合，アセタゾラミド反応性が低下している可能性があり，術後過灌流をきたす可能性がある．

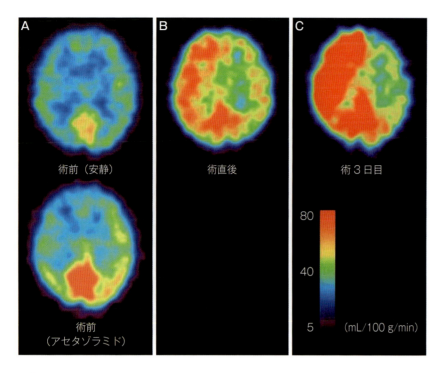

図31. 両側内頚動脈狭窄症に対し，右頚動脈内膜剥離術を施行5日後に過灌流症候群をきたした症例の脳血流SPECT

A：術前では，両側内頚動脈域の脳血流およびアセタゾラミド反応性の低下を認める．B：術直後に手術側大脳半球の著明な脳血流増加を認める．C：術3日目には手術側大脳半球の脳血流はさらに増加している．

- 術後過灌流の出現頻度は，黒田分類におけるグループ2（脳血流量正常＋アセタゾラミド反応性低下）とグループ3（脳血流量低下＋アセタゾラミド反応性低下）では差がない．
- 術後過灌流の最も確実な診断方法は，脳血流SPECTをはじめとした脳血流画像診断を術直後に行うことである．少なくとも術後24時間以内に行うべきである．
- 経頭蓋近赤外線分光法にて，頚動脈遮断解除後に徐々に遮断前値を超えて脳表酸素飽和度が増加し続ける場合には，過灌流が出現していることを強く示唆する（図32）[19]．
- 経頭蓋ドップラー上，頚動脈遮断解除後に徐々に遮断前値を超えて中大脳動脈血流速度が増加し続ける場合には，過灌流が出現していることを強く示唆する（図33）[19]．

対策 56

- 術中あるいは術直後に過灌流ありと診断したら，術直後より人為的降圧を行う．
- 人為的降圧は通常収縮期血圧を140 mmHg以下に下げる[18]．
- 過灌流そのものに対する治療の意味での鎮静は，無症候性過灌流の時点では不要である．
- 過灌流が症候化（過灌流症候群）したら，降圧の持続あるいは強化する（収縮期血圧を100 mmHg以下）とともにプロポフォール昏睡により脳代謝を低下させる．

Tips 55

アセタゾラミド適正使用指針

2015年4月に日本脳卒中学会，日本脳神経外科学会，日本神経学会および日本核医学会の合同アセタゾラミド適正使用指針作成委員会から「アセタゾラミド（ダイアモックス注射用）適正使用指針」[20]が発表された．この適正使用指針では，ダイアモックスを使用した安易な脳循環予備能測定をやめるよう勧告しているが，同時に本測定は「①閉塞性脳血管障害などにおける血行再建（バイパス術）の適応判定，あるいは②過灌流症候群（頭蓋内出血やてんかん発作など）などの血行再建術後の重篤有害事象の発生予測などのために必要と考えられる」と述べられている．したがって，頚動脈内膜剥離術および頚動脈ステント留置術後過灌流の術前予知に本法を用いるべきである．

Memo 56

頚動脈内膜剥離術後過灌流と頚動脈ステント留置術後過灌流との相違

頚動脈内膜剥離術後過灌流症候群と頚動脈ステント留置術後過灌流症候群との相違点は以下のように要約される[19]．

① 頚動脈内膜剥離術後過灌流症候群は通常術数日後（ピークは第6病日）に発症するのに対し，頚動脈ステント留置術後過灌流症候群および脳内出血は術後12時間以内に発症する．

② 頚動脈内膜剥離術後過灌流症候群における頭蓋内出血はすべて脳内であるが，頚動脈ステント留置術後過灌流症候群では脳内出血以外にくも膜下出血もきたしうる（約20％）．

③ 頚動脈内膜剥離術後過灌流症候群において頭蓋内出血発生にかかわる有意な因子は，「術直後からの厳密な血圧コントロール」施行の有無であるが，頚動脈ステント留置術後過灌流症候群における頭蓋内出血発生にかかわる因子はない．特に，「術直後からの厳密な血圧コントロール」は頚動脈ステント留置術後頭蓋内出血の発生に関与しない．

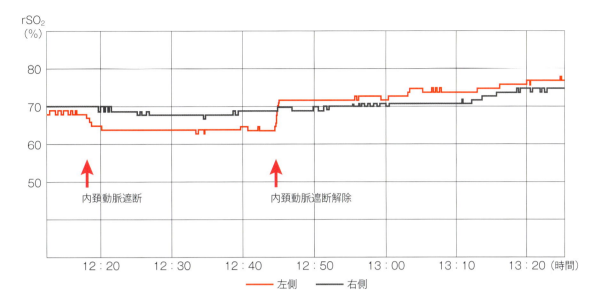

図.32 左頚動脈内膜剥離術後過灌流をきたした症例の経頭蓋近赤外線分光法による術中脳表酸素飽和度モニター
頚動脈遮断解除後に術側の脳表酸素飽和度が術前値を超えて増加し続けている.

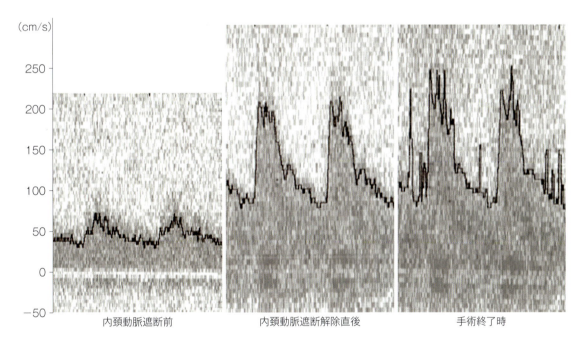

図.33 頚動脈内膜剥離術後過灌流をきたした症例の経頭蓋ドップラー法による術中中大脳動脈血流速度モニター
頚動脈遮断解除後に術側の中大脳動脈血流速度が術前値を超えて増加し続けている.

- 過灌流の持続中に鎮静・降圧を中止すると頭蓋内出血をきたすことがあり,脳循環検査にて過灌流の消失を確認してから中止する[19].
- 過灌流に対する降圧療法中に他部位の虚血症状(下肢閉塞性動脈硬化症,対側内頚動脈閉塞症,心筋虚血など)が出現することがある.
- フリーラジカル・スカベンジャーであるエダラボン60 mgを頚動脈遮断直前に投与することにより,高い確率で過灌流の出現そのものを阻止できる[18] **53**.

IV 3 頚動脈ステント留置術：ステント

01 ステントの種類と使い分け

庄島正明，小野秀明

はじめに

- わが国における頚動脈ステントの歴史は，1990年代後半までさかのぼる．当初はオフラベル治療であったが，頚動脈用ステント「PRECISE®」（Cordis社）の販売が開始された2008年4月以降，オンラベルの治療となった．
- 現在，3種類の頚動脈用ステントが使用可能である〔Carotid WALLSTENT™ Monorail™ Endoprosthesis（Boston Scientific社），PRECISE® Pro RX（Cordis社），PROTÉGÉ™ RX（Medtronic社）〕．
- 頚動脈ステント留置術で使用される自己拡張型ステントは，closed cell stent と open cell stent に大別される．
- 適切なステントを選択することは，プロテクションデバイスの有無よりも頚動脈ステント留置術の転帰に大きく影響するという報告もあり[22]，ステントに関する知識を深めておく必要がある．

ステントの種類

- ステントは留置方法，製造方法，素材によりさまざまに分類される（表1）．
- ステントの性能を反映する数多くのパラメータが存在するが，プロファイル，最大拡張径，長さに加えて，radial force と free cell area が特に重要である（表2）．
- 現時点で国内で入手可能な頚動脈用ステントの比較表を提示する（表3）．

表1 さまざまなステントの分類

留置方法	製造方法	素材	セルの形状
Self-expanding	Laser-cut tube stent	Nitinol stent	Open cell stent
Balloon-expandable	Braided wire stent	Cobalt alloy stent	Closed cell stent
	Coil stent	Stainless steel stent	

頚動脈病変　IV

- 頚動脈に留置されるステントはすべて自己拡張型ステント（self-expanding stent）である．また，製造方法に基づいて，Laser-cut tube stent と Braided wire stent に大別される．
- Laser-cut tube stent は，金属製の円管の壁の大部分がレーザーでカットされることで製造される（図1）．
- 国内で入手可能な頚動脈用の Laser-cut tube stent はすべて open cell stent であるため，Laser-cut tube stent＝open cell stent という印象が強いが，海外には Laser-cut の closed cell stent も存在する❶．
- デリバリーシステム内に格納するためには，かなりの金属を削除せねばならず，Laser-cut stent の金属量は少ない傾向にある．ただし，留置時のショートニングは起こらない．

> **Memo 1**
>
> 海外では Xact® Carotid Stent System（Abbott Vascular 社）などの Laser-cut closed cell stent が販売されている．ちなみに脳動脈瘤用の Enterprise™ VRD（Codman 社）も Laser-cut の closed cell stent である．

表2　ステントの性能を反映するさまざまな用語

用語	説明
プロファイル（Profile）	デリバリーシステムの太さ
最大拡張径（Diameter）	ステント展開時の最大径
長さ（Length）	最大拡張径におけるステントの長さ
フリーセルエリア（Free cell area）	セルとはストラットで囲まれた領域であるが，一つひとつのセルの面積を慣用的にフリーセルエリアと呼ぶ．フリーセルエリアが小さいステントほど，ステント内へのプラーク突出を防ぐ効果が高いが，ステントの柔軟性が犠牲となる可能性がある
ラジアルフォース（Radial force）	自己拡張力に加えて，外力に対して変形しないように抵抗する力も含めてラジアルフォースという．決まった定量方法がないため，数値比較は容易ではない
誘導性（Trackability）	目的部位への到達のしやすさで，屈曲や狭窄通過能力を反映する用語．ステントの柔軟性やデリバリーシャフトの剛性などを反映する
柔軟性（Flexibility）	柔軟性の高いステントセットは屈曲を通過しやすい．しかし，通過性やラジアルフォースが犠牲になっていることがある
適合性（Conformability）	屈曲部や血管径の差が大きい病変に対してステントが血管壁に圧着する能力．ステントのデザインやラジアルフォースを反映する

表3　国内で使用できる頚動脈用ステントの比較

	WALLSTENT™	PRECISE®	PROTÉGÉ™
製造方法	Braided	Laser-cut	Laser-cut
素材	コバルト合金	ナイチノール	ナイチノール
Cell shape	closed cell	open cell	open cell
Free cell area[23]	小さい 2.5 mm² 未満	大きい 5.0〜7.5 mm²	より大きい 10〜15 mm²
Radial force[24]	小さい 1倍	大きい 5倍	より大きい 6倍
Conformability	やや悪い	良い	良い
Trackability	ほぼ同等	ほぼ同等	ほぼ同等
Profile	6〜8 mm，5Fr 9〜10 mm，6Fr	6〜8 mm，5Fr 9〜10 mm，6Fr	すべて 6Fr

Free cell area は文献23を，radial force は文献24を引用している．これらの値は測定方法や文献により大きく異なる．

141

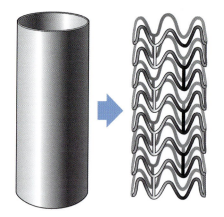
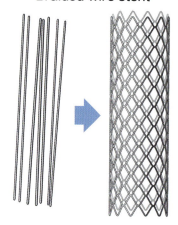

図1 Laser-cut tube stent と Braided wire stent
Laser-cut tube stent は金属製の円管がパンチングされて残ったところがステントとなっている．一方，Braided wire stent は複数のワイヤーが円筒状に編み込まれてステントとなる．

- Braided wire stent は，金属製のワイヤーを筒状に編み込むことで製造され，必ず closed cell stent となる．
- ストラットの交差部が固定されていないために，ステントが伸縮しうる．
- 伸展させることで low profile にしてデリバリーシステム内に格納できるため，Braided wire stent は金属量を増やしたステントをデザイン可能である．ただ留置時にショートニングが起こる．

Radial force（自己拡張力）

- 頸動脈などの体表近くを走行する血管では，外力や関節運動に伴う変形が懸念されるので，形状復元力を有する自己拡張型ステントを選択する．
- 一方，バルーン拡張型ステントは留置部位のコントロール性が良好なので，位置決めの精度を重要視する冠動脈や鎖骨下動脈の病変で好んで使用されている．
- 一般的に，バルーン拡張型ステントのほうが自己拡張型ステントよりも radial force が強くなるように設計されている．
- ステントが自己拡張力を獲得するには2通りのメカニズムが存在する．
- PRECISE® や PROTÉGÉ™ などの Laser-cut tube stent は，形状記憶合金であるナイチノールでできた円管をレーザーでカットすることで作成されており，形状記憶合金に由来する強い自己拡張力を有している．
- 一方，WALLSTENT™ の素材であるコバルト合金には形状記憶能はない．ただし，超合金であるコバルト合金製のワイヤーには，曲げられても簡単には座屈せずにまっすぐに復元しようとする高い剛性がある．
- このようなワイヤーが多数編み込まれて製造された WALLSTENT™ にも，ワイヤーの剛性と編み込み構造に由来する自己拡張力がある．
- ステントの自己拡張力の大部分はステントの製造方法，つまり Laser-cut tube か Braided wire かで決定される．

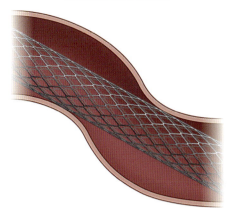 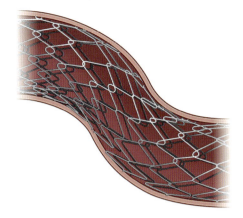

図2. Closed cell stent と open cell stent の conformability の違い
Closed cell stent はストラットの連続性に制限され，血管の屈曲部分に追従できず，ステントの拡張が不十分となることがある．一方，open cell stent はカーブの外側ではセルが広がり，カーブの内側ではセルが狭まることで血管の屈曲に対応することができるので，conformability が高い．

- Laser-cut tube stent の自己拡張力は，Braided wire stent の数倍以上も大きい．つまり，PRECISE®・PROTÉGE™ のほうが，WALLSTENT™ よりも自己拡張力が強い．
- 自己拡張力は，ストラットの太さ・厚さやセルの形状にも影響される．このため，PRECISE® と PROTÉGE™ で自己拡張力に若干の差があり，PRECISE® よりも PROTÉGE™ のほうが自己拡張力が強い．
- 編み込み型の自己拡張ステントの場合，ワイヤーの剛性と，ワイヤーが交差する角度が自己拡張力に影響する．
- 理論上はワイヤーの剛性が高く，ワイヤーの交差角度が大きく（180度に近く）なるほど自己拡張力が強くなる❷．

> **Memo 2**
> WALLSTENT™ のワイヤー交差角度は6mmで130度，8mmと10mmで140度となるように設計されている．このため6mmよりも8mmと10mmのほうが自己拡張力が大きい．

セルの形状・面積

- ステントのストラットで囲まれた各領域をセルと呼ぶ．
- 初期に開発されたステントはすべて closed cell stent であった．
- Radial force を損なわずにステントの flexibility と屈曲血管に対する conformability を改善させるための工夫として，open cell stent が開発された（図2）．
- Open cell stent は，ストラットの一部を除去して隣り合う複数のセルを結合させることで flexibility，conformability を獲得している．
- このため open cell stent の free cell area は closed cell stent の数倍以上となっており，open cell stent ではステント内へのプラーク突出を防ぐ効果が犠牲となっている．
- Free cell area の大きさは，WALLSTENT™ < PRECISE® < PROTÉGE™ である（表3）．特に症候性の狭窄病変で free cell area の大きなステントほど，手技に伴う脳梗塞の頻度が増加する傾向にある[23]．

ステントの径の選択

- 自己拡張型のステントは，添付文書に記載されるとおりに，留置部血管径よりも 1.0～2.0 mm 大きいサイズを選択する❸．アンダーサイジングもオーバーサイジングもよくない．
- 小さすぎるステントを選択すると，ステントが血管壁に圧着しないために，ステントが移動（マイグレーション）する危険性がある．
- 大きすぎるステントを選択すると，ステントによる慢性的な拡張力が血管壁にとってストレスとなり，内膜増殖が起こりやすくなる可能性がある[25]．
- Laser-cut tube stent ではオーバーサイジングによりセルサイズが小さくなるが，Braided wire stent ではオーバーサイジングするとセルサイズが大きくなるためプラークを保護する効果が減弱する[26]．

ステントの長さの選択

- 病変長を完全に覆う適切な長さを選択する．具体的には，狭窄の両端から 5 mm 程度は余分にステントでカバーすることが望ましいので，病変の長さ＋10 mm 以上のステントを留置する．
- WALLSTENT™ では留置時のショートニングがあるので，多少余裕をもった長さのステントを選択する．
- WALLSTENT™ と PROTÉGÉ™ は約 60 mm までのステントがラインアップされているが，PRECISE® は 40 mm までのラインアップしかない．
- 長い病変を治療する場合や，プラークの突出・再狭窄に対処するために，2 つ以上のステントをオーバーラップさせて対処することがある．この場合，異種金属接触腐食を避けるために，同じ素材のステントを使用するように添付文書に記載されている．

ステントの種類の選択

- 頚動脈用のステントには，①狭窄した病変部をきちんと拡張して内腔を確保する，②ステント内へのプラーク突出を防ぐ（より小さな free cell area），③再狭窄が起こりづらい，といった性能が求められているが，すべてに秀でたステントは現時点では存在しない．
- 狭窄部の近傍に屈曲が存在したり，狭窄遠位と狭窄近位で血管径に著しい差のあるケースでは，conformability の高いステントが望ましい．この観点からすると，PRECISE® や PROTÉGÉ™ などの Laser-cut tube stent が向いている．
- WALLSTENT™ を屈曲部に留置すると，同部位が直線化される結果，ステントの遠位と近位の血管に強い屈曲をもたらしうる．
- また，血管径に著しい差がある病変に WALLSTENT™ を留置すると，先端が十分に拡張しないことがある．

> **Memo 3**
> 添付文書には，WALLSTENT™ と PRECISE® は 1.0～2.0 mm，PROTÉGÉ™ は 0.5～1.5 mm 大きいサイズを選択するように記載されている．

- プラークが脆弱であることが MRI やエコーで予想されている場合は，radial force と free cell area の観点からステントを選択する．
  - ① Radial force が強いステントのほうが，ストラットがプラークにめり込みやすいので，プラークが脆弱な場合は radial force の小さいステントのほうが適している．
  - ② Closed cell stent のほうが，open cell stent よりも free cell area が小さい．また，Braided wire stent のほうが Laser-cut tube stent よりも free cell area が小さい．このため，プラークが脆弱な病変に対しては，Braided wire stent である WALLSTENT™ を第一選択とする．2番目の選択肢として Laser-cut closed cell stent を選択するが，国内では販売されていない．Laser-cut open cell stent である PRECISE® · PROTÉGÉ™ は3番目の選択肢である．
- プラークの脆弱性が予想されるが，屈曲が強いところに存在するためにステントの conformability が必要とされる場合は，Laser-cut tube stent のなかでも radial force が小さめである PRECISE® が現時点では適していると思われる．
- 強い石灰化があるなど病変が硬いことが予想されたり，十分な血管拡張を期待したい場合は，高い radial force を有するステントが望ましい．このため，硬い病変が予想される場合は，PROTÉGÉ™ が適している．
- ステントが血管壁に十分に圧着していない場合や，ステントの radial force が強すぎて血管壁がストレスを感じる場合，初期の拡張が不十分な場合などに再狭窄が起こりやすい．
- Open cell stent で再狭窄の頻度が若干高いという報告がみられるが，臨床転帰に影響するほどの差はみられていない[27]．

まとめと今後の展望

- 頚動脈用ステントの性能は open cell か closed cell かで分類されることが多いが，より本質的にはステントの製造方法，つまり Laser-cut か Braided かで分類したほうが理解しやすい．
- 遠位塞栓を防止する観点から，free cell area が小さい Braided wire stent である WALLSTENT™ を第一に選択するのが理にかなっている．しかし，狭窄病変は往々にして屈曲部に存在し，WALLSTENT™ の留置がためらわれることも少なくない．
- このため，病変の形状や硬さに応じて PRECISE® · PROTÉGÉ™ などの Laser-cut tube stent を使い分ける．
- どの程度の屈曲がある場合に open cell stent を使用したほうがよいのかは，個々の術者のフィーリングや経験に負うところが大きい．
- ステントのサイズや長さに関しても基本を外さずに選択するようにすることが，安全な頚動脈ステント留置術につながる．
- 今後，屈曲病変に生じた脆弱なプラークに対応できるような，conformability が高くて free cell area の小さな Braided wire stent の開発が望まれる．
- また，tonsillar loop と呼ばれるような極度に強い屈曲部の狭窄に，現在の5〜6 Fr のシステムを誘導するのは困難である．
- このため，ステントシステムのさらなる low profile 化にも期待したい．

02 PRECISE®

阿部　肇

概　要

- ナイチノール（ニッケル・チタン合金）製の自己拡張型 open cell stent である．2008年4月，わが国で初めて保険承認された頚動脈用ステントである（図3，図4）．
- ステント径は6〜10 mmが1 mm刻みでラインアップしており，ステント長は20 mm（ステント径6 mmのみ），30 mm，40 mmがラインアップしている（表4）．

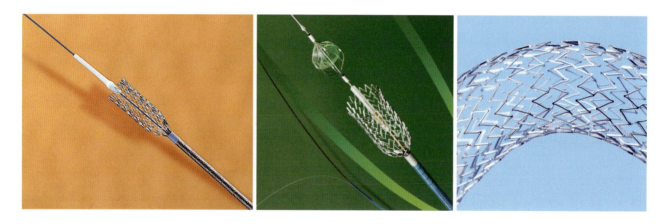

図3　PRECISE® ステント（提供：Cordis 社）

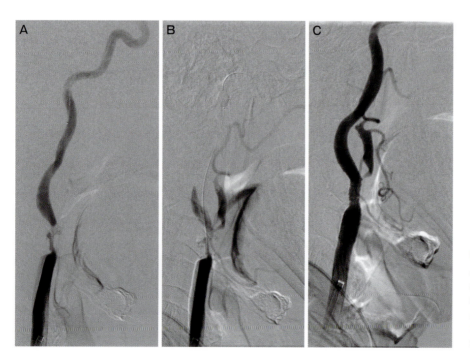

図4　ステント留置前後画像
84歳，男性．右内頚動脈狭窄により脳梗塞を発症．A：症候性 NASCET 90%狭窄．B：中等度リスクのプラークのため，distal protection は guard wire にて施術．C：PRECISE® 8 mm × 40 mm を用いて，良好な拡張を得た．

- デリバリー方法として，Over-the-Wire（OTW）タイプのみが保険収載時には導入されていたが，現在は rapid exchange（RX）タイプが導入されている．
- ステントデリバリーシステムをロープロファイル化し，その先端形状をラウンドカットすることにより，高い追従性・通過性を実現している．ステント径が6〜8 mm のものは4Fr シース（6Fr ガイディングカテーテル）でも誘導可能である．

Open cell stent としての特徴

- Open cell stent はリシースできないため，展開前にどの位置にステントを留置するかを十分に検討しておく．
- Closed cell stent と異なりステントのショートニングはほとんど起こらないため，事前に想定した範囲内に留置しやすい．
- Peak to valley 構造により，血管への密着性が高く，屈曲した血管であっても形状に沿ったステント留置が可能である．
- このため，総頸動脈と内頸動脈の口径差が大きい病変であっても，ステントと血管壁の間に空隙を生じることなく留置可能である．
- Open cell stent は，一般的に closed cell stent と比較しセルサイズが大きくなっているため，軟らかいプラーク（vulnerable plaque）に対して使用すると，ステント内へのプラーク突出（plaque protrusion）が起こりやすい．
- Open cell stent は，一般的に closed cell stent と比較し radial force（ステントの広がろうとする強さ）が強いため，病変への密着性が良く，病変を拡張する力も強い．
- 一方，radial force が強いために，plaque protrusion も起こりやすい．PRECISE® の radial force は PROTÉGÉ™ とほぼ同等である[28]❹．
- 以上の特性から，open cell stent は一般的に石灰化を伴うような硬い病変や屈曲部に存在する病変，内頸動脈と総頸動脈の口径差が大きい病変などに適している．

表4. ステントラインアップ

PRECISE® Pro RX			PRECISE® OTW		
径×長さ（mm）	推奨血管径（mm）	最大 Profile	径×長さ（mm）	推奨血管径（mm）	最大 Profile
6×20	4〜5		6×20	4〜5	
6×30			6×30		
7×30	5〜6	5Fr	7×30	5〜6	5.5Fr
7×40			7×40		
8×30	6〜7		8×30	6〜7	
8×40			8×40		
9×30	7〜8		9×30	7〜8	
9×40		6Fr	9×40		6Fr
10×30	8〜9		10×30	8〜9	
10×40			10×40		

Memo 4

2017 年 7 月現在，わが国で使用可能な open cell stent には PRECISE® と PROTÉGÉ™ の 2 種類がある．筆者の経験的なものではあるが，後発品である PROTÉGÉ™ のほうが留置操作はやりやすい印象がある．ただし，PRECISE® はロープロファイルであるためか，屈曲病変でも誘導しやすい印象がある．

03 PROTÉGÉ™

鈴木康隆

構　造

- ステント本体はナイチノール製であり，血管の屈曲に適応しやすい open cell 構造となっている．
- ステント径は 8〜10 mm，ステント長は 30〜60 mm までラインアップされている．
- テーパード形状のステント径は，近位 8 mm − 遠位 6 mm のタイプと近位 10 mm − 遠位 7 mm の 2 タイプがラインアップされている．適合血管径は図 5 の如くである．
- ステント両端にエッジマーカーとして X 線不透過マーカーが配置されている．ステントのサイズによりエッジマーカー数は異なる（図 6）．
- デリバリーカテーテルマーカーは遠位と近位に配置されている．
- テーパードステントについては，中間部分（テーパー開始部の遠位側）にも中間マーカーが配置されている（図 7）．
- デリバリーシステムの有効長は 135 cm で，全長は 162 cm である（図 8）．
- 6Fr シースに対応しており，ガイディングカテーテルは 8Fr が推奨されている．
- 適合ガイドワイヤーは 0.014 inch で，デリバリーカテーテル先端部にあるガイドワイヤールーメン長は 27.5 cm である（図 8）．

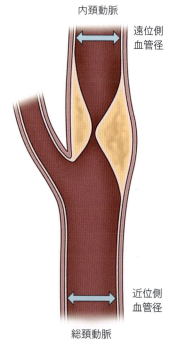
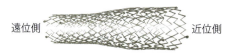
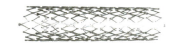

形　状	カタログ番号	ステント径 (mm)	標的血管径 (mm)
ストレート	SECX8-40-135	8	6.5〜7.5
	SECX8-60-135		
	SECX9-40-135	9	7.5〜8.5
	SECX9-60-135		
	SECX10-40-135	10	8.5〜9.5
	SECX10-60-135		
テーパード	SECX8-6-30-135	8−6*	(6.5〜7.5)−(4.5〜5.5)*
	SECX8-6-40-135		
	SECX10-7-30-135	10−7*	(8.5〜9.5)−(5.5〜6.5)*
	SECX10-7-40-135		

*近位側−遠位側

図 5　PROTÉGÉ™ ラインアップ（提供：Coridien japan 社）

頚動脈病変 IV

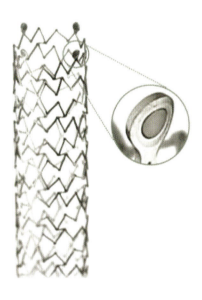
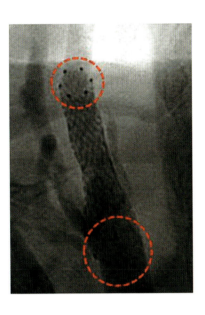

図6. エッジマーカー （提供：Covidien japan 社）

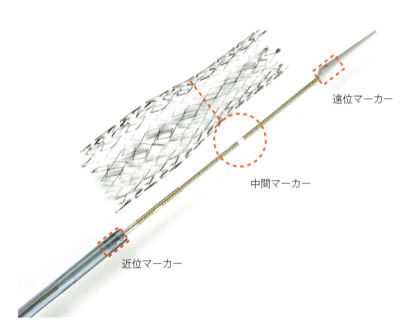

図7. PROTÉGE™ マーカー
遠位・近位マーカー：デリバリーカテーテル上に不透過マーカーがある．中間マーカー：テーパードステントのみステントテーパー開始部（遠位側）に中間マーカーがある．

（提供：Covidien japan 社）

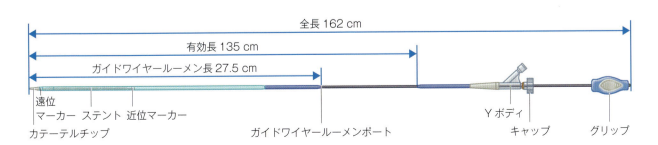

図8. PROTÉGE™ 全長 （提供：Covidien japan 社）

テーパードステントの特徴 ❺

- PROTÉGÉ™ RX は，現在国内で使用できる頚動脈ステントでは唯一の テーパードステントを含むラインアップを有している（2017 年 7 月現 在）．
- テーパードステントは，遠位部と近位部での血管径差が大きい病変に対 して選択されることが多い．これは，細い血管径に対する慢性的な mechanical stress を減じることができると考えられているからである．
- テーパードステントを使用したほうが，治療後のステント内狭窄または 閉塞が有意に少なかったとの報告もある[29]．
- テーパードステントを使用することにより，プラークへの過度のストレ スとそれによるステント内へのプラーク突出を防げる可能性が示唆され ている．
- Open cell 構造のステントは元来母血管への圧着性は高いが，テーパー ド構造のものは特に屈曲した血管であっても直線化を起こすことが少な く留置できるとされている．
- デーパードステントは，内頚動脈起始部への過度のストレスを減じるこ とで，術後の徐脈や低血圧の発生も低下させる可能性があると考えられ る．

04 Carotid WALLSTENT™ Monorail™ Endoprosthesis

伊藤明博

概　要

- WALLSTENT™ は，スウェーデン人技術者の Hans Wallsten が開発し た医療用ステントである．
- 1986 年に冠動脈に使用されて以来，世界的に使用さている最も歴史あ るステントの一つで，わが国では末梢血管用もしくは胆管用の WALLSTENT™ が off-label で頚動脈ステント留置術に使用されていた 時期もある．
- 2010 年に Carotid WALLSTENT™ Monorail™ Endoprosthesis が頚動脈 ステント用のデバイスとして保険収載された（図 9）．
- Elgiloy を芯材として，X 線不透過性のタンタルを埋入したワイヤーが 編み込まれて作成された（wire-braided）自己拡張型の closed cell stent である ❻．
- ステント径は 6〜10 mm，ステント長は 22〜31 mm までラインアップ されている．
- Closed cell stent の特徴として，留置前後でステント長が大きく変化す るため，添付文書（表 5）を参考に使用サイズを決める．
- ステントの一部を展開しても，リシースが 2 回まで可能とされている． つまりリポジショニングが 2 回まで可能である．

> **Memo 5**
>
> 本ステントは，6Fr シース（8Fr ガイディングカテーテル）で使用 するのが望ましいが，自験例では 5Fr シース（7Fr ガイディングカ テーテル）でもステントの誘導は 問題なく行えている．ただし，ス テント展開前の位置決めをする際 の造影が困難となるので注意され たい．

> **Memo 6**
>
> Elgiloy とは，一般にコバルト・ クロム・ニッケル合金のことを指 すが，ほかの成分も含まれてい る．Carotid WALLSTENT™ Monorail™ Endoprosthesis は， コバルト，クロム，ニッケル，鉄， モリブデンからなり，これらに過 敏症のある患者（さらには金属ア レルギーの明らかな患者）には使 用しない．

Closed cell stent の特徴

- 留置すべき血管の最大径（通常，総頸動脈）より 1〜2 mm 大きい短径サイズのステントを使用し，狭窄部位の両端より 5 mm 以上健常部位が含まれるようにする．
- ただし，closed cell stent は留置前後でステント長が大きく変化すること，留置後に血管が直線化する傾向があることから，長めのステントが選択されることが多い．
- BEACH 臨床試験では，約 75％の症例で 10×24 mm，または 8×21 mm のステントが使用されていたことを参考にサイズを選択するとよい．
- Open cell stent と比べると，free cell area が小さい．ステント径，計測位置などにもよるが，free cell area の比は，WALLSTENT™：PRECISE®：PROTÉGÉ™＝約 1：6.6：7.6 程度との報告もあり，PROTÉGÉ™ の free cell area は WALLSTENT™ の約 8 倍広い[24]．
- Open cell stent と比べると radial force（自己拡張力）が弱い．研究手法にもよるが，自己拡張力の比は，WALLSTENT™：PRECISE®：PROTÉGÉ™＝約 1：5：6 との報告もあり，WALLSTENT™ の自己拡張力は，PROTÉGÉ™ の 1/6 程度しかない[24]．

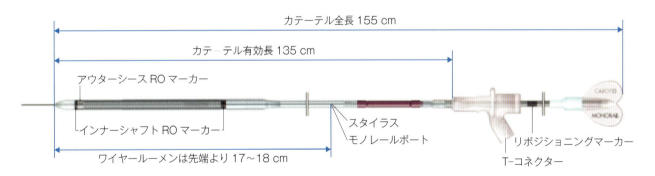

図9 Carotid WALLSTENT™ Monorail™ Endoprosthesis （提供：Boston-Scientific Japan 社）
RO：Radiopaque.

表5 Carotid WALLSTENT™ Monorail™ Endoprosthesis の添付文書

ステント								デリバリー カテーテル		適合性	
全開時		拘束時	留置時					外径 (Fr/mm)	有効長 (cm)	ガイディング シース 最低内径 (Fr/inch)	ガイディング カテーテル 最低内径 (Fr/inch)
直径 (mm)	長さ (mm)	長さ (mm)	直径 (mm)	長さ (mm)	直径 (mm)	長さ (mm)				
6	22	41.5	5	30	4	36	5.0/1.67	135	5/0.073	7/0.073
8	21	48	7	30	6	36	5.0/1.67	135	5/0.073	7/0.073
8	29	64.5	7	40	6	48	5.0/1.67	135	5/0.073	7/0.073
10	24	51	9	30	8	36	5.9/1.97	135	6/0.086	8/0.086
10	31	68.5	9	40	8	49	5.9/1.97	135	6/0.086	8/0.086

（添付文書を参考に作成）

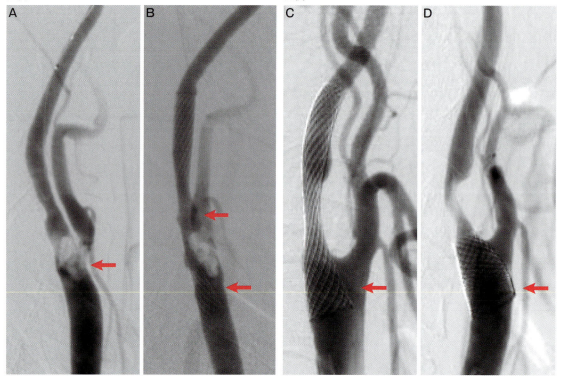

図.10 右頸部頸動脈狭窄の2症例

[症例1] A：頸動脈ステント留置術前（側面像）．石灰化の強い狭窄病変．B：頸動脈ステント留置術後（側面像）．ステントの拡張が弱く，血管壁との間に空隙を認める．

[症例2] C：頸動脈ステント留置術直後（側面像）．ステントは総頸動脈に圧着していない．D：頸動脈ステント留置術後3日目（側面像）．ステントのshorteningを認める．

- ワイヤーが編み込まれて作成されているという構造上，留置後の血管を縦方向に直線化させる傾向があり，conformabilityがopen cell stentよりも悪い．このため，closed cell stentは血管壁との間に空隙ができやすい傾向がある（図10A・B）．
- また，総頸動脈への圧着が悪いと留置後にステントが想定以上に短縮する場合（shortening）があることに注意する（図10C・D）．
- 以上のような特徴から，屈曲が強い症例には適さない．また，高度の石灰化などの硬い狭窄病変においても，自己拡張力が弱いために向いていない．
- 一方，free cell areaが小さい，自己拡張力が弱いという性質から，ステント内へのプラーク突出（plaque protrusion）が起こりづらいと考えられている❼．

Memo 7
周術期の合併症率は，closed cell stent（Carotid WALLSTENT™ Monorail™ Endoprosthesis）のほうが，低い可能性が示唆されている[30, 31]．

IV 4 頚動脈ステント留置術：プロテクションデバイス

01 プロテクションデバイスの種類と使い分け

佐藤健一，松本康史

はじめに

- 頚動脈狭窄に対する外科治療として，頚動脈内膜剥離術（carotid endarterectomy：CEA）と頚動脈ステント留置術（carotid artery stenting：CAS）が行われる．
- 大規模臨床研究の長期成績報告では，周術期以降の脳卒中発症率には両者で明らかな差は認められていないが，頚動脈ステント留置術は頚動脈内膜剥離術と比較して周術期軽症脳卒中が有意に多い．
- 頚動脈ステント留置術周術期軽症脳卒中の主因は，頚動脈ステント留置術施行中のプラークからの debris 飛散による遠位塞栓である．
- プロテクションデバイス（embolic protection device：EPD）とは，頚動脈ステント留置術中に起こりうる遠位塞栓を予防するために使用するデバイスである．
- プロテクションデバイスを適切に選択し使用することは，頚動脈ステント留置術の周術期治療成績を左右する主因の一つである❶.

プロテクションの方法と使用デバイス

- 各プロテクション方法の利点，欠点を表1に示す．各方法で使用されるデバイスの詳細は各論を参照されたい❷❸.

Distal balloon protection 法（図1）

- 狭窄部遠位の内頚動脈にバルーンを留置して血流を遮断し，手技終了後に血液ごと debris を専用デバイスにて吸引除去する．
- 手技中に血流を遮断するため虚血耐性がないと使用できないが，debris の回収率は高い．
- バルーンを拡張している間は病変部の造影による確認ができない．
- Carotid GUARDWIRE® PS（Medtronic 社）が使用可能である．

Memo 1

Japanese CAS survey（43 施設 8,002 症例，2001 年 1 月～2010 年 12 月）によると，術後 30 日以内の脳卒中 / 心筋梗塞 / 死亡率は，主に distal balloon protection 法を使用した「頚動脈ステント留置術未承認期間」（6.1 %）や，頚動脈ステント留置術承認後の「単一デバイス期〔distal filter protection, Angioguard® RX（Cordis 社）〕」（10.2 %）に比較し，「tailored CAS 期（症例ごとにデバイスを選択）」（3.5 %）が有意に低減（治療成績向上）した[32].

Memo 2

遠位型プロテクションデバイス（distal filter protection, distal balloon protection）は，近位型プロテクションデバイス（flow stasis, flow reversal）と比較して病変通過時に塞栓症を起こすリスクがある．しかし，システムのサイズが小さく操作が容易なため，ほとんどの臨床試験で採用されている．

Tips 3

遠位塞栓デバイス全般において，デバイスによる血管損傷や塞栓症，debris の不完全回収，眼動脈への塞栓症などに注意する必要がある．

表1. 各種遠位塞栓防止法の特徴

	利 点	欠 点
Distal balloon protection	・使用法が平易 ・debris の捕捉が確実	・内頚動脈遮断不耐性症例には使用困難 ・機械的刺激による攣縮や血管損傷の危険 ・手技中の造影が不可能 ・ガイドワイヤーとしての操作性が劣る
Distal filter protection	・順行性血流を維持しながら手技が可能 ・手技中の造影が可能	・debris 捕捉能の信頼性に劣る ・フィルター閉塞時に虚血性合併症の危険性が高い ・フィルターの機械的刺激による攣縮や血管損傷の危険 ・フィルターがステントに干渉すると回収困難となる ・ガイドワイヤーとしての操作性が劣る
Proximal protection （flow stasis，flow reversal）	・手技の全過程で protection が可能 ・debris の捕捉が確実 ・病変通過ガイドワイヤーの選択肢が増える	・手技が繁雑 ・大径のシース留置が必要 ・手技中の造影が困難 ・内頚動脈遮断不耐性症例には使用困難

（文献33を参照して作成）

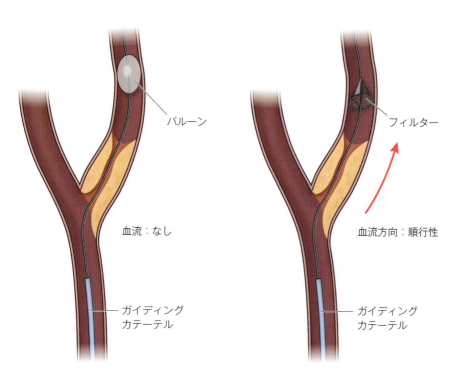

図1. Distal balloon protection 法　　　図2. Distal filter protection 法

Distal filter protection 法（図2）

- 狭窄部遠位の内頚動脈に留置したフィルターで手技中に発生した debris を捕捉し，手技終了後にフィルターとともに debris を回収除去する．
- 内頚動脈の血流を維持しながら手技を行うことができるため，虚血耐性のない症例でも使用可能であるが，debris の回収率は高くない．
- プロテクション下の血管撮影が可能である．
- 大量の debris が捕捉されてフィルターが目詰まりを起こすことにより no flow 現象，slow flow 現象をきたすことがある．no flow 現象，slow flow 現象は周術期脳卒中出現と有意に相関する❹❺．

Memo 4
フィルター閉塞の評価法は，no flow（フィルターの遠位に造影剤が流れない，中大脳動脈領域に造影剤が流れない），slow flow（中大脳動脈領域全域が造影されるが，循環遅延を認める），normal flow（異常なし）の3段階で評価する．

Troubleshooting 5
No flow，slow flow が認められた場合は，フィルター型デバイスを抜去する前にステント内からフィルター直下までの血液を吸引カテーテルを用いて十分吸引除去する．

頚動脈病変 IV

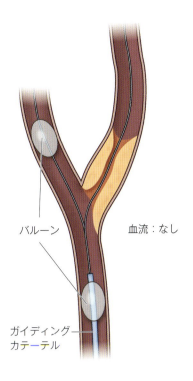
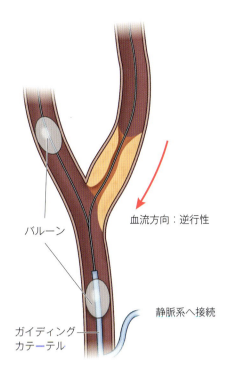

図 3. Flow stasis（proximal protection）法

図 4. Flow reversal（proximal protection）法

- わが国ではフィルター型遠位塞栓防止デバイスとして，Angioguard® RX（Cordis 社），FilterWire® EZ（Boston Scientific 社），SpiderFX™（Medtronic 社）の 3 種が使用可能である❻.

Proximal protection 法

Flow stasis 法（図 3）

- 総頚動脈と外頚動脈の両者をバルーンにて閉塞し，内頚動脈血流を停滞させる❼❽.
- 病変部をガイドワイヤーなどのデバイスが通過する前に，プロテクションを完成することができる.
- バルーン付きガイディングカテーテルと外頚動脈遮断用バルーンが一体化した Mo.Ma Ultra™（Medtronic 社）を使用する.
- OPTIMO™（東海メディカルプロダクツ社）や CELLO™（富士システムズ社）などのバルーン付きガイディングカテーテルで総頚動脈を閉塞し，Carotid GUARDWIRE® PS で外頚動脈を遮断することでもプロテクションを完成させることができる.
- 外頚動脈に置いたバルーンを回収する際に，ステントと干渉して回収が困難に陥る可能性がある.
- 総頚動脈と外頚動脈の両方をバルーンで閉塞しても内頚動脈の順行性血流が残存する場合は，遠位型プロテクションデバイスを併用する必要がある.

Flow reversal 法（図 4）

- 総頚動脈と外頚動脈の両者をバルーンにて閉塞し，さらにガイディング

Tips 6
フィルター型プロテクションデバイスのうち，Angioguard® や FilterWire® などの perforated membrane 型は，SpiderFX™ などの mesh 型に比べて，フィルター前後で圧格差が生じやすく，圧格差に応じて血流速度が低下する．血流速度の低下はフィルターの目詰まりを引き起こしうる[34].

Pitfalls 7
総頚動脈のみの遮断では，約 7 割で有効な内頚動脈血流の停滞は発生しない．側副血行が豊富な外頚動脈から内頚動脈への軽度の圧勾配が発生しやすいためである．ただし総頚動脈のみの遮断であっても，ガイディングカテーテル内に陰圧をかけて強い逆流を生じさせれば，内頚動脈の逆流を作成することが可能である.

Tips 8
総頚動脈遮断下に内頚動脈の血流停滞を誘導するために，上甲状腺動脈の閉塞は必ずしも必要ではなく，外頚動脈閉塞の有無が内頚動脈の血流パターンに影響を与えているとされる.

カテーテルの近位側からフィルターを介して静脈系に血液を還流させることより，内頚動脈に逆流を生じさせる．
- 病変部をガイドワイヤーなどのデバイスが通過する前に，プロテクションを完成することができる．
- Parodi Anti-Embolism System（PAES）（ArteriA®：Gore 社）はわが国では未承認のため，flow stasis 法と静脈還流システムを組み合わせる Parodi 変法が一般的である．
- ガイディングカテーテル内にステントを挿入する時点で，ガイディングカテーテル内に十分な内腔が確保できなくなり，逆流が維持できなくなることがある．

プロテクションデバイスの使い分け

- プロテクション方法の比較研究は行われていない．それぞれ利点と欠点が存在するので，症例ごとにシステムが選ばれることになる．
- プロテクションデバイスの使い分けには，虚血耐性，病変部の形態的特徴（屈曲，狭窄度，病変長，デバイス設置血管径など）と質的評価（脆弱プラークかどうか）などの術前検査結果を勘案して行う．
- 虚血耐性のない症例では，distal filter protection 法を使用することで，順行性血流を保ちながら手技を遂行することが可能である．
- 屈曲病変などステントの位置決めが困難な症例では，distal filter protection 下に脳血管撮影を行うことが可能である．
- 脆弱なプラークに対する治療では，proximal / distal balloon protection 法を行い，手技終了後に血液ごと debris を回収する方法が適している．
- 高度狭窄病変や，血栓付着病変などワイヤーなどでの病変通過が困難な症例では，flow stasis 法，flow reversal 法を使用することで，病変通過時の遠位塞栓性合併症を予防する．
- Flow stasis 法では内頚動脈の血流停滞が維持できない場合は，flow reversal 法に切り替えるか，distal protection 法を併用する．

02 FilterWire® EZ　　　西堂　創

概　要

- Boston Scientific 社が販売するフィルター型遠位塞栓防止用デバイスである **9**．
- 脳への順行性血流を維持して頚動脈ステント留置術中の脳循環保護を行える **10**．
- デバイスはワンサイズで，留置部の血管径が 3.5〜5.5 mm の場合に有効に使用できる．長さは 190 cm のものと 300 cm の 2 種類がラインアップされている（表 2，表 3）．
- 虫取り網のような構造をしたフィルターバッグはポリウレタン製で，直

Pitfalls 9

フィルター型の遠位塞栓防止用デバイスは，脳への順行性血流を維持できるため，側副血行が不良な症例で特に良い適応である．しかし，多数の塞栓子の飛散が予想される例（プラーク量が多い症例，ソフトプラークの症例）ではフィルター閉塞が懸念されるため，側副血行が不良であった場合でもフィルターデバイスでの頚動脈ステント留置術にこだわらないほうがよい．

Memo 10

FilterWire® EZ とウォールステントを用いた頚動脈ステント留置術の安全性と有効性を前向きに評価した BEACH 臨床試験では 450 例が登録され，技術的成功率 97.1％，手技合併症は 5.6％，30 日以内の死亡率 1.6％，脳卒中 4.5％，31〜360 日の神経学的死亡／同側脳卒中は 3.1％であった[35]．

径110μmの孔が多数設けられており，広いフィルター面積を有する．
- サスペンションアームで支持された楕円形のナイチノール製のフィルターループにより，血管壁への密着性が向上している（図5～図7）．

表2．FilterWire® EZ System 概略

先端プロファイル	3.2Fr
Distal Tip	3.0 cm
適合血管径	3.5～5.5 cm
ポア（孔）サイズ	110 μm
ワイヤー構造	Moderate support
ランディングゾーン	狭窄遠位部より3 cm以上
留置位置確認	1 View
リトリーバルシースプロファイル	4.3Fr
ワイヤーの長さ	190 cm，300 cm

表3．スペック

	外径（Fr）	適合血管径（mm）	適合最小GS/GC内径（inch）
FilterWire® EZ System 190 cm	3.2Fr（1.1 mm，0.042 inch）	3.5～5.5	0.066
FilterWire® EZ System 300 cm	3.2Fr（1.1 mm，0.042 inch）	3.5～5.5	0.066
EZ Bent Tip Retrieval Sheath 150 cm	4.0Fr（1.3 mm，0.052 inch）	－	0.066

GS：ガイディングシース，GC：ガイディングカテーテル，適合ガイドワイヤー：0.014 inch（EZ BentTip Retrieval Sheath 150 cm）．

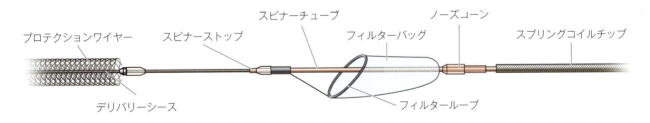

図5．FilterWire® EZ の構造

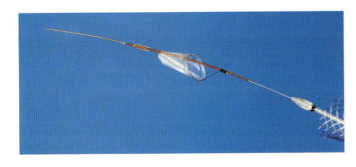

図6．実物写真（提供：Boston Scientific 社）

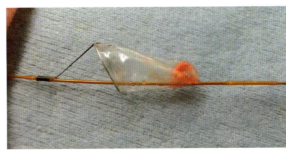

図7．プラーク捕獲時

● 一世代前のフィルターデバイスである Angioguard® と比較すると，フィルター面積が増加することで手技中のフィルター目詰まり（no flow 現象）の頻度が減少すると期待されている[36]．また，血管と密着性が向上したため，debris の捕捉率が改善すると期待されている[37]．

使用法

● 全身ヘパリン化により ACT 275 秒以上を維持する．
● 使用前にヘパリン加生理食塩水にフィルターバッグとデリバリーシースを沈める．バッグに付着した気泡はプロテクションワイヤーを指で軽く弾く要領で除去するとよい．ノーズコーンの一部がシースの中に入るまでワイヤーをゆっくりと引き込みシースで覆う**11**．
● 狭窄部位に応じてスプリングコイルチップを形成する．
● 付属されたピールアウェイイントロデューサを用いて，ガイディングカテーテルに接続された Y 字コネクターにシステムを通す．
● ロードマップを用いて血管狭窄部を丁寧に通過させる．通過時には塞栓子を末梢に飛ばす可能性があることに留意し，簡単に通過させることができなければ，コアキシャルカテーテルを用いる方法が有効な場合もある**12**．
● Buddy wire の使用や flow reversal 法を用いるなどの手段を考慮する．
● フィルターループの頂点が奨励されるランディングゾーン（狭窄遠位端から 3 cm 離れた場所）で展開できるところまでプロテクションワイヤーを進める．
● プロテクションワイヤーをワイヤートルカーで固定し，デリバリーシースを後退させてフィルターバッグを開く．
● デリバリーシースを取り出す際には，助手に Y 字コネクターをしっかりと固定するように指示し，術者はこの際に透視モニターを監視し続け，フィルターが動くことがないように注意を払う．
● 造影してフィルターが適正位置か，血流に問題がないかを確認する．
● 手技中は常にフィルターが動かないように注意を払う．
● プロテクションワイヤーを回収する際には，まずリトリーバルシースをワイヤーのスピナートップまでゆっくり進める．次いで，止血弁のところでワイヤートルカーを固定する．最後にゆっくりとワイヤーを後退させて抵抗が感じられるところまでリトリーバルシースの中に収納させ，システム全体を慎重に抜去する**13 14**．

> **Troubleshooting 11**
> **フィルターがデリバリーシースから展開されない場合**
> ■ フィルターを準備段階でデリバリーシースに引き込みすぎていた可能性がある．
> ■ フィルターバッグとスプリングチップの間に設けられているノーズコーンの一部がシースに入っている状態で十分であり，事前に確認しておく．

> **Tips 12**
> ■ 高度狭窄病変や総頚動脈から内頚動脈への角度が急峻な症例では，フィルターで病変を通過するのが困難なことがある．
> ■ 病変通過困難な場合は，先端にアングルをつけたコアキシャルカテーテル（4～6Fr）でバックアップを確保しつつ方向付けを行うとうまくいくことがある．この場合，長さ 300 cm の製品を選択するか，190 cm の製品に 0.014 inch のエクステンションワイヤー™（朝日インテック社）を接続してコアキシャルカテーテルを抜去する．

> **Troubleshooting 13**
> **フィルターを収納したリトリーバルシースがステントで引っかかる場合**
> ■ フィルターバッグの一部が完全に収納されていなかった可能性がある．
> ■ 無理に引っ張るとフィルターが損傷される危険性がある．
> ■ リトリーバルシースをステントより遠位に戻し，フィルターを確実に収納する．

> **Troubleshooting 14**
> **リトリーバルシースがステントで引っかかってフィルターまで誘導できない場合**
> ■ 血管の屈曲，ステント近位端の圧着不良，open cell stent のストラットでの引っかかりなどが原因として推定される．
> ■ 首を回旋させたり側屈させたり，血管を体表から軽く押すなどの方法がある．
> ■ 先端部分が少し曲がったベントチップ型のリトリーバルシースを使用する方法もある．
> ■ ベントチップ型リトリーバルシースが入手不能な場合は，（奨励はされていないが）付属のリトリーバルシースの先端を熱でシェイピングする方法もある．
> ■ 4～6Fr のコアキシャルカテーテルを誘導して，フィルターを回収することもできる（その場合，エクステンションガイドワイヤーで FilterWire® EZ のデリバリーワイヤーを延長する必要がある）．

頸動脈病変 IV

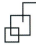 **SpiderFX™**

和田 始

SpiderFX™ の特徴

- SpiderFX™（Medtronic 社）は，頸部内頸動脈狭窄症に対するバルーン拡張および頸動脈ステント留置術を行ううえでの debris の迷入による塞栓性合併症対策として使用する，プロテクションデバイスのなかで病変遠位部に置くフィルター型デバイス[38]である．
- すなわちデバイスは狭窄部を越え，病変末梢へプロテクションデバイスを誘導する必要がある **15** **16**．
- この際，内頸動脈の高度屈曲や高度狭窄であった場合，この遠位部へのデバイスの誘導が困難となる症例が存在するが，その解決策として登場した．
- SpiderFX™ は，モノレール構造となったフィルターを収めたカテーテル（図 8）を 0.014 inch もしくは 0.018 inch のワイヤーを先行させ，目的とする位置まで誘導する（図 9）．このガイドワイヤーを抜去し，そのガイドワイヤーを通していたルーメンを使って，目的とする部位へフィルターを置く構造をもつ．
- デバイスの誘導が困難となる場合，従来の太いカテーテルを先行させたり，buddy wire technique などの付加的な手技を必要とせず，0.018 inch でもガイドワイヤーさえ誘導できれば，SpiderFX™ は比較的容易に留置ができる．

> **Memo 15**
> **Double protection 時のデバイスの選択**
> 昨今はダブルで使用することが一般的となったが，手技が繁雑となってしまうため，全例か，選択的に行うのか，末梢のデバイスにはバルーンタイプか，フィルタータイプかを選択するのは術者の判断による．

> **Tips 16**
> バルーンを 2 個用いた double protection 作動＝血行遮断となり，遮断時間が長くなる欠点がある．システムの違う，近位部にバルーン，遠位部にフィルターを使い分けることが，遮断を解除した時間を増やし，偶発的に生じる debris の迷入アクシデントを減らす意味合いで[39]筆者は好んで行っている．比較的動きづらいフィルター型デバイスである SpiderFX™ は，相応しい遠位型プロテクションデバイスと考える[40]．

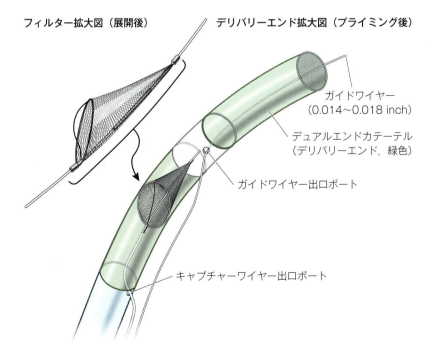

図 8．SpiderFX™ の構造
ガイドワイヤーを用い，フィルターを格納したカテーテルを，狭窄部の遠位に誘導する独特のシステムをもつ．

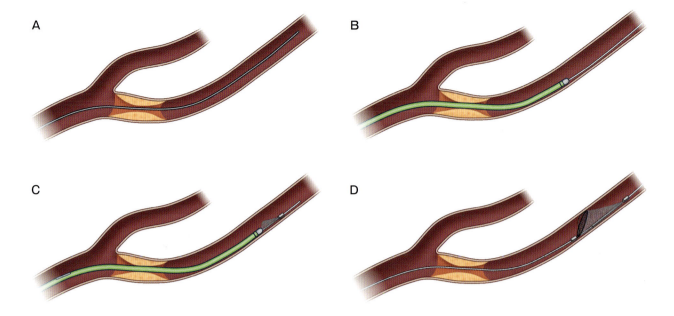

図9. SpiderFX™ のデリバリーと留置
Spider FX™ を誘導, 展開する手順 (A～D).

- その他の特徴として, 先発品のフィルタータイプの欠点であった, フィルターに debris が溜まり, 目詰まりの結果起こる flow stop 対策として, バスケット容量の増加, ヘパリンコーティング, フィルターの pore サイズの工夫がなされている.
- ワイヤーの上を可動的にフィルターが動く独自の構造により, 手技中の不意なフィルターデバイスの移動を起こしにくい構造となったことも大きな利点と思われる (図8).
- そのほか, デリバリーカテーテルの前後を返し, キャプチャーエンド (青色) からワイヤーを通し (シングルルーメン), フィルターを回収する独自のカテーテル (デュアルエンドカテーテル) となっていること, 留置する内頚動脈径により 6 mm と 5 mm のサイズが用意されていることも挙げられる 17 18.

> **Troubleshooting 17**
> 特に小径のステント, open cell 構造, ステントと留置部位が屈曲であった場合は注意を要する. 不用意にキャプチャーカテーテルに緊張を加えると, ステントの移動, プラークの破綻, 塞栓の distal migration を引き起こす. ワイヤーの緊張をコントロールして, もしくはガイディングカテーテルを上げこれを外す.

使用時の注意点

- 以上のコンセプトのため, 従来のフィルタータイプの製品より構造が複雑である. そのため, 例えばカテーテル内を生理食塩水で確実にフラッシュしておかないと, 体内でのフィルターの delivery が容易でなくなる.
- システムを上げる際, 不用意にデリバリーカテーテルのみ押し進めると, ガイドワイヤーがカテーテルのモノレールルーメンから外れてしまうことがある.
- フィルターが動きにくくなる工夫のため, 遠位チップコイルからフィルターの遠位マーカーまでの距離が長く, 他社製品よりはフィルターが手前に展開されることに注意が必要である.
- どのデバイスも同様であるが, メリット・デメリットをあらかじめ想定し, デバイスを選択することが大事な tips と思われる.

Pitfalls 18

留意しておきたいことは，フィルターの回収手技である．ワイヤーよりもかなり広径のカテーテルを filter protection 直下まで誘導する必要がある．その際にステントとワイヤーが血管の走行より近接してしまうと，特にステントエッジにカテーテル入り口が引っかかる（図10）．バルーンタイプのプロテクションデバイスの場合，しっかり動脈壁に密着しているため容易にデバイスが動かないが，フィルターと動脈壁の摩擦がほとんどないため，ワイヤーに緊張が加わると，フィルターが落ちてくる現象となる．キャプチャーカテーテルが引っかかっていることに気がつかず，カテーテルに安易に緊張を加えるとフィルターが留置したステントまで落ち，引っかかってしまうと危機的な事態となりうる．

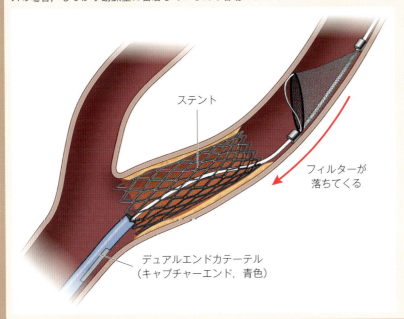

図10．フィルターデバイスの滑落のしくみ
デュアルエンドカテーテルのキャプチャーエンドは開口部が広く，ステントエッジなど突起物に引っかかりやすい．フィルターも可動性が高いのでこのままカテーテルを押すと，ワイヤーに緊張がかかり容易にフィルターが落ちてくる．

04 Carotid GUARDWIRE® 吉野義一

特 徴

- 本デバイスは，頚動脈ステント留置術を行う際に，塞栓物質（血栓，debris など）を捕捉するため，内頚動脈に一時的に留置するバルーン型の末梢保護デバイスである．
- 経皮的血管形成術（PTA）バルーンやステントと同軸に置くガイドワイヤーとして使用できる．
- 分類上はガイドワイヤーではなく，オクルージョンバルーンカテーテルである．
- 捕捉した塞栓物質を吸引除去するアスピレーションカテーテルが付属する **19 20**（図11）．
- 手技中に血流を完全に遮断するため，末梢に debris を飛散させる可能性が少ない．
- フィルター系のプロテクションデバイスと比較すると，遮断による手技時間の制限や，EZ Adaptor の取り扱いなど手技がやや繁雑になる **21**．

Pitfalls 19
吸引カテーテルで血液を吸引する際，カテーテル先端をバルーンに近づけすぎるとバルーンを損傷する危険がある．

Troubleshooting 20
吸引カテーテルをステント内に通す際に引っかかることがある．カテーテルの吸引腔に 0.035 inch のガイドワイヤーを通して操作すると，引っかかりを外すことができる．

Tips 21
遮断時間を短縮するには，術者と介助者が合わせて3人以上が望ましい．

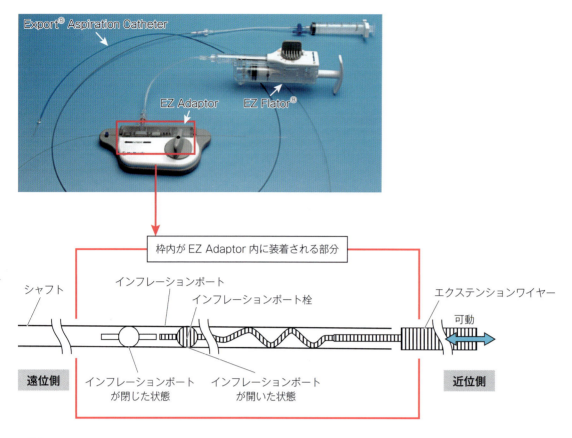

図11. Carotid GUARDWIRE®の構造とバルーン拡張のしくみ（画像提供：Medtronic社）

適応

- プラーク量が多い症例，血栓やdebrisが飛散する可能性がある症例など，高い末梢保護能が必要な症例で用いられる．
- 局所麻酔下では血流遮断への虚血耐性が必要で，耐性が十分でない場合は全身麻酔が望ましい．
- バルーンサイズが5〜6 mmで適切に閉塞できる血管で使用する㉒．
- 抗血小板療法または抗凝固療法が禁忌である場合は用いない．
- 使用に際する実施医基準と実施基準教育プログラムの受講が義務づけられている（http://www.clp-net.jp/）．

> **Tips 22**
> 偽閉塞など狭窄がきわめて強い場合は，血管径よりやや大きめにバルーンを拡張する．

仕様

- 有効長は200 cmと300 cmの2種類がある．
- ハイポチューブ構造の閉鎖回路になっている．
- 先端スプリングコイル長は2.5 cm，バルーンの有効長は4.5 mm，シャフトの外径は0.014 inch，バルーン部の外径は0.036 inchであり，4Fr以上のカテーテルに通すことができる（図12）．
- バルーンに使用する造影剤はヘパリン加生理食塩水で1：1に希釈する（ヨード濃度300 mg/mLの場合）．

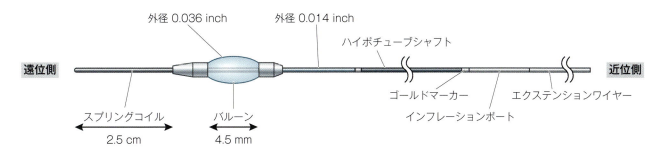

図12. Carotid GUARDWIRE®の概要

使用方法

- 術前より前交通動脈や後交通動脈を介した側副血行を評価しておく．
- バルーンによる遮断開始前に活性凝固時間（ACT）が250秒以上になるように十分なヘパリンを投与する．
- 通常の頚動脈ステント留置術手技では，5〜10分程度の血流遮断が必要となる㉑．
- 遮断中は意識状態，duck squeezing test などを行い，患者の状態をモニターする．
- 虚血耐性が十分でなくてもプロポフォールなどで鎮静して局所麻酔で行えるが，不穏症状や神経脱落症状が出現するなど術者のストレスとなる．安定して手技を行うには全身麻酔が望ましい．
- 図11 のように付属の EZ Adaptor を用いてチューブのインフレーションポートを開き，EZ Flator®を用いて造影剤を注入してバルーンを拡張させる㉓．
- 必ず準備の段階で拡張／収縮がスムースでリークがないことを確認する．この準備を怠ると，バルーンが設定サイズより小さかったり，リークがあるとアダプタを外した後にバルーンが退縮して思わぬ脳梗塞につながる．また，準備の段階で不要にバルーンの拡張／収縮を繰り返さない㉔㉕．
- 製品としては6サイクルまで収縮拡張が可能とされている．
- Carotid GUARDWIRE®のバルーンが病変部に近すぎると，PTAバルーンの操作やステント留置の妨げとなる．病変部の遠位端とバルーン近位マーカーは 2.0 cm 以上離す（図13）．
- バルーンカテーテルなどを通す際に生理食塩水に浸したガーゼで血液を拭きとるが，強くこすると近位側のエクステンションワイヤーがずれたり引き抜けることがある㉖（インフレーションポート栓と接続されているエクステンションワイヤーはハイポチューブに固定されていない）．この場合，ポートが開いてバルーンが縮小してしまう．
- ゴールドマーカーも過度に力を加えると位置がずれる．気づかないと EZ Adaptor のシール部とポートが合わないため，バルーンの拡張や収縮ができなくなる㉖．
- 添付文書では，バルーンの拡張は血管サイズを1 mm 以上超えないと

Troubleshooting 23

- バルーンが拡張しない場合：インフレーションポートに血栓が付着している場合がある．シャフトを生理食塩水に浸したガーゼで軽く拭いて再度拡張作業を行う．シャフト内に空気が残存している場合がある．EZ Adaptor で陰圧をかけ，回路を造影剤で十分にパージする．
- バルーンが収縮しない場合：インフレーションポートや栓が機能していない可能性がある．ゴールドマーカーよりバルーン側のシャフトを折る．これで収縮しない場合は断端を EZ Adaptor に装着して収縮させる．

Tips 24

遮断開始前にステントやPTAバルーンなど使用するデバイスをすぐに使えるよう準備し，拡張／収縮がスムースでリークがないことを確認する．

Pitfalls 25

デバイスの準備でしっかりバルーンを拡張しないと，最初の拡張時に設定サイズより小さくなる．

Pitfalls 26

バルーンのシャフトを強くこすると，エクステンションワイヤーやゴールドマーカーがずれてトラブルになることがある．

されている．しかし，実際にはバルーンサイズを正確に判断することは難しく，膨らみ具合をみて判断する．

- 目安として，はじめバルーンはほぼ正球形に拡張し，バルーン径が血管径に達した後，球形から俵形に変化したところが至適サイズである．
- 過剰に拡張すると，血管攣縮や血管解離などの血管損傷を引き起こす．これを避けるためには適応が大切で，バルーンサイズ5〜6 mmで適切に閉塞できる血管に使用する．
- 狭窄が強く，末梢の内頚動脈が虚脱しているような場合は，PTAやステント留置によって術前より血管径が拡張することがある．この場合は，バルーンのサイズが丁度だとバルーンと血管壁の内側に隙間が生じ，debrisを末梢に飛散させる危険がある．偽閉塞など狭窄がきわめて強い場合などでは，バルーンをやや大きめに拡張するほうが安全である．
- インフレーションポートより遠位側を折り曲げるとハイポチューブに穴が空き，造影剤が漏出してバルーンが退縮してしまう．手技中に生じるとdebrisが末梢に飛散して思わぬ脳梗塞を生じる 27．
- 術中のチューブの取り扱いには十分に注意し，術前はキンクや損傷がないことを確認する．
- 逆に何らかの理由でバルーンが退縮しない場合は，この性質を利用してバルーンを退縮させることができる 23．

Pitfalls 27
外頚動脈末梢側で内頚動脈への吻合が著明な場合は，debrisを外頚動脈に流さない．

Troubleshooting 28
病変部の屈曲が強い場合などCarotid GUARDWIRE®抜去時にステントのストラットに引っかかることがある．力任せに引かず，0.035 inchなどの硬めのガイドワイヤーをステント内に通して血管を直線化して抜去する（buddy wire technique）．先端がストレートの5Frカテーテル（内径0.055 inch，長さ125 cm以上）をCarotid GUARDWIRE®上で進め，バルーンを包み込んで抜去する方法もある．

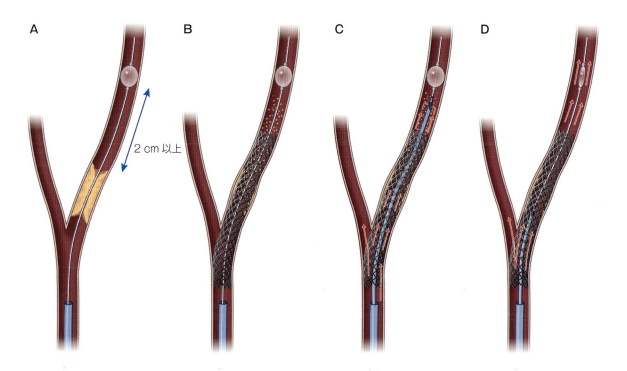

図.13. Carotid GUARDWIRE®を用いた頚動脈ステント留置術手技 28
A：狭窄部を通過させてバルーンを拡張する．バルーン近位マーカーと病変部は2 cm以上あける．B：Carotid GUARDWIRE®をガイドワイヤーとして用いてバルーンPTAやステント留置を行う．C：ステント留置後に吸引カテーテルでdebrisや血栓などを吸引する．D：バルーンを収縮させて血流を再開させる．

05 Mo.Ma Ultra™

山本宗孝

特　徴

- 頸動脈ステント留置術における近位バルーンプロテクションデバイスは，その有効性が報告されている[41]．Mo.Ma Ultra™（Medtronic社）は頸動脈ステント留置術用近位バルーンプロテクションデバイスである．
- 本製品単独で総頸動脈および外頸動脈を遮断し，塞栓物質（血栓，debris）の頭蓋内循環への流入を防止，吸引除去することができる．
- その他の遠位プロテクションデバイスを併用することも可能である．

構　造 29（図14）

- ①遠位（外頸動脈遮断用）バルーンインフレーションルーメン，②近位（総頸動脈遮断用）バルーンインフレーションルーメン，③ワーキングチャンネル（前後拡張用・ステントデリバリー用，血栓・debris吸引用）のトリプルルーメン構造で，シェルにそれぞれのルーメンにつながるポートが設置されている．
- 遠位バルーンインフレーションルーメンの先端は，外頸動脈からの血液逆流を防止するフィッシュマウスバルブ構造になっている．
- 遠位バルーンと近位バルーンの間は6 cmである．

> **Tips 29**
> 一般的なガイディングカテーテルと異なり，ワーキングチャンネル出口から狭窄部まで距離が生じるため，病変通過の際にガイドワイヤーのコントロールが困難な場合は，マイクロカテーテルを利用した交換法などの工夫が必要である．

留置方法

- 交換法で患側外頸動脈へ挿入したロングガイドワイヤーの近位端をチップチューブに挿入する．続いてワーキングチャンネル内に挿入したマン

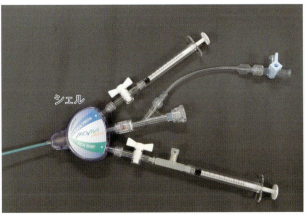
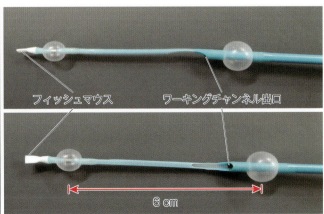

図14. Mo.Ma Ultra™の構造

ドリル遠位端に挿入し，マンドリル全長にガイドワイヤーを通す．
- 遠位バルーンの中央に位置するマーカーバンドを外頸動脈内に十分挿入する．
- マンドリルのみ抜去し，遠位バルーンを適切な位置に調整し，遠位バルーンを拡張して固定した後にガイドワイヤーを抜去する．
- ワーキングチャンネルから造影剤を注入し，外頸動脈が遮断されていることを確認する㉚．
- 近位バルーンを拡張する．ワーキングチャンネルから造影剤を注入し，造影剤が停滞することで総頸動脈が遮断されていることを確認する．
- 神経症状の出現の有無により虚血耐性を確認する．上甲状腺動脈や上行咽頭動脈などが遠位バルーンの留置部より近位から分岐している場合は，完全に血流の停滞が得られない可能性がある（図16）．
- その場合はワーキングチャンネルポートから適宜もしくは持続的に血液を逆流させ，頭蓋内への塞栓物質の流入を防止する㉛．

頸動脈ステント留置術の手技

- ワーキングチャンネルから標準的な手技で頸動脈ステント留置術を行った後，遮断により停滞している血液を60 mL吸引する（図17）．セルフィルターでdebrisや血栓の残存がないことを確認する㉜．
- 遠位バルーン，近位バルーンの順序で収縮させ遮断を解除する．
- 確認撮影後，X線透視下にメインユニットを抜去する㉝．

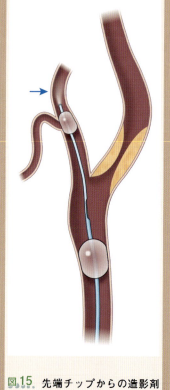

Pitfalls 30
チップチューブは外頸動脈からの逆血を防止するデザインになっているが，強く造影剤を注入した場合に順行性の造影剤の勢いで弁が開くことがある．この場合，造影剤によるフローは遠位バルーンの周囲ではなく，先端チップからのみ確認される（図15）．

図15. 先端チップからの造影剤の流出

Troubleshooting 31
手技途中で虚血による発作が起きた場合，ただちに最低20 mL×3回の血液吸引を行い，セルフィルターで血栓やdebrisがないことを確認してからバルーンを収縮させる．あわてて血液吸引なしにバルーンを収縮させることは絶対に避ける．

Tips 32
虚血耐性が不十分な場合や血流遮断が不完全な場合には，フィルターデバイスによる遠位プロテクションデバイスを併用することで安全に手技を遂行できる．

Pitfalls 33
特にopen cellタイプのステントを展開した場合は，遠位バルーンがストラットに絡む可能性があり慎重に抜去する．

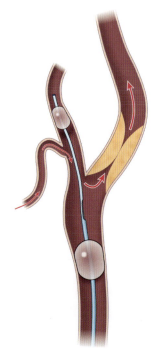

図16. 不完全な血流遮断

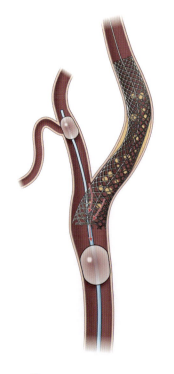

図17. 血栓・debrisを含む血液の吸引

まとめ

- 狭窄部をガイドワイヤーもしくは遠位プロテクションデバイスを通過させる時点から，プロテクションを行えることが最大の利点である．

06 OPTIMO™

岐浦禎展

はじめに

- バルーンガイディングカテーテルであるOPTIMO™（東海メディカルプロダクツ社）は，頚動脈ステント留置術だけでなく，血栓回収療法における末梢塞栓の予防や脳動脈瘤コイル塞栓術におけるflow controlを目的として用いられている．
- 本稿では，OPTIMO™の特長と頚動脈ステント留置術における使用について解説する．

OPTIMO™の3つの特長

- OPTIMO™はデュアルルーメン構造のバルーンガイディングカテーテルで，大きく3つの特長が挙げられる．
- 第一の特長として内腔の太さが挙げられる．バルーンルーメンはカテーテルシャフトに一体化しており，メインルーメンの大きさが最大限に確保されている（図18）．すなわち外径9Fr OPTIMO™の内腔は0.090 inchあり，6Frステントデリバリーシステムを挿入しても内腔が0.012 inch確保され，容易に造影が可能である．
- 第二の特長として，手元から先端にかけて最大5段階に軟らかくなる独自のカテーテルトランジッション設計がなされている．そのため，ガイディングカテーテルとしてのトルクレスポンス，バックアップサポートに優れ，血管蛇行の大きい高齢者の症例でも容易にカテーテル誘導が可能である．

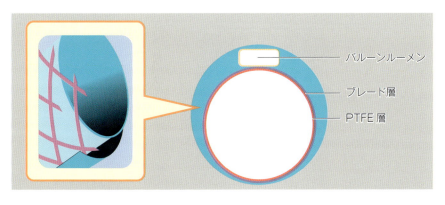

図18. OPTIMO™の構造

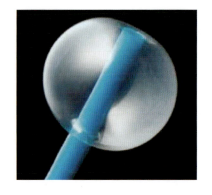

図.19. OPTIMO™ のバルーン拡張時の先端

(提供：東海メディカルプロダクツ社)

表.4. OPTIMO™ のラインアップ

カテーテル外径 (Fr)	カテーテル内径 (inch)	カテーテル有効長 (cm)	バルーン拡張径 最大径/参考径 (mm)
6.0	0.051	100	8.0/8.0
7.0	0.067	100	8.0/10.0
8.0	0.080	90	10.0/12.0
9.0	0.090	90	9.9/11.9
9.3	0.096	90	10.0/12.0

- 第三の特長として，バルーン拡張時の先端が tipless である（図 19）．チップ先端をバルーンが覆うことで血管解離など血管壁に与えるストレスが軽減されている．
- 以上のような特長にて，筆者は頚動脈ステント留置術には本デバイスを好んで用いている（表 4）．

OPTIMO™ を用いた protection 方法

- 頚動脈ステント留置術において，遠位塞栓予防は必須とされる．
- 一般的に行われる遠位塞栓予防法には，OPTIMO™ などのバルーンガイディングカテーテルを用いた Parodi 変法などの proximal protection 法，フィルターワイヤーなどを用いた distal protection 法，両者をあわせた dual protection 法がある．
- 筆者は Parodi 変法に distal filter protection を組み合わせた dual protection 法で頚動脈ステント留置術を行っている[42]．

実際の症例（図 20）

- 73 歳男性，進行性頚部頚動脈狭窄症に対して頚動脈ステント留置術を企図した．
- まず右大腿動脈に 9Fr long sheath，左大腿静脈に血液還流ルートとして 4Fr sheath を留置した．
- 全身ヘパリン化を行い ACT を 275 秒以上にした．

IV 頚動脈病変

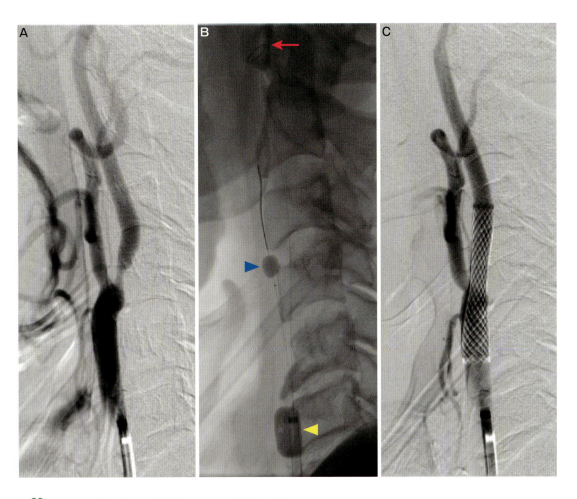

図.20. OPTIMO™ を使用した頚動脈ステント留置術の実際
A：OPTIMO™ 留置後．B：protection 完成後（▶：OPTIMO™，▶：Carotid GUARDWIRE® PS，➡：FilterWire® EZ），
C：ステント留置後．

- 9Fr OPTIMO™ を患側総頚動脈に留置後，輸血用フィルターを介して OPTIMO™ の灌流ルートと大腿静脈の 4Fr sheath を接続し，flow reversal 回路を作成した．
- OPTIMO™ を拡張させ総頚動脈の血流遮断を行い，flow reversal 下で外頚動脈起始部に Carotid GUARDWIRE® PS（Medtronic 社）を誘導後，拡張を行い外頚動脈の血流遮断を行った．
- 続いて FilterWire® EZ（Boston Scientific 社）を lesion cross させ内頚動脈高位部に展開し，distal protection を完成させた．OPTIMO™ を収縮させ，順行性血流下にて血管内超音波検査（IVUS）にて血管評価を行った ❹．
- 再び OPTIMO™ を拡張させ，flow reversal 下にて前拡張を行い，Carotid WALLSTENT™ Monorail™ Endoprosthesis（Boston Scientific 社）を留置し，後拡張を行った ❺．
- 血液中の debris を吸引すべく，吸引カテーテルで用手的にステント内の血液吸引を行った．吸引した血液に debris がなくなるまで吸引した後，OPTIMO™ を収縮し吸引カテーテルを FilterWire® EZ の直下まで上行させ，再び debris がなくなるまで血液吸引を行った．
- IVUS にてステント内にプラーク突出がないこと，血管造影にて良好な血管拡張が得られ slow flow や stop flow がないことを確認した．

Tips 34
FilterWire® EZ の展開後は遠位塞栓の心配が少なくなるため適宜 OPTIMO™ を収縮させ，順行性血流を得るようにしている．これによって虚血耐性のない症例や虚血後過灌流を防ぐことができる．

Tips 35
OPTIMO™ を拡張した際には flow reversal の状態もしくは用手的吸引を行い，debris の混在した血流を吸引し，FilterWire® EZ の目詰まりを防止している．

- OPTIMO™ を拡張させ，用手的吸引を行いつつ，FilterWire® EZ の回収を行った．
- OPTIMO™ を収縮し，Carotid GUARDWIRE® PS を収縮し回収した．
- 血管撮影にて頭蓋内脳主幹動脈に異常がないこと，血管解離がないことを確認し，システムを回収し，手技を終了した．

OPTIMO™ の利点と汎用性について

- Mo.Ma Ultra™（Medtronic 社）では，単独のデバイスで外頸動脈と総頸動脈の遮断は可能である．
- 一方，OPTIMO™ では外頸動脈遮断に Carotid GUARDWIRE® PS が必要となるが，OPTIMO™ の総頸動脈への誘導に際し，exchange が不要であること，誘導・留置がしやすいこと，および外頸動脈と総頸動脈の遮断位置の調整が可能であることから，筆者は OPTIMO™ を用いている．
- OPTIMO™ は通常大腿動脈からのアプローチであるが，9Fr ダイレーターキット（メディキット社）を用いることにより，上腕動脈からのアプローチ[43] も可能であり，高い汎用性が示されている．

おわりに

- バルーン付きガイディングカテーテルの OPTIMO™ について解説した．
- 本デバイスはさまざまな使用用途があり，本稿が治療の一助になれば幸いである．

IV 5 頚動脈ステント留置術： 周術期抗血栓療法

三木一徳

はじめに

- 脳動脈瘤コイル塞栓術や頚動脈ステント留置術に代表される脳血管内治療は，血管内に異物を導入する治療であるため，血栓症による虚血性イベントがしばしば問題となる．
- 特に頚動脈ステント留置術については，もともと血管内皮が損傷されている頚動脈狭窄部にステント留置を行うため，その表面での血栓形成性は高くなると考えられる．
- このため手術に際しては，血栓性合併症の予防のために抗血小板療法が必須となる．
- 抗血小板薬の薬効には個人差があることが知られており，これをモニタリングすることが血栓性合併症を予防するために重要であると考えられている．

頚動脈ステント留置術の術前術後管理で使用される抗血栓薬

歴史的経緯

- カテーテルインターベンションにおける抗血小板薬使用の歴史的経緯については，冠動脈ステント導入期に周術期抗血小板薬を併用することで術後のステント内血栓性閉塞を著明に減少させることがいくつかのランダム化比較試験より知られるようになり[44]，抗血小板療法の使用が一般的となった．
- その後，冠動脈インターベンションにおいて，アスピリン単独よりアスピリン・チクロピジンの2剤併用のほうが，術後のステント内血栓性閉塞を有意に減少させるとの報告が相次いだ[45, 46]．
- これにより，ステント挿入手技における抗血小板薬の2剤併用療法（dual antiplatelet therapy：DAPT）が確立していく．

抗血小板療法 ❶

- 頚動脈ステント留置術の抗血小板療法については，アスピリン単独使用とチエノピリジン系抗血小板薬併用のDAPTによる比較研究が行われている．

Memo 1

抗凝固療法

抗凝固薬については，心原性塞栓症以外の脳虚血性疾患に関する大規模エビデンスはない．一方で，虚血性心疾患も含めたカテーテルインターベンションにおいて，その治療中のデバイス周囲に形成される血栓症予防のため，抗凝固療法は必須であることが経験的に知られており，頚動脈ステント留置術でもヘパリン化が行われる．明確な基準は定められていないが通常ACTを指標とし，250〜300秒台前半を維持するコントロールが行われることが多い．また，確たるエビデンスはないが，術中のステント内プラーク突出などがみられたケースで，経験的治療として抗凝固療法を継続し難を逃れるケースがあるのも事実である．

- Mckevitt らが，前者では虚血性合併症が25%，出血性合併症が17%発症したのに対し，DAPT群ではそれぞれ5%，9%と，あらゆる周術期合併症を減少させたと報告した．
- また Dalainas らも同様に，アスピリン＋ヘパリン群で虚血性合併症が16%，出血性合併症が4%発症したのに対し，チクロピジン併用群ではそれぞれ2%，4%と有意に良好であったと報告している．
- これらの結果により現在では，頚動脈ステント留置術施行時の抗血栓療法は抗血小板薬のDAPTがスタンダードとなっている．

多剤併用療法の継続期間

- ただし，DAPTの長期継続は脳出血をはじめとする出血性合併症を増加させることが複数の大規模臨床試験で知られている[47,48]．
- 最終的には1剤への減量が必要と考えられており，その時期については一定の見解はなかったが，近年は1年程度でも出血性合併症が増加すると結論づける大規模臨床試験も出てきている[49]．
- 一般に，留置されたステントが完全に内皮に覆われるのには3〜4週間程度かかるといわれており，筆者の施設でも通常は頚動脈ステント留置術施行後1〜3ヵ月をめどに抗血小板薬の単剤への減量を行っている．
- 一方で，8ヵ月後でもステント内面が内皮化されていないことが確認されたケース[50] や，遠隔期の抗血小板薬中止時の脳虚血性イベント発生の経験は少なくなく，減量や中止の至適時期については今後の研究結果が待たれるところである．

抗血小板薬の不応性について

抗血小板薬効果の個人差

- 抗血小板薬については，効果に個人差があることが知られている．
- 特にアスピリンおよびクロピドグレルをはじめとするチエノピリジン系薬剤については，薬剤反応性の悪い low responder の存在が問題となっている．
- 一般的に，薬物抵抗性には薬物動態学抵抗性と薬物力学的抵抗性があり，アスピリンの場合，前者はNSAIDsの使用や肥満などによる薬物吸収性の問題であり，後者は血小板におけるCOX-2の発現やターンオーバーの加速，糖尿病などが原因とされる．
- 一方でクロピドグレルでは，前者は主として遺伝子によるCYP2C19の代謝異常が原因とされている．また，プロトンポンプ阻害薬の併用が一部で抵抗性に関与する可能性も示唆されている．
- 近年これらの抗血小板薬不応性の存在が，冠動脈疾患をはじめとした虚血性血管障害の症例の予後を悪化させ，虚血性脳血管障害の再発率を上昇させることが報告され注目されている[51]．

抗血小板薬不応性（low responder）の評価法

- 抗血小板薬の low responder の定義については，明確な基準はない．

頚動脈病変 IV

- その薬効を評価する指標として，血小板機能の測定法についてはいくつかの手法が知られており，表1にまとめる[52]．
- どの方法が最も臨床的に優れているかは結論が得られていないが，歴史的に光干渉凝集測定法（light transmittance aggregometry：LTA）が凝集能測定のgold standardと考えられており，ほかの測定法はLTAを基準に評価されることが多い．
- 冠動脈インターベンション症例を対象とした各種血小板機能測定法を比較した研究結果では，LTAのほかVeryfyNow®，Plateletworks®などで動脈血栓性イベントの発生に関連しているとされる．
- 特にVeryfyNow®（図1）はaspirin assay，P2Y$_{12}$ assayともにLTAと相関性が高く，測定方法も繁雑な手技が必要なLTAと比較してごく簡便で広く用いられるようになっている．

Low responderと虚血性イベントの関連性

- VeryfyNow® P2Y$_{12}$ assayのcut-off値❷についてはさまざまな報告がある．

> **Memo 2**
>
> **日本人におけるP2Y$_{12}$ assayの至適cut-off値**
>
> 日本人におけるCYP2C19 poor metabolizer遺伝子多型の頻度は欧米人の3倍以上高いことや，そもそもわが国では欧米に比較してステント血栓症の発症率が低いことなどから，抗血小板薬が有効に作用する残存血小板機能の閾値は人種間によって異なる可能性は以前より指摘されている．わが国で行われたMcLORDD（Mie study of Clopidogrel Low Responder in Atherothrombotic Disease Patients with/without Diabetes）studyの解析では，P2Y$_{12}$ assayの至適cut-off値は300 PRUと報告されており，今後日本人の至適cut-off値については議論の余地がある．

表1 血小板機能の検査法

	測定内容	長所	短所
光干渉凝集測定法（比濁法：LTA）	血小板凝集	最もスタンダードな検査法	繁雑な手技で時間も要する サンプルが多量に必要
インピーダンス法	血小板凝集	全血	
VeryfyNow®	血小板凝集	少量の全血，専用カートリッジで迅速簡便	血小板数，Ht値の影響があり
Plateletworks®	血小板凝集	全血，簡便	研究報告数が少ない
Impact-R™	血小板粘着	全血，迅速	操作にピペッティングが必要で繁雑 研究報告数が少ない
TEG® Platelet Mapping™ System	血小板クロット	全血，凝固系も評価可能	操作にピペッティングが必要で繁雑 研究報告数が少ない
PFA-100®	ずり刺激による血栓形成	少量の全血，専用カートリッジで迅速簡便	vWF・Ht値の影響があり クロピドグレル薬効評価に感度が低い
VASP	VASPリン酸化測定	クロピドグレルモニタリングに優れる	繁雑な手技 フローサイトメトリーが必要で機器が高額

（文献44を参照して作成）

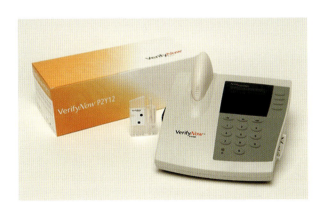

図1 VerifyNow®（提供：メディコスヒラタ社）

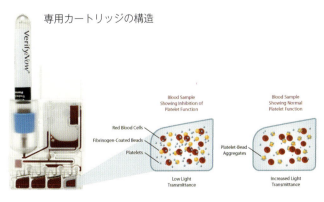

専用カートリッジの構造

- 代表的な臨床試験である GRAVITAS では，230 PRU を cut-off 値として経皮的冠動脈インターベンション症例を追跡した結果，low responder 群でおよそ 2 倍の虚血性イベントが生じるとの結果となっている[53].
- ほかにも 230～235 PRU（P2Y$_{12}$ reaction units）を虚血性イベントリスクが上昇する cut-off 値として挙げる報告が複数あり，このあたりが指標になるとのコンセンサスが成立しつつある[54].

抗血小板薬の不応症への対処

- 一方で，low responder の症例への対応方法については，いまだ広くコンセンサスが得られる解決法はない.
- 考え方としては，①同一薬物の増量，②ほかの薬物の追加，③ほかの薬物への変更がある.

同一薬物の増量

- 同一薬物の増量については，クロピドグレル 150 mg への増量や，600 mg までのローディングによる使用法があり，AHA ガイドライン上で推奨されるものもある.
- しかし，GRAVITAS などでも増量投与の介入効果は示されておらず，明確なエビデンスは得られていない.

ほかの薬物の追加

- 薬物追加の効果としては，VeryfyNow®や LTA での血小板機能抑制効果測定において CYP2C19 代謝型にかかわらず，シロスタゾール追加による 3 剤併用が，通常の DAPT 投与群よりも有意に有効性を示すことがわかっている[55].

ほかの薬物への変更

- 薬剤の変更による術中および周術期の対応として，欧米では強力な作用機序をもつ抗血小板薬である GP IIb/IIIa 拮抗薬があるため対応可能である.
- わが国では比較臨床試験で有意差がみられず，保険認可もされていないため，これが使用できない.
- このため近年では，クロピドグレルのプロドラックで CYP2C19 代謝型の影響を受けにくいため，より強く安定した血小板機能抑制作用を発揮する可能性があるプラスグレルに注目が集まっている.
- 一方で，プラスグレルを使用した経皮的冠動脈インターベンション，脳出血を含む重大出血イベントが増加すると結論づけた TRITON-TIMI38 をはじめとする大規模臨床試験も散見され，経皮的冠動脈インターベンションよりも脳出血リスクが高いと考えられる頸動脈ステント留置術治療でのプラスグレルの標準使用は考えにくい[56].
- 現時点では，あくまでクロピドグレルの low responder や使用不能例へ対する代替使用薬的な形となると考えられ，今後の知見の集積が待たれる.

IV 6 頚動脈ステント留置術：ステント血栓症とプラークシフト

小泉 聡

ステント血栓症[57]

- 頚動脈ステント留置術後のステント血栓症は0.04〜2%と報告されており，比較的稀である．
- 重篤な結果を招く危険性があり，特に血栓付着による内頚動脈閉塞は予後不良である．
- 多くは頚動脈ステント留置術後1週間以内に起こる．
- この時期の患者が急激な神経症状の悪化をきたした際には，ステント血栓症の可能性を念頭に置き，早期に血管撮影による確定診断を行う．

プラークシフト[58]

- ステント血栓症の重要な原因として，プラークシフトを認識する．
- ステント留置の際に頚動脈プラークがセルの間ないし端から母血管側に変形・突出することをいう❶．
- シフトしたプラークは脆弱であり塞栓源となるほか，血栓形成のリスクにもなる．

プラークシフトの成因と対策

- プラークシフトのリスクとして，プラークの安定性およびその局在に注意を払う．
- 軟らかく偏在性のあるプラークほどバルーン拡張やステント留置の際に変形を起こしやすい．
- 術前のMRI BB法によるプラーク診断が有用である．
- 治療関連のリスクとして，頻繁な大径バルーンによる拡張やopen cell stentの使用，病変長に対して短いステントの留置などが考えられる（図1）．
- 手技の工夫でプラークシフトを起こしにくくすることは可能と思われるが，実際のところ予防に有効かはエビデンスが乏しい❷．

Memo 1

プラークシフトの定義[58]

プラークシフトはもともと循環器科領域でよく用いられる用語であり，ステント留置に伴いプラークが移動し近傍の側枝が閉塞することを指す．頚動脈ステント留置術でも術後に外頚動脈が閉塞する症例をみるが，これは臨床上大きな問題とならないことが多い．本稿ではより問題となる，ステント留置に伴うプラークの母血管側への移動を指す用語と定義した．プラークのprolapse脱出やprotrusion突出と表記されることもあり注意を要するが，その意義は同様である．

Tips 2

プラークに愛護的な頚動脈ステント留置術

理論的には，

- Closed cell stentの使用（よりステントのストラットが細かい）
- 小径バルーンによる最小限の拡張（プラークにかかる外力を最小限とする）

を心がけることでプラークシフトを予防しうると考えられる．ただし，どの程度の残存狭窄を許容するかについては一致した見解が得られていない．

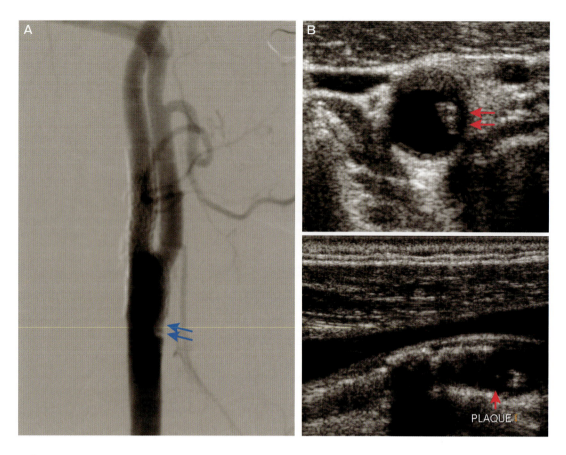

図1 プラークシフトから塞栓症を起こし，症候性脳梗塞を合併した頚動脈ステント留置術の一例

58歳，男性．症候性の右内頚動脈狭窄症に対する頚動脈ステント留置術（A）．術後2日目にスクリーニング目的に施行した頚動脈エコーにてステント近位端に突出する可動性を伴うプラーク（→）を認めた（B上段：短軸像，B下段：長軸像）．緊急で血栓吸引およびステントの追加を施行したが，症候性の脳梗塞を合併した．後方視的には術直後の撮影でもステント近位端に突出するプラークが確認できる（→）が，注意深く観察しないとわかりにくかったものと思われた．

ステント血栓症の成因と対策

- ステント血栓症の予防には，まず抗血小板薬2剤の十分な投与が必須である．
- 術前に血小板機能の確認ができればなおよい．
- さらに，プラークシフトを早期発見することが重要である❸．
- 高度のプラークシフトがあれば，バルーン拡張の追加やステント内にステントを重ねて留置する（stent-in-stent）ことが必要となる（図2）．
- 万が一ステント血栓症が起こった際には，末梢塞栓症の悪化を予防しつつ早期に治療を行う❹．
- すでに遠位塞栓症を併発していれば，頭蓋内の血栓回収も適応となる可能性も考慮する．
- ステント内血栓症を繰り返した症例の報告もあり[5,7]，再発予防のための内科的治療の強化も重要となる．

Tips 3

プラークシフト発見のコツ

通常の血管撮影では呼吸によるsubtractionのartifafctもあり，プラークシフトを確認するのが困難なことがある．native画像とあわせて入念に確認する．血管内超音波検査（intravascular ultrasound：IVUS）や光干渉断層計（optical coherence tomography：OCT）といったデバイスを併用すれば，検出率はさらに上がると考える．

Troubleshooting 4

ステント血栓症への対応

- ウロキナーゼ局所動注による血栓溶解．
- Flow control下にPTAバルーンにて血栓を破砕，吸引用カテーテルにて回収．
- プラーク突出があればstent-in-stent．
- 末梢塞栓による頭蓋内動脈閉塞を合併していれば頭蓋内の血栓回収．
- 内科的治療の強化（全身ヘパリン化，抗血小板薬の追加投与）．

IV 頸動脈病変

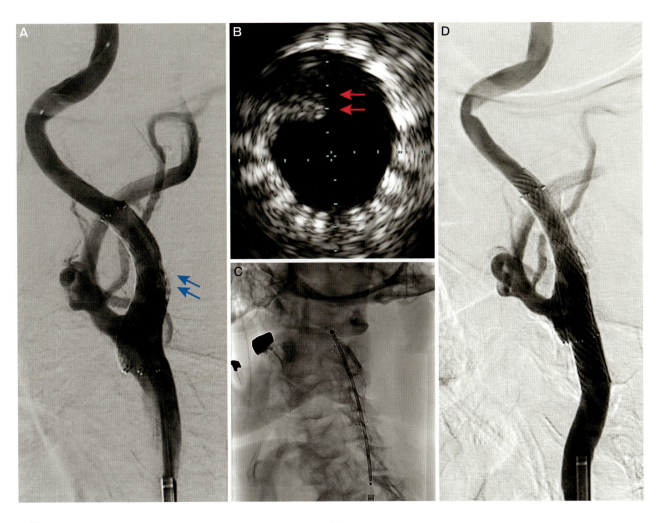

図2. IVUSでプラークシフトを検出し、stent-in-stentを行った症例

81歳、男性、症候性の左内頸動脈狭窄症に対する頸動脈ステント留置術。PROTÉGÉ™ 10×40 mmを留置した（A）が、ステント留置後のIVUS（B）にて狭窄が存在した部位でステント内にプラークシフトが起こっている（→）ことがわかった。PROTÉGÉ™の全長を覆うようにCarotid WALLSTENT™ Monorail™ Endoprosthesis 10×31 mmを留置した（C・D）。Aでも内頸動脈後壁よりわずかにプラーク突出を疑わせる透亮像（→）がみられるが、IVUSではより明瞭にプラークシフトが確認できる。

表1. ステント血栓症およびプラークシフトへの対策のまとめ

	予防	早期発見	対応
プラークシフト	十分な長さのステント （closed cell stent） （控えめな拡張）	入念なアンギオ確認 IVUS OCT	stent-in-stent
ステント血栓症	抗血小板薬 血小板機能確認 ヘパリン化	術後頸動脈エコー （無症状の段階での発見は困難）	動注血栓溶解 血栓破砕／回収 末梢塞栓の回収

まとめ

- プラークシフトがすべてのステント血栓症の原因とは限らないが、早期に対応すれば血栓塞栓症を予防できる可能性がある．
- プラークシフト，ステント血栓症のいずれについても，その予防，早期発見，対応に関する知識を整理しておくべきである（表1）．

第 IV 章 文　献

1) 日本脳卒中学会脳卒中ガイドライン委員会 編：脳卒中治療ガイドライン 2015. 協和企画，2015, pp127-132.

2) Paraskevas KI, Kalmykov EL, Naylor AR : Stroke/Death Rates Following Carotid Artery Stenting and Carotid Endarterectomy in Contemporary Administrative Dataset Registries : A Systematic Review. *Eur J Vasc Endovasc Surg* **51** : 3-12, 2016.

3) 水谷　徹：High risk 症例の CEA. "NS NOW NO.6 脳虚血の外科―このピットフォールに陥らない" 寺本　明，新井　一，塩川芳昭他 編. メジカルビュー社，2009.

4) 吉野正紀，水谷　徹，湯山隆次，他：安全に CEA を施行するために―手術手技，周術期管理，術者養成の検討. 脳卒中の外科 **39** : 257-261, 2011.

5) Chongruksut W, Vaniyapong T, Rerkasem K : Routine or selective carotid artery shunting for carotid endarterectomy (and different methods of monitoring in selective shunting). *Cochrane Database Syst Rev* **6** : CD000190, 2014.

6) Hayashi N, Hori E, Ohtani Y, et al. : Surgical anatomy of the cervical carotid artery for carotid endarterectomy. *Neurol Med Chir* **45** : 25-29, 2005.

7) 鳴海　治，吉田和道，沈　正樹，他：高位内頚動脈狭窄病変に対する頚動脈内膜剥離術における解剖に基づいた手術手技の工夫―Styloid Diaphragm の解剖を中心に. 脳卒中の外科 **38** : 380-386, 2010.

8) 伊藤　要，飯原弘二：手術で用いる道具. "頚動脈内膜剥離術プラクティス" 遠藤俊郎，永田　泉 編. メディカ出版，大阪，2013, pp116-127.

9) 鳴海　治，吉田和道，小柳正臣，他：頚動脈内膜剥離術における解剖に基づいた手術手技の工夫―皮下組織と耳下腺の剥離. 脳卒中の外科 **41** : 96-101, 2013.

10) Iihara K, Satow T, Matsushige T, et al. : Hybrid operating room for the treatment of complex neurovascular and brachiocephalic lesions. *J Stroke Cerebrovasc Dis* **22** : e277-285, 2013.

11) Yoshimoto T, Fujimoto S, Muraki M, et al. : Cilostazol may suppress restenosis after carotid endoarterectomy and development of the contralateral carotid stenosis. *Neurol Med Chir* **50** : 525-529, 2010.

12) Rerkasem K, Rothwell PM : Patch angioplasty versus primary closure for carotid endarterectomy. *Cochrane Database Syst Rev* **4** : CD000160, 2009.

13) Ren S, Li X, Wen J, et al. : Systematic review of randomized controlled trials of different types of patch materials during carotid endarterectomy. *PLoS ONE* **8** : e55050, 2013.

14) Nwachuku EL, Balzer JR, Yabes JG, et al. : Diagnostic value of somatosensory evoked potential changes during carotid endarterectomy : a systematic review and meta-analysis. *JAMA Neurol* **72** : 73-80, 2015.

15) Samra SK, Dorje P, Zelenock GB, et al. : Cerebral oximetry in patients undergoing carotid endarterectomy under regional anesthesia. *Stroke* **27** : 49-55, 1996.

16) Ackerstaff RG, Moons KG, van de Vlasakker CJ, et al. : Association of intraoperative transcranial doppler monitoring variables with stroke from carotid endarterectomy. *Stroke* **31** : 1817-1823, 2000.

17) 山上　宏，坂井信幸，坂口　学：CEA・CAS の周術期における経頭蓋超音波検査. 超音波医学 **37** : 273-282, 2010.

18) 小笠原邦昭，井上　敬，小林正和，他：頚部頚動脈内膜剥離術後過灌流―その病態・意義・対策・診断・予知. 脳卒中の外科 **33** : 160-166, 2005.

19) 小笠原邦昭：頚部頚動脈血行再建術後過灌流：update. 脳神経外科 **38** : 417-425, 2010.

20) 日本脳卒中学会，日本脳神経外科学会，日本神経学会，他：アセタゾラミド（ダイアモックス注射用）適正使用指針
http://www.jsts.gr.jp/img/acetazolamide.pdf

21) 小笠原邦昭：「アセタゾラミド（ダイアモックス注射用）適正使用指針」を受けての臨床脳循環測定のパラダイムシフト. "The Mt.Fuji Workshop on CVD Vol.33 脳卒中における脳循環代謝画像のすべて" 小笠原邦昭 編. にゅーろん社，2015, pp113-128.

22) Jansen O, Fiehler J, Hartmann M, et al. : Protection or nonprotection in carotid stent angioplasty : the influence of interventional technique on outcome data from the SPACE Trial. *Stroke* **40** : 841-846, 2009.

23) Bosier M, de Donato G, Deloose K, et al. : Does free cell area influence the outcome in carotid artery stenting? *Eur J Vasc Endovasc Surg* **33** : 135-141, 2007.

24) Müller-Hülsbeck S, Schäfer J, Charalambous N, et al. : Comparison of carotid stents : an in-vitro experiment focusing on stent desing. *J Endovasc Ther* **16** : 168-177, 2009.

25) Kirsch EC, Khangure MS, Morling P, et al. : Oversizing of self-expanding stents : influence on the development of neointimal hyperplasia of the carotid artery in a canine model. *AJNR Am J Neuroradiol* **23** : 121-127, 2002.

26) 坂本繁幸，岐浦禎展，岡崎貴仁，他：均一なチューブに種々の Carotid Wallstent を留置したときのステントセルの変化. *JNET* **5** : 32-35, 2011.

27) Ponec D, Jaff MR, Swischuk J, et al. : The Nitinol SMART stent vs Wallstent for suboptimal iliac artery angioplasty : CRISP-US trial results. *J Vasc Interv Radiol* **15** : 911-918, 2004.

28) Wissgott C, Schmidt W, Behrens P, et al. : Experimental investigation of modern and established carotid stents. *Rofo* **186** : 157-165, 2014.

29) Brown KE, Usman A, Kibbe MR, et al. : Carotid stenting using tapered and nontapered stents : associated neurological complications

and restenosis rates. *Ann Vasc Surg* **23** : 439-445, 2009.

30) Egashira Y, Yoshimura S, Sakai N, et al. : Real-world experience of carotid artery stenting in Japan : analysis of 7, 134 cases from JR-NET1 and 2 nationwide retrospective multi-center registries. *Neurol Med Chir* **54** : 32-39, 2014.

31) Park KY, Kim DI, Kim BM, et al. : Incidence of embolism associated with carotid artery stenting : open-cell versus closed-cell stents. *J Neurosurg* **119** : 642-647, 2013.

32) Miyachi S, Taki W, Sakai N, et al. : Historical perspective of carotid artery stenting in Japan : analysis of 8,092 cases in the Japanese CAS survey. *Acta Neurochir* **154** : 2127-2137, 2012.

33) Bates ER, Babb JD, Casey DE Jr, et al. : ACCF/SCAI/SVMB/SIR/ASITIN 2007 clinical expert consensus document on carotid stenting : a report of the American College of Cardiology Foundation Task Force on Clinical Expert Consensus Documents (ACCF/SCAI/SVMB/SIR/ASITN Clinical Expert Consensus Document Committee on Carotid Stenting). *J Am Coll Cardiol* **49** : 126-170, 2007.

34) Hendriks JM, Zindler JD, van der Lugt A, et al. : Embolic protection filters for carotid stenting : differences in flow obstruction depending on filter construction. *J Endovasc Ther* **13** : 47-50, 2006.

35) Iyer SS, White CJ, Hopkins LN, et al. : BEACH investigators : Carotid artery revascularization in high-surgical-risk patients using the Carotid WALLSTENT and FilterWire EX/EZ : 1-year outcomes in the BEACH Pivotal Group. *J Am Coll Cardiol* **51** : 427-434, 2008.

36) Roffi M, Greutmann M, Schwarz U, et al. : Flow impairment during protected carotid artery stenting : impact of filter device design. *J Endovasc Ther* **15** : 103-109, 2008.

37) Finol EA, Siewiorek GM, Scotti CM, et al. : Wall apposition assessment and performance comparison of distal protection filters. *J Endovasc Ther* **15** : 177-185, 2008.

38) Siewiorek G M, Krafty R T, Wholey M H, et al. : The association of clinical variables and filter design with carotid artery stenting thirty-day outcome. *Eur J Vasc Endovasc Surg* **42** : 282-291, 2011.

39) 南 浩昭，三木貴徳，松本洋明，他：Distal filter および proximal balloon による double protection technique を用いた CAS の有用性. 脳卒中の外科 **43**：26-31，2015.

40) Varbella F, Gagnor A, Rolfo C : Feasibility of carotid artery stenting with double cerebral embolic protection in high-risk patients. *Catheter Cardiovasc Interv* **87** : 432-437, 2015.

41) Bersin RM, Stabile E, Ansel GM, et al. : A meta-analysis of proximal occlusion device outcomes in carotid artery stenting. Catheter *Caridovasc Interv* **80** : 1072-1078, 2012.

42) Sakamoto S, Kiura Y, Okazaki T, et al. : Usefulness of dual protection combined with blood aspiration for distal embolic protection during carotid artery stenting. *Acta Neurochir* **157** : 371-377, 2015.

43) 高下純平，中原一郎，太田剛史，他：バルーン付きガイディングカテーテルを用いた経上腕動脈アプローチによる proximal balloon protection 下の頚動脈ステント留置術：9Fr Optimo を用いたシースレス法. *JNET* **9**：108-114，2015.

44) Schömig A, Neumann FJ, Kastrati A, et al. : A randomized comparison of antiplatelet and anticoagulant therapy after the placement of coronary-artery stents. *N Engl J Med* **334** : 1084-1089, 1996.

45) Hall P, Nakamura S, Maiello L, et al. : A randomized comparison of combined ticlopidine and aspirin therapy versus aspirin therapy alone after successful intravascular ultrasound-guided stent implantation. *Circulation* **93** : 215-222, 1996.

46) Leon MB, Baim DS, Popma JJ, et al. : A clinical trial comparing three antithrombotic-drug regimens after coronary-artery stenting. Stent Anticoagulation Restenosis Study Investigators. *N Engl J Med* **339** : 1665-1671, 1998.

47) Diener HC, Bogousslavsky J, Brass LM, et al. : Aspirin and clopidogrel compared with clopidogrel alone after recent ischaemic stroke or transient ischaemic attack in high-risk patients (MATCH) : randomised, double-blind, placebo-controlled trial. *Lancet* **364** : 331-337, 2004.

48) Dalainas I, Nano G, Bianchi P, et al. : Dual antiplatelet regime versus acetyl-acetic acid for carotid artery stenting. *Cardiovasc Intervent Radiol* **29** : 519-521, 2006.

49) Mauri L, Kereiakes DJ, Yeh RW, et al. : Twelve or 30 months of dual antiplatelet therapy after drug-eluting stents. *N Engl J Med* **371** : 2155-2166, 2014.

50) Toma N, Matsushima S, Murao K, et al. : Histopathological findings in a human carotid artery after stent implantation. Case report. *J Neurosurg* **98** : 199-204, 2003.

51) Krasopoulos G, Brister SJ, Beattie WS, et al. : Aspirin "resistance" and risk of cardiovascular morbidity : systematic review and meta-analysis. *BMJ* **336** : 195-198, 2008.

52) Michelson AD : Methods for the measurement of platelet function. *Am J Cardiol* **103** : 20A-26A, 2009.

53) Price MJ, Berger PB, Teirstein PS, et al. : Standard- vs high-dose clopidogrel based on platelet function testing after percutaneous coronary intervention : the GRAVITAS randomized trial. *JAMA* **305** : 1097-1105, 2011.

54) Breet NJ, van Werkum JW, Bouman HJ, et al. : Comparison of platelet function tests in predicting clinical outcome in patients undergoing coronary stent implantation. *JAMA* **303** : 754-762, 2010.

55） Maruyama H, Takeda H, Dembo T, et al. : Clopidogrel resistance and the effect of combination cilostazol in patients with ischemic stroke or carotid artery stenting using the VerifyNow P2Y12 Assay. *Intern Med* **50** : 695-698, 2011.

56） Wiviott SD, Braunwald E, McCabe CH, et al. : Prasugrel versus clopidogrel in patients with acute coronary syndromes. *N Engl J Med* **357** : 2001-2015, 2007.

57） 石原秀章, 石原正一郎, 加藤　裕, 他：頸動脈ステント留置術後, 急性期ステント内血栓を繰り返した1例：症例報告. *JNET* **5** : 188-194, 2012.

58） 江頭　歩, 中井完治, 相川　博, 他：Persistent primitive proatlantal artery の狭窄病変に対してステント留置術を行い plaque shift を生じた1例. *JNET* **8** : 152-158, 2014.

第 V 章

急性期脳梗塞の血管内治療

V

1 頭蓋内動脈の急性閉塞

01 血栓回収デバイスの適応と各方法の使い分け

天野達雄, 松丸祐司

はじめに

- 急性期脳梗塞血管内治療における血栓回収デバイスは, 近年著しく進化した.

- わが国では 2010 年 4 月に, Merci Retrieval System (Stryker 社) が血栓回収デバイスとして初めて承認された.

- 以降, 2011 年 6 月に Penumbra System® (Penumbra 社), 2013 年 12 月に Solitaire™ FR (Covidien 社), 2014 年 3 月に Trevo® ProVue (Stryker 社), 2016 年 1 月に Revive™ SE (Johnson & Johnson 社) が承認された.

- 2017 年 7 月現在, Merci Retrieval System は販売終了となっており, Penumbra System® とステント型血栓回収デバイス (Solitaire™ 2, Trevo® XP, Revive™ SE) の 4 つのデバイスが使用可能である.

- 血栓回収デバイスが認可される以前の急性期脳梗塞の血管内治療は, 閉塞血管にマイクロカテーテルを誘導し線溶剤を動注する経動脈的局所線溶療法❶が行われていた.

- 2005 年に Merci Retriever を用いた血栓回収療法の報告がなされ, 以降, 血栓回収デバイスを用いた血栓回収療法が行われている.

血栓回収デバイスの有効性を検討した研究

- 2009 年に Merci Retriever❷(図 1), Penumbra System®❸(図 2) の有効性を示した報告がなされた.

- この報告をもとに, わが国で「急性期脳梗塞 (原則として発症後 8 時間以内) において, rt-PA の経静脈投与が適応外または rt-PA の経静脈投与により血流再開が得られなかった患者を対象とし, 血流の再開通を図るため」という使用目的で, Merci Retriever, Penumbra System® が承認された.

> **Memo 1**
>
> **経動脈的局所線溶療法**
> 経動脈的局所線溶療法の有効性を示した報告として, プロウロキナーゼを使用した PROACT Ⅱ, ウロキナーゼを使用した MELT Japan がある.
> わが国の『脳卒中治療ガイドライン 2015』では,「神経脱落症候を有する中大脳動脈塞栓性閉塞においては, 来院時の症候が中等症以下で, CT 上梗塞巣を認めないか軽微な梗塞に留まり, 発症から 6 時間以内に治療開始が可能な症例に対しては, 経動脈的な選択的局所血栓溶解療法が勧められる」とされている[1].

急性期脳梗塞の血管内治療 V

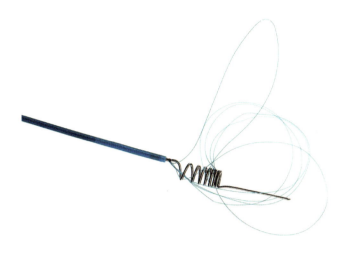

図1. Merci Retriever（提供：Stryker 社）

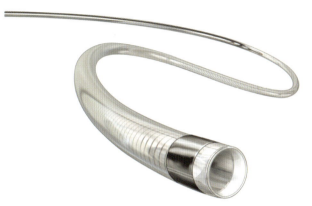
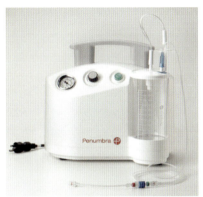

図2. Penumbra System® （提供：メディコスヒラタ社）

ステント型血栓回収デバイスと Merci Retriever を比較した研究

- 2012 年に，Merci Retriever とステント型血栓回収デバイスを比較したランダム化試験が報告された．
- SWIFT trial❹ では Solitaire™ FR（図3），TREVO2 trial❺ では Trevo® Retriever（図4）の Merci Retriever に優る有効性が示された．

Memo 3

Penumbra Pivotal Stroke Trial[3)]
Penumbra System® 承認後に実施された市販後調査．適応基準は発症 8 時間以内の NIHSS score 8 点以上，rt-PA 静注療法が適応外または無効で，CT 上梗塞巣が中大脳動脈領域の 1/3 以下の症例．TIMI 2～3 の有効再開通が 81.6％ で得られ，転帰良好（90 日後 mRS 0～2）は 25.0％，死亡 32.8％ だった．

Memo 2

MERCI and Multi Merci pooled analysis[2)]
Merci Retriever を用いた血栓回収療法を検討した MERCI trial，Multi MERCI trial の統合解析．血管内治療の適応基準は，18 歳以上で NIHSS score が 8 点以上，発症から治療開始までの時間が 8 時間以内の症例．最終的な有効再開通（TIMI 2～3：表1）は 64.6％ で得られた．転帰良好（90 日後 mRS 0～2）は 32.4％，90 日後死亡は 38.1％．有効再開通，治療前 NIHSS score，年齢が転帰良好を予測する因子だった．

表1. TIMI（Thrombolysis in Myocardial Infarction）グレード

TIMI 0	完全閉塞で順行性血流を認めない
TIMI 1	部分的な再開通は認めるが末梢血流は認めないかわずか
TIMI 2	血管支配領域の部分的順行性血流あり
TIMI 3	血管支配領域の完全再開通

血管内治療後の再開通を評価するグレード．0～3 に分類される．

- この報告以降，血栓回収デバイスの主流はステント型血栓回収デバイスとなった．

血栓回収療法と従来治療との比較

- 2012年まで血栓回収デバイスを用いた血管内治療が標準的内科治療に優る治療法か不明だったが，2013年にその有効性について検討した3つの研究が報告された．
- IMS Ⅲでは，rt-PA静注療法とrt-PA静注療法＋血管内治療が比較された[6]．
- SYNTHESIS Expansionでは，rt-PA静注療法と血管内治療が比較された[7]．
- MR RESCUEでは，標準的内科治療と標準的内科治療＋血管内治療が

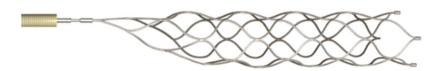

図3. Solitaire™ FR（提供：Medtronic社）

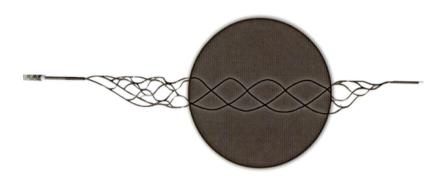

図4. Trevo® ProVue（提供：Stryker社）

> **Memo 4**
> **SWIFT trial[4]**
> Solitaire™ FRとMerci Retrieverがランダム化比較された．適応基準は発症8時間以内，22〜85歳，NIHSS score 8〜30点でrt-PA静注療法が適応外か無効だった症例で，113例が登録された時点で死亡率に明らかな群間差を認めたため，研究途中で中止となった．
> 割り付けデバイスによる症候性頭蓋内出血を伴わないTIMI 2以上の再開通がSolitaire™群61％，Merci群24％とSolitaire™群で有意に良好だった．90日後神経学的転帰良好もSolitaire™群で多く，90日後死亡もSolitaire™群で有意に少なかった．

> **Memo 6**
> **IMS Ⅲ[6]**
> 発症3時間以内の症例を対象に，rt-PA静注療法単独とrt-PA静注療法＋血管内治療をランダム化比較した．90日後mRS 0〜2はrt-PA静注療法単独群で38.7％，血管内治療併用群で40.8％と両群間に有意差は認めなかった．また，症候性頭蓋内出血も両群間に差は認めず，血管内治療の有効性は示されなかった．

> **Memo 5**
> **TREVO2 trial[5]**
> Trevo® RetrieverとMerci Retrieverがランダム化比較された．適応基準は発症8時間以内，18〜85歳，NIHSS score 8〜29点でrt-PA静注療法が適応外か無効だった症例．デバイス単独の再開通率（TICI 2a以上：表2）はTrevo®群86％，Merci群60％とTrevo®群で有意に良好だった．90日後mRS 0〜2はTrevo®群40％，Merci群22％とTrevo®群で有意に高く，90日後死亡は両群間で差は認めなかった．

表2. TICI（Thrombolysis in Cerebral Infarction）グレード

TICI 0	灌流なし
TICI 1	再開通は認めるが末梢灌流がほとんどないかゆっくり灌流
TICI 2a	血管支配領域の半分以下の領域の灌流
TICI 2b	血管支配領域の半分以上の領域の灌流
TICI 3	末梢までの完全な灌流

脳梗塞血管内治療後の再開通を評価するグレード．0，1，2a，2b，3に分類される．TICI 2b以上の再開通が転帰と相関するとされている．

急性期脳梗塞の血管内治療

比較された❽.
- いずれの報告でも，血管内治療の有効性を示すことはできなかった．
- 有効性を示すことができなかった原因として，閉塞血管評価を行わずランダム化比較したこと，有効再開通率が高い新規デバイスを用いなかったこと，治療開始までの時間が遅れたことが挙げられた．

血管内治療の有効性を示した研究

- 2014年12月以降，MR CLEAN❾，ESCAPE❿，EXTEND-IA⓫，SWIFT-PRIME⓬，REVASCAT⓭と血管内治療の有効性を示すランダム化比較試験が多数報告された．
- いずれの研究も，治療前に閉塞血管を確認し，主にステント型血栓回収デバイスを用いた血管内治療を行い，治療開始までの具体的な時間制限を設け，過去の問題点をふまえた研究となった．
- 5つのランダム化比較試験で標準的内科治療に血管内治療を追加することで，通常の標準的内科治療よりも転帰良好が増加することが示された（表3）．
- この結果をもとに，AHA/ASA急性期脳梗塞治療ガイドライン[14]が改訂され，次の条件を満たす症例に対して血栓回収療法がClass Iで推奨された．

Memo 7

SYNTHESIS Expansion[7]
発症4.5時間以内にrt-PA静注療法が可能で，発症6時間以内に血管内治療を開始可能な症例が対象．rt-PA静注療法と血管内治療をランダム化比較した．90日後mRS 0～1はrt-PA静注療法群で34.8％，血管内治療群で30.4％と両群間で有意差は認めなかった．また，死亡7日以内の症候性頭蓋内出血も差は認めず，血管内治療のrt-PA静注療法に優る有効性は示されなかった．

Memo 8

MR RESCUE[8]
発症8時間以内の前方循環閉塞症例を対象に，CTもしくはMRIでの灌流画像をもとに，標準的内科治療と血管内治療をランダム化比較した．90日後mRS 0～2は灌流画像でのPenumbra®領域の有無にかかわらず，血管内治療群，標準的内科治療群で有意差は認めなかった．また，死亡，症候性頭蓋内出血も両群間に差は認めず，血管内治療の有効性は示されなかった．

Memo 9

MR CLEAN[9]
発症6時間以内に血管内治療開始可能で，NIHSS scoreは2点以上，rt-PA静注療法の適応がない症例も対象とした．対象閉塞血管は前方循環系主幹動脈で内頸動脈，中大脳動脈M1/M2，前大脳動脈A1/A2とし，梗塞巣画像基準は設けなかった．実際に血管内治療を施行した197例のうち，97％でステント型血栓回収デバイスが用いられ，TICI 2b以上の有効再開通は58.7％で得られた．シフト解析で血管内治療群において90日後mRSが内科療法群よりも1改善するodds ratio（OR）は1.67で有意に転帰良好に傾き，90日後mRS 0～2の割合も血管内治療群で有意に多かった（32.6％ vs 19.1％）．死亡率，症候性頭蓋内出血に差は認めなかった．

Memo 10

ESCAPE[10]
発症12時間以内に血管内治療開始可能で，NIHSS scoreは6点以上，rt-PA静注療法の適応がない症例も対象とした．対象閉塞血管は前方循環系主幹動脈で内頸動脈，中大脳動脈M1，M1と同等の灌流域のM2とし，画像基準としてmultiple CTAでASPECTS 6点未満，側副血行が不良な症例は除外された．ステント型血栓回収デバイスは86％で使用され，TICI 2b以上の有効再開通は72.4％で得られた．血管内治療群において，シフト解析でのORは3.1で有意に転帰良好に傾き，90日後mRS 0～2の割合が血管内治療群で有意に多かった（53.0％ vs 29.3％）．また，血管内治療群で死亡率が有意に少なく，症候性頭蓋内出血に差は認めなかった．

Memo 11

EXTEND-IA[11]
発症6時間以内に血管内治療開始可能で，NIHSS scoreは制限なく，rt-PA静注療法を行った症例のみを対象とした．対象閉塞血管は前方循環系主幹動脈で内頸動脈，中大脳動脈M1/M2とし，画像基準として画像解析ソフトRAPIDによる灌流画像を用いて選択した．全例でSolitaire™ FRが用いられ，TICI 2b以上の有効再開通は86％で得られた．90日後mRS 0～2は血管内治療群で有意に多かった（71％ vs 40％）．死亡率，症候性頭蓋内出血に差は認めなかった．

Memo 12

SWIFT-PRIME[12]
発症6時間以内に血管内治療開始可能で，NIHSS scoreは8～29点，rt-PA静注療法を行った症例のみを対象とした．対象閉塞血管は前方循環系主幹動脈で内頸動脈，中大脳動脈M1とし，画像基準として灌流画像やASPECTS 6点以上とした．全例でSolitaire™ FRが用いられ，TICI 2b以上の有効再開通は88％で得られた．90日後mRS 0～2は血管内治療群で有意に多かった（60％ vs 35％）．死亡率，症候性頭蓋内出血に差は認めなかった．

- 18歳以上
- 発症前 mRS 0～1
- 発症 4.5 時間内に rt-PA 静注療法を実施
- 発症 6 時間以内に血管内治療開始可能
- NIHSS score 6 点以上
- 前方循環系主幹動脈閉塞（内頚動脈～中大脳動脈 M1）
- 限局した梗塞巣（ASPECTS 6 点以上）

- わが国では，2015 年 4 月に「経皮経管的脳血栓回収用機器適正使用指針」が第 2 版[15]に改訂され，適切な症例選択と手技によって血栓回収療法を行うよう推奨されている．
- 今後の課題として，ランダム化比較試験では有効性が明らかになっていない末梢血管閉塞（中大脳動脈 M2 以遠）や，後方循環系主幹動脈閉塞に対する血管内治療の効果を検討する必要がある．
- 発症から再開通までの時間が転帰と関連があることが報告されており[16]（図 5），時間短縮のための診療環境整備が必要である．

> **Memo 13**
> **REVASCAT**[13]
> 発症 8 時間以内で，NIHSS score は 6 点以上，rt-PA 静注療法の適応がない症例も対象とした．対象閉塞血管は前方循環系主幹動脈で内頚動脈，中大脳動脈 M1 とし，画像基準は ASPECTS 7 点以上または DWI ASPECTS 6 点以上，81～85 歳では ASPECTS/DWI ASPECTS 9 点以上とした．血栓回収デバイスは Solitaire™ FR が用いられ，TICI 2b 以上の有効再開通は 65.7％ で得られた．血管内治療群において，シフト解析での OR は 1.7 で有意に転帰良好に傾き，90 日後 mRS 0～2 の割合も血管内治療群で有意に多かった（43.7％ vs 28.2％）．死亡率，症候性頭蓋内出血に差は認めなかった．

表3 各ランダム化比較試験の選択基準と血管内治療群の治療成績

	MR CLEAN	ESCAPE	EXTEND-IA	SWIFT-PRIME	REVASCAT
対象閉塞血管	内頚動脈 M2/A2	内頚動脈 M2	内頚動脈 M2	内頚動脈 M1	内頚動脈 M1
発症から治療開始までの時間制限	6 時間以内	12 時間以内	6 時間以内	6 時間以内	8 時間以内
画像診断基準	なし	ASPECTS ≧ 6	RAPID	ASPECTS ≧ 6	ASPECTS ≧ 7
症例数（血管内治療群）	233	165	35	98	103
年齢	65	71	69	65	66
NIHSS score	17	16	17	17	17
TICI 2b～3 再開通	59％	72％	86％	88％	66％
90 日後 mRS 0～2	33％	53％	71％	60％	44％
発症から治療開始時間（分）	260	241（1st reperfusion）	210	252（1st reperfusion）	269

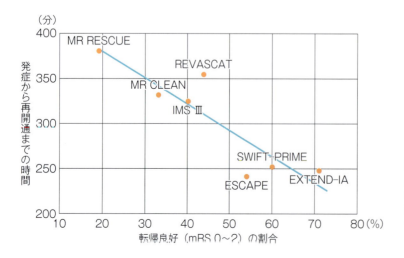

図5 発症から再開通時間と転帰良好の関係
脳梗塞発症から閉塞血管再開通時間が短いほど転帰良好が多くなる．MR RESCUE は発症から穿刺時間，ESCAPE と SWIFT-PRIME は発症からステント型回収デバイス展開までの時間．

（文献 16 を参照して作成）

デバイスの使い分け

- デバイスの比較として2012年に報告されたSWIFT trial, TREVO2 trialがあり, ステント型血栓回収デバイスがMerci Retrieverより優れていると示された.
- ほかのデバイスをランダム化比較検討した報告はない.
- 2017年現在使用可能なステント型と吸引型で大きく異なる点として,
  - ステント型の場合, 血栓を遠位端から近位端にまたぐようにデバイスを展開する必要がある（遠位からのアプローチ）
  - 吸引型の場合, 血栓の近位端から吸引を行うため, デバイス使用時に血栓をまたがずに回収することができる（近位からのアプローチ）

  が挙げられるが（図6）, デバイスの使い分けに関しては術者により意見が異なる.
- 本稿では, 筆者らが経験した症例からデバイスの使い分けについて解説し, 複数の血栓回収デバイスを用いて治療を行った代表例を提示する.

症例提示

症例1：吸引型からステント型に移行した症例

- 心房細動による心原性脳塞栓症の症例. 右中大脳動脈閉塞を認め, rt-PA静注療法を実施し血栓回収療法となった.
- ガイディングカテーテル留置後の最初の造影では右中大脳動脈M1近位部で閉塞していたが, 血栓回収を行うためのワーキングアングルを撮影したところ, わずかに再開通所見を認めた（図7）.

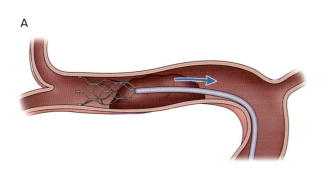
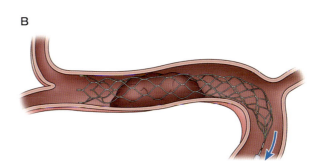
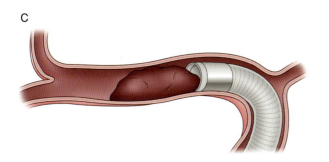

図6. ステント型, 吸引型回収デバイスの血栓回収アプローチ
A・B：ステント型回収デバイスの場合, 血栓遠位にマイクロカテーテルを誘導しステントを展開する. C：吸引型回収デバイスの場合, 血栓近位に吸引カテーテルを誘導し血栓を吸引する.

- Penumbra® 5MAX™ ACE で吸引を行ったところ，吸引ポンプ（キャニスター）内に血栓が回収された．回収後，造影を行うと右中大脳動脈 M1 遠位〜M2 閉塞となっていた（図8）．
- 遠位血管で Penumbra® 5MAX™ ACE の誘導が困難だったため Solitaire™ FR での血栓回収を行い，1pass で TICI 3 の再開通が得られた（図9）．

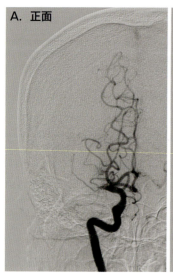
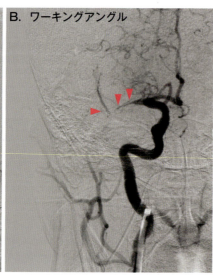

図7. 治療前の右内頚動脈造影
最初の造影では右中大脳動脈近位部閉塞だったが（A），血栓回収のためのワーキングアングルを撮影すると，わずかに再開通所見を認めた（B：▶）．

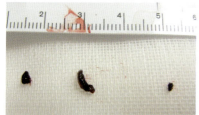
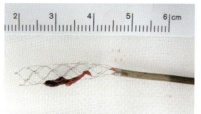

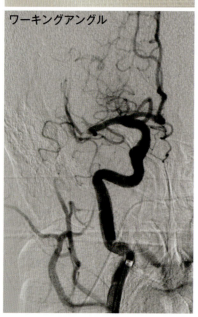
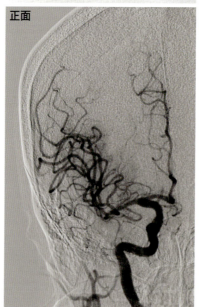

図8. キャニスター内の血栓と吸引後の右内頚動脈造影
Penumbra® 5MAX™ ACE での吸引後，キャニスター内に血栓を認めたが，右内頚動脈造影では右中大脳動脈 M1 遠位から M2 閉塞となっていた．

図9. 回収した Solitaire™ FR と治療後の右内頚動脈造影
Solitaire™ FR によって血栓が回収され，右内頚動脈造影では完全再開通が得られた．

▶ 症例の考察（図10）
- 吸引型デバイスを使用し，血栓近位側をちぎるように回収することで縮小化した血栓が飛散し，遠位血管が閉塞したものと考えられた．
- ワーキングアングルの撮影でわずかに再開通所見を認めており，rt-PAにより血栓が溶解していたと考えられる．
- rt-PAで溶解するような軟らかい血栓では，近位側からの吸引では遠位塞栓を生じてしまう可能性があり，ステント型デバイスであれば一塊のまま血栓を回収できていたかもしれない．

症例2：ステント型から吸引型に移行した症例

- 発作性心房細動による心原性脳塞栓症の症例．rt-PA静注療法適応外で血栓回収療法となった．
- 右中大脳動脈M1で閉塞しておりSolitaire™ FRを閉塞部に展開した．展開後からimmediate flow restorationを認めた．
- 展開10分後まで待機するも再閉塞所見は認めなかった．また，Solitaire™ FRを回収するも再開通は得られなかった（図11）．同様に2 pass目を行ったが回収前に再閉塞所見は認めず，Solitaire™ FRを回収するも再開通は得られなかった．
- デバイスを変更し，Penumbra® 5MAX™ ACEを閉塞近位端に誘導し，吸引ポンプで吸引をかけながら回収したところ，Penumbra®の先端に血栓がはまり込む形で回収され，TICI 3の再開通が得られた（図12）．

▶ 症例の考察（図13）
- ステント型デバイスを展開し待機したが再閉塞は認めず，血栓が固くステントが血栓内に切り込むことができなかったと考えられた．

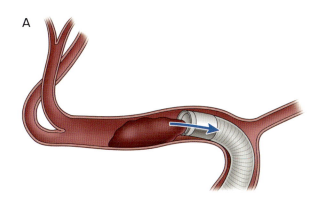
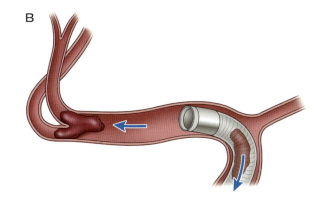
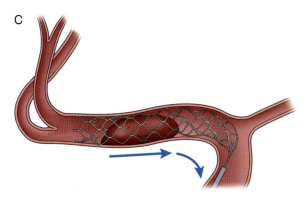

図10. 症例1の考察
A・B：血栓近位からの吸引により，血栓の近位側は回収できたが，遠位側は飛散し遠位閉塞をきたしたと考えられる．C：ステント型血栓回収であれば血栓を一塊のまま回収できた可能性がある．

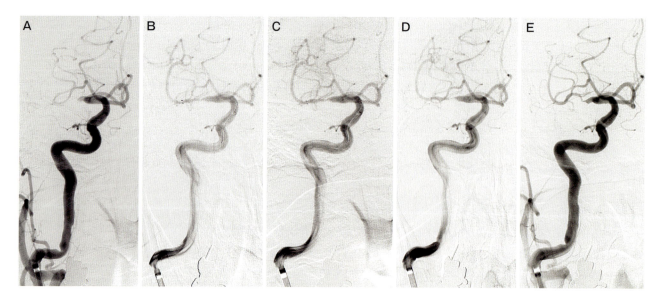

図.11. Solitaire™ FR での血栓回収
A：右内頚動脈造影で右中大脳動脈 M1 近位部閉塞．B：Solitaire™ FR 展開直後，immediate flow restoration が得られた．C：Solitaire™ FR 展開後 5 分経過するも再閉塞，血流減少なし．D：Solitaire™ FR 展開後 10 分経過するも再閉塞なく，血流減少もわずか．E：Solitaire™ FR 回収するも再開通得られず．

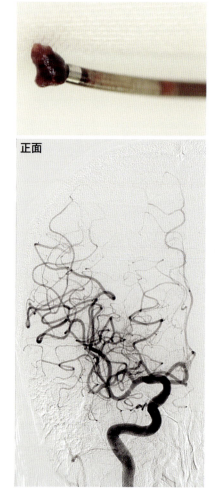

図.12. 回収した Penumbra® 5MAX™ ACE と治療後の右内頚動脈造影
Penumbra® 5MAX™ ACE の先端に食い込む形で血栓が回収され，完全再開通が得られた．

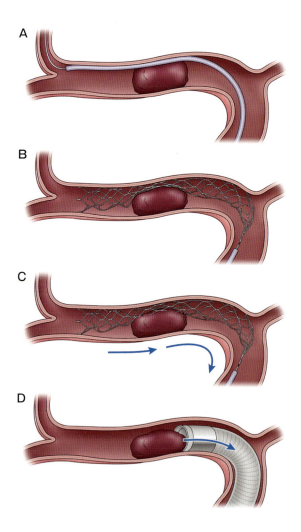

図.13. 症例 2 の考察
A・B：Solitaire™ FR を展開するも血栓内にステントが切り込まず．C：10 分待機するも血流減少はわずかであり，血栓内にステントが少ししか切り込んでいない．血栓が固いことが推測される．D：吸引型回収デバイスであれば一塊のまま回収できた．

急性期脳梗塞の血管内治療　V

- 実際に吸引型デバイスでは先端に血栓がはまり込むように回収され，回収された血栓は固く一塊となっていた．
- ステント型デバイスを展開後待機し，再閉塞や血流減少を認めない場合は固い血栓であり，吸引型デバイスのほうがうまく血栓を回収できる可能性があると考えられた．

使い分けのポイント

- 以上の点もふまえ，筆者らが考えるステント型，吸引型血栓回収デバイスの特徴を表4に示す．
- 筆者らが行う血栓回収療法はいずれのデバイスも使用可能なセットアップとしている．
- 前方循環，後方循環ともに9Frのバルーン付きガイディングカテーテルを使用し，血栓回収の際にはPenumbra® 5MAX™ ACEとMarksman™（Medtronic社）をコアキシャルに閉塞部に誘導する．
- 後方循環閉塞で椎骨動脈に9Frのガイディングカテーテルが誘導困難な場合には，ガイディングカテーテルを鎖骨下動脈に留置し血栓回収デバイスを誘導するか（図14），7Frのバルーン付きガイディングカテーテルに変更し，ステント型血栓回収デバイスのみを使用する⓮.
- 閉塞部位に簡単にPenumbra® 5MAX™ ACEを誘導できる場合には，血栓吸引による回収を行う⓯.
- 前述したように，筆者らは血栓性状を判断する目的も含めステント型血栓回収デバイスを優先して使用している．
- ステント型血栓回収デバイスを展開して血流再開を確認し，5分を目安に待機し回収する．ステント展開後の血流減少，再閉塞の有無をもとに次に使用するデバイスを判断している．
- 再閉塞がなく血流減少が少ない場合には，吸引型血栓回収デバイスに切り替えている．
- 血栓回収の際にPenumbra® 5MAX™ ACEとMarksman™を用いることはコアキシャルの操作となり，マイクロカテーテルが単独であるステント型血栓回収デバイスを使用するより手技が繁雑となる．
- コアキシャルでのメリットとして，いずれのデバイスも使用可能であること，吸引をかけながらのステント型血栓回収デバイスの回収（Solnumbra，Tre-numbra）が可能であること，Penumbra® 5MAX™ ACEがdistal access catheterとして使用できることが挙げられる．

Tips 14

後方循環閉塞症例の場合，治療前にMRA/CTAで椎骨動脈の径を確認しておく．閉塞し確認できない場合には，頚動脈エコーで簡便に血管径を評価することができる．いずれの方法でも評価困難な場合には，両側鎖骨下動脈造影を行い血管径，椎骨動脈起始部の状態を確認しカテーテルを誘導する．

Pitfalls 15

Penumbra® 5MAX™ ACEを誘導する際，Penumbra® 3MAX™ではなくMarksman™を使用するため，通常よりカテーテル径の差が大きくledge（段差）effectが強い．血管屈曲部を無理に通過させると解離を生じる恐れがあり注意が必要である．

表4　ステント型・吸引型血栓回収デバイスの特徴

	ステント型	吸引型
Strong point	・単一のカテーテルで遠位まで可 ・ステント展開後に一時再開通 ・血栓捕捉が可視できる ・多くのエビデンスがある ・軟らかい血栓？	・閉塞近位部から回収 ・待機時間が短い ・バルーン付きガイディングカテーテルでなくてもよい ・Distal access catheterとしても利用可 ・固い血栓？
Weak point	・閉塞部を越えたカテーテル誘導が必要 ・閉塞部から回収カテーテルの距離が遠い ・バルーン付きガイディングカテーテルが必要 ・出血性変化多いか？	・デリバリー困難例もあり ・遠位へはサイズ変更が必要 ・大径のガイディングカテーテルが必要

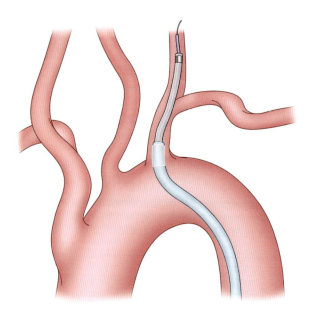

図.14. 鎖骨下動脈にガイディングカテーテルを留置した状態でのアプローチ

鎖骨下動脈にガイディングカテーテルを留置し，血栓回収デバイスを閉塞血管に誘導．血栓回収デバイスを回収する際にはバルーンを拡張し血流を遮断することも可能である．

- 筆者らは複数のデバイスを使用した方法を行っているが，あらかじめ使用するデバイスを1つに決めておくことも方法の一つである．
- 1つのデバイスに決めておくことのメリットとして，手技がシンプルで時間短縮効果が期待できる，決まった方法で行うため手技習得が早いことが挙げられる．
- いずれの方法においても，個々の術者，コメディカルを含めた血管内治療チームの習熟度に応じてデバイスの使い分けを考える必要がある．

> **Memo 16**
> Penumbra System® は2008年1月にFDA（米国食品医薬品局）に認可され，2011年6月にわが国でも承認された．2013年6月よりMAX™ シリーズが，2014年10月より5MAX™ ACE が使用可能となった．

02 Penumbra®

石川　治

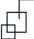 特　徴

- Penumbra System®（Penumbra社）は，再灌流カテーテルと吸引ポンプ，その接続チューブで構成される**16**（図15）．
- 再灌流カテーテルは，太い順に 5MAX™ ACE, 4MAX™, 3MAX™ の3種類がラインアップされている（表5）．
- 血栓の手前まで再灌流カテーテルを誘導し，血栓をカテーテル内に直接吸引する．あるいは血栓を吸引して，カテーテル先端にウェッジさせながらカテーテルを引き抜いて血栓を回収する．
- 当初はセパレーターをカテーテル先端から少し出し入れし吸引の補助として使用していたが，近年はシリンジを用いた用手的吸引あるいは吸引ポンプを接続して吸引する方法の有効性が報告されている[17,18] **17**．
- 閉塞部位に対してカテーテルを通過させないで治療することが可能である．
- ステントリトリーバーへの切り替えや併用が容易に可能である．

急性期脳梗塞の血管内治療

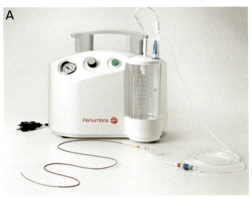

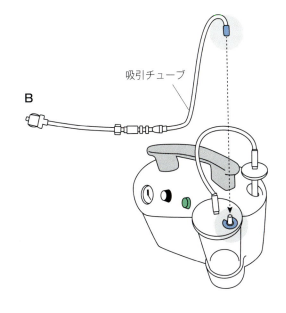

図15. Penumbra System® (提供：メディコスヒラタ社)

表5. Penumbra®再灌流カテーテルラインアップ

	カテーテル先端		カテーテル手元		カテーテル長	内腔の流量 (−20 inHg 吸引時)	適応する ガイディングカテーテル	
	外径 Fr	内径 inch	外径 Fr	内径 inch	cm	mL/min	バルーン 付き	バルーン なし
5MAX™ ACE	5.4	0.060	6.0	0.068	132	151.0	9Fr	8Fr
4MAX™	4.3	0.041	6.0	0.064	139	86.0	9Fr	8Fr
3MAX™	3.8	0.035	4.7	0.043	153	38.0	7〜8Fr	6Fr

Memo 17

Forced-suction thrombectomy と ADAPT

Penumbra System®が導入された当初は吸引力が強くなかったため、カテーテル先端の内腔に吸引されて詰まった血栓をセパレーターで破砕（煙突掃除ともいわれる）しないと血栓は吸引できなかった。また、セパレーターによる血管穿孔も問題となった。その後、血栓を破砕せずに吸引する、あるいは吸引した状態を維持したままカテーテルを引き戻してくると、大きな血栓が丸ごと体外に除去されうることが判明し、その手法は Kang らにより 2011 年に forced-suction thrombectomy[17] として報告された。

さらに、再灌流カテーテルの口径拡大やポンプの改良に伴って吸引力が劇的に向上し、2014 年に発表された Turk らの ADAPT (a direct aspiration first pass technique)[18] につながった。ADAPT は「吸引でカテーテル先端部にウェッジさせた血栓を丸ごとカテーテルとともに引き戻す手法」と認識されている場合が多いが、本来の ADAPT とは「1st アクションとして Penumbra®カテーテルを用いて血栓吸引を行うこと」を指し、その後にステントリトリーバー手技を行った場合も ADAPT に含まれる。

デバイス選択のコツ

- 可能な限り口径の大きな再灌流カテーテルを用いることができるように，ガイディングなどのシステムを選択する．5MAX™ ACE を用いるために，前方循環の場合は 9Fr のバルーン付きガイディングカテーテルを内頚動脈に留置し，後方循環の場合は 8Fr のバルーンなしガイディングカテーテルを椎骨動脈に留置するのが基本である（表 5）．

- Penumbra System®を使用する際のガイディングカテーテルは，本来バルーン付きのものは必須でない．しかし，その後にステントリトリーバーを使用する可能性がある場合は，はじめからバルーン付きガイディングカテーテルを使用するとよい．
- 再灌流カテーテルの選択は，血管径にもよるが内頸動脈や中大脳動脈M1，椎骨動脈，脳底動脈には5MAX™ ACEを使用する．中大脳動脈M2などやや細めの血管には3MAX™を使用する[18]．4MAX™を使用する機会は少ないが，5MAX™ ACEと3MAX™の中間と考える．
- 5MAX™ ACEを誘導する際のコアキシャルカテーテルは，3MA™あるいはステントリトリーバー用のマイクロカテーテルを使用する．5MAX ACEとの段差（ledge）は3MAX™のほうが少ないが，Marksman™（Medtronic社）などのマイクロカテーテルでも5MAX™ ACEはスムースに誘導されることが多い．

具体的な使用方法 （中大脳動脈 M1 閉塞の場合）

- 筆者の施設ではMRI/MRAによる診断後，rt-PA静注療法の適応があれば救急外来へ戻り，rt-PAの準備をしながら血管撮影室へ移動する．rt-PA静注療法の適応がない場合はMRI終了後に直接血管撮影室へ向かう．
- 大腿動脈に5Frシースを留置し，閉塞部位の診断と再開通の有無，アクセスルートの走行を評価する．
- 治療適応と判断したらシースを9Frのロングシース（25 cm）に交換し，9Frバルーン付きガイディングカテーテル〔9Fr CELLO™ ST 90 cm（富士システムズ社）〕を5Fr JB2型カテーテル（120 cm）（メディキット社）と0.035 inchガイドワイヤーをコアキシャルに用いて頸部内頸動脈のできるだけ遠位まで誘導する．
- Penumbra System®は高価であり，筆者はガイディングカテーテルが確実に誘導可能とわかったのちにシステムの準備を開始する．
- 通常，Penumbra® 5MAX™ ACEカテーテル，内腔0.027 inchのマイクロカテーテル（Marksman™），0.014 inchマイクロワイヤー（Transend™ soft-tip 205cm；Stryker社）をコアキシャルにセットアップする．
- 5MAX™ ACEカテーテル先端は付属のマンドレルでスチームシェイプ可能だが，シェイピングしなくてもスムースに上がることが多い．
- 5MAX™ ACEを閉塞部まで誘導する際，できる限りマイクロカテーテルとマイクロワイヤーが閉塞部を通過しないように心がけている[19]．
- 5MAX™ ACEが中大脳動脈M1まで誘導され閉塞部へ近づいたら，Yコネクターを介して吸引ポンプと接続し吸引を開始する．
- 5MAX™ ACEを前進させ血栓を捕らえると，血液吸引の流れが止まる．
- そこからさらにカテーテルを1～2 mm進めて，カテーテル先端を血栓に埋没させる．
- ここでマイクロカテーテルとマイクロワイヤー，Yコネクターを外して5MAX™ ACEのハブに"直接"接続チューブをつなげて吸引を行う．こうすることで可能な限り吸引力を強くする[20]．

Tips 18

3MAX™ カテーテルの使い方

末梢の閉塞病変に対し3MAX™カテーテルを誘導できない場合，153 cm長の3MAX™内にコアキシャルとしてNEURODEO®（メディコスヒラタ社）やTrevo® Pro14（Stryker社）など157 cm長のマイクロカテーテルを挿入すると誘導性が増す．その際3MAX™のハブにYコネクターは装着しない．通常の150 cm長のマイクロカテーテルは3MAX™先端から出ない．

Tips 19

Lesion cross

Penumbra System®の利点は病変部を通過（lesion cross）しないで治療可能なところであり，まずはマイクロカテーテルとマイクロワイヤーをlesion crossさせないで5MAX™ ACEが病変部まで上がるかどうかを試す．塞栓症でなくアテローム血栓性閉塞が疑わしい場合にも，盲目的に狭窄性病変にデバイスを通過させる必要がない．カテーテルの追従が悪い場合はもちろん，マイクロカテーテルとマイクロワイヤーをlesion crossさせるべきである．

Tips 20

吸引ポンプの使い方

吸引ポンプの準備は，Penumbra®カテーテルの誘導と並行して行う．接続チューブを吸引ポンプに接続し，接続チューブのスライダーをoffにした状態で，吸引ポンプ本体の"REGULATOR"つまみを時計回りに完全に回し，吸引ゲージ値が−20 inHgを超えることを確認しておく．Penumbra®カテーテルが血栓の手前近くまで誘導されたら接続チューブをPenumbra®カテーテルに接続し，スライダーをonにすると血液が吸引される．Penumbra®カテーテルをさらに前進させ血栓に埋没させると血液の吸引が止まるため，血栓を捕らえたことがわかる．接続チューブのスライダースイッチを外すと，さらに吸引力が強くなるともいわれる．なお，接続チューブをキャニスターでなく吸引ポンプ本体に接続してしまうと本体が故障するため注意すること（図15B）．

急性期脳梗塞の血管内治療

- 接続チューブ内を移動する血液や吸引ポンプのキャニスターに滴下する血液の吸引速度を注意深く観察する．軟らかい血栓や小さな血栓の場合は，徐々に血液吸引速度が上がり，キャニスター内に血栓が回収される（図16）．
- 硬い血栓や大きな血栓の場合は no flow のままであるが，1分半～2分間はそのまま待機し，血栓が 5MAX™ ACE カテーテル内に食い込んでくるのを待つ．
- ガイディングカテーテルのバルーンを拡張し，ガイディングカテーテル内を 20mL シリンジで用手的に吸引をかけながら，ポンプによる吸引を持続させた 5MAX™ ACE をゆっくりと引き戻し，ガイディングカテーテルから抜去する **21**（図17，図18）．
- 再開通が得られない場合，血栓への埋没を強めると 2～3 pass 目で再開通することがある．Penumbra®カテーテルで吸引できないと判断したらステントリトリーバー併用へ切り替える．

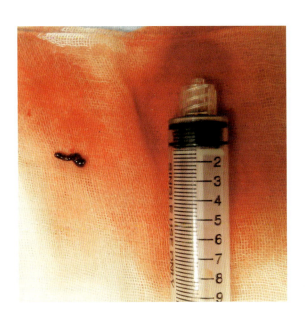

図16. キャニスター（吸引瓶）内に回収された血栓

Tips 21
カテーテルの引き戻し方のコツ
血栓がカテーテル先端にウェッジした状態では，吸引される血液の流れが止まっている．ただし，カテーテルを引き戻す途中に，吸引される血液の流れが再開し始めることがある．この場合，カテーテル先端の血栓がはがれ落ちそうになっているため，そのままカテーテルを引き続けると，血栓を取りこぼしてしまう．このため，カテーテルを引き戻す途中に吸引される血液の流れが再開し始めたら，カテーテルを引くのをいったん休止して，再び血栓がカテーテル内に食い込んで吸引される血液の流れが停止するのを待つ．

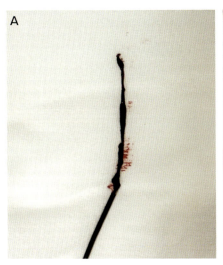
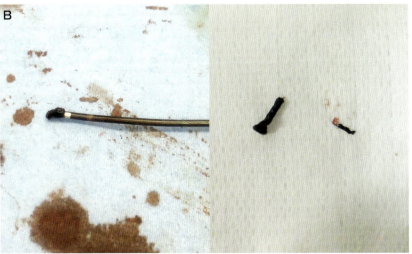

図17. Penumbra®カテーテルにウェッジして回収された血栓
A：5MAX™ ACE 先端に追随した軟らかい粗大な血栓．B：5MAX™ ACE 先端にはまり込んだ硬い血栓．

195

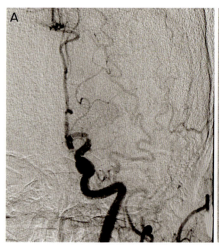
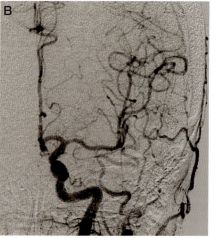

図18. 左M1閉塞に対して5MAX™ ACEを使用した症例
A. 治療前. B. 治療後. TICI 3の再開通を得た.

- 筆者の施設では，血管撮影室入室後2時間経過したら手技を終了すべきか検討するようにしている.

ステントリトリーバーとの併用[22]

- ステントリトリーバーを引き戻す際に，手前に留置されたPenumbra®カテーテルから吸引を開始する．Penumbra®カテーテルはできる限りステントの近位端に近づけておく.
- ステント誘導に使用したマイクロカテーテルを抜去しておいたほうが吸引力は強くなる.
- マイクロカテーテルを抜くときは，そのまま慎重に引き抜くだけでよく，ステントが手前に落ちてしまうことは通常ない．ステントのデリバリーワイヤーを延長する必要はない.
- 血栓のENT（embolization to new territory）やEDT（embolization to distal territory）を減少させる効果と，ステントが牽引されたときの血管の偏位が少なくなるので，穿通枝の引き抜き損傷を減少させる効果を期待しうる.

> **Tips 22**
> **ステントリトリーバーの回収方法**
> ステントをPenumbra®カテーテル内に引き戻す方法と，ステントとPenumbra®カテーテルを一体として引き戻す方法がある．筆者はまずステントをPenumbra®カテーテル内に引き戻し，吸引される血液が止まったところでPenumbra®カテーテルと一体にして回収している.

03 Solitaire™

太田貴裕

Solitaire™とは[19]

- ナイチノール製自己拡張型ステントデザイン.
- オープンスリット構造で，1枚のシートを筒状に巻いたような構造（図19）.
- マイクロカテーテルから展開されると，きつく巻かれたシートがほどけるように広がり，血管壁へ展開され血栓を補足する（図20）.

急性期脳梗塞の血管内治療　Ｖ

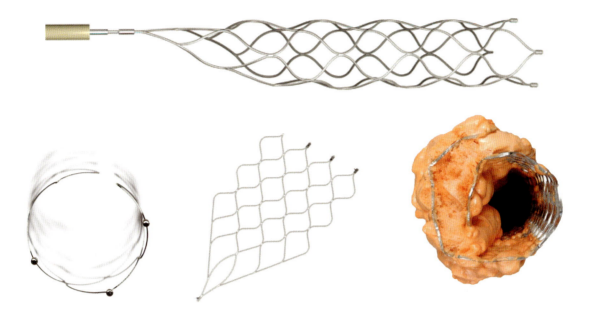

図.19. Solitaire™ の外観 （提供：Covidien japan 社）

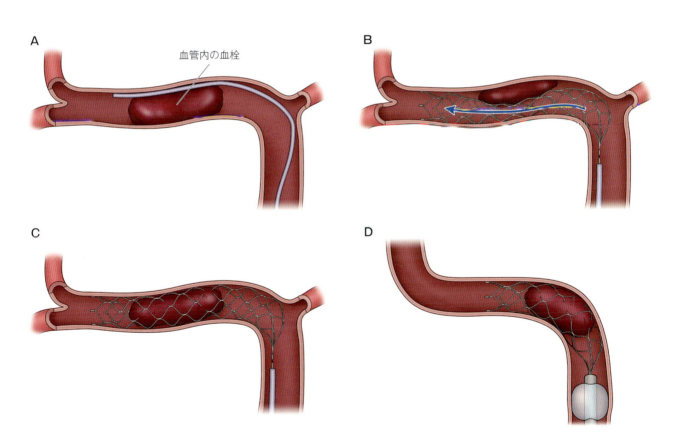

図.20. Solitaire™ による血栓回収のイメージ
A：カテーテルが，血栓と動脈の壁の間を通り，血栓を越えている（血栓の真ん中を通過するのではない）．B：カテーテル内に挿入したステントを展開している途中．ステントが開くことで血栓が押しやられて，血流が再開通する（→）．C：ステントが開くと，血栓がステント内に完全に入り込み捕捉されている．D：やや太めのカテーテル．バルーン付きで，バルーンを膨らませている．

197

表6 ステントサイズ一覧

カタログ番号	マーカー間距離	有効長	デバイス径	プッシュワイヤー長	遠位X線マーカー数	近位X線マーカー数	推奨血管径	最小マイクロカテーテル内径
SFR2-4-15	26 mm	15 mm	5 mm		3		2.0～4.0 mm	0.021 inch
SFR2-4-20	31 mm	20 mm		180 cm		1		
SFR2-6-20	31 mm	20 mm	7 mm		4		3.0～5.5 mm	0.027 inch
SFR2-6-30	42 mm	30 mm						

- ステントサイズ一覧を表6に示す **23**.
- X線透視上では遠位マーカーと近位マーカーが確認できるが，ステントストラットは視認できない.
- ステント先端は no tip 構造となっている.

使用方法

システム

- ガイディングカテーテル＋マイクロカテーテル＋マイクロガイドワイヤー.

ガイディングカテーテル

- 原則バルーン付きガイディングカテーテル（BGC）を使用する.
- カテーテルサイズは添付文書上 8～9Fr（最小内径 1.9 mm/0.075 inch）が推奨されている.
- わが国では 9Fr の CELLO™（富士システムズ社）/ OPTIMO™（東海メディカルプロダクツ社）が該当する **24 25**.
- 当施設では，Penumbra® 5MAX™ ACE/4MAX™（Penumbra 社）の使用の可能性も考慮しており，9Fr OPTIMO™ を第一選択としている.
- 推奨マイクロカテーテル〔Marksman™（Medtronic 社）〕の外径が手元部で 3.2Fr/0.042 inch であることから，後方循環では 7Fr OPTIMO™ を使用している.

マイクロカテーテルの誘導

- マイクロカテーテルは Marksman™ あるいは Rebar™（Medtronic 社）が推奨されている **26**.
- Marksman™ の内径は 0.027 inch であり，4 mm 径，6 mm 径いずれの Solitaire™ も使用可能である.
- Rebar™ の内径は 0.021 inch であり，4 mm 径の Solitaire™ が使用可能である.
- BGC を誘導後，マイクロカテーテルをガイドワイヤー誘導下に血栓遠

Tips 23

Solitaire™ 使用時の最小マイクロカテーテル内径は，4 mm 径が 0.021 inch，6 mm 径が 0.027 inch で，ステント径により最小マイクロカテーテルサイズは異なっている. 実際には，4 mm 径を使用する M1 遠位から M2 閉塞，BA 閉塞に対しては Rebar™（0.021 inch），6 mm 径を使用する可能性のある内頚動脈から M1 近位閉塞に対しては Marksman™（0.027 inch）を選択している. Marksman™, Rebar™ は非常に誘導しやすいマイクロカテーテルであり，M2 までであれば誘導困難であることはほとんどない.

Memo 24

Solitaire™ FR から Solitaire™ 2 へバージョンアップされている.
- ステントプロキシマルでデタッチできなくなり，牽引の際に離断するリスクがなくなった.
- プッシュワイヤーにセーフティーマーカーがあるため，マイクロカテーテル内へ進める際の目安ができた.
- 誘導時の抵抗が 25％低減された.

Tips 25

BGC のサイズ選択

内頚動脈閉塞の場合，頚動脈ステント留置術を行うケースもありうる. BGC はなるべく内径の大きなものを選択し誘導しておいたほうが，後の治療選択肢が広がる. BGC からの用手吸引で血栓を捕捉できることも多いため，Solitaire™ のみで再開通できそうな症例でも，前方循環に関しては原則 9Fr BGC を誘導しておいたほうがよい.

位まで送達し，血栓遠位に誘導されたかどうか確認すべくマイクロカテーテルからの造影を行う．

- 以前は BGC とマイクロカテーテルからの同時撮影（double injection）を行っていた．しかし，マイクロカテーテルからの造影で必ずしも血栓遠位が描出されるわけではないことから，時間短縮のため最近では double injection は行っていない．
- 当施設では，ガイドワイヤーは CHIKAI™ 0.014 inch（朝日インテック社）を使用している．
- 血栓を Solitaire™ の retrieval zone の中央〜やや近位側で捕捉できるよう，血栓遠位端から 10 mm ほど遠位にマイクロカテーテルを誘導する **27**．

Solitaire™ の展開

- Solitaire™ での血栓回収時に，マイクロカテーテルはヘパリン加生理食塩水での持続灌流を行う．
- 対象血管径に合わせて Solitaire™ のサイズ選択を行う．内頚動脈〜M1 近位の閉塞であれば 6 mm（or 4 mm），M1 遠位〜M2 であれば 4 mm を選択している．
- Solitaire™ イントロデューサーシースの遠位端を一部止血弁付き Y コネクター（RHV）に挿入し，エア抜きをする．
- エア抜き確認後，イントロデューサーシースをハブに押し当て，プッシュワイヤーをマイクロカテーテル内に進め，イントロデューサーシースを抜去する．
- Solitaire™ の遠位マーカーがマイクロカテーテル先端部の X 線不透過マーカーに到達するまで挿入する．
- 挿入後，Solitaire™ の遠位マーカー，近位マーカーから血栓が retrieval zone に覆われる位置にあることを確認し，マイクロカテーテルを引き Solitaire™ を展開する（マイクロカテーテルの先端部マーカーが Solitaire™ の近位マーカーより若干近位まで引く）**28**．
- Retrieval zone は遠位マーカーから近位マーカー近位側 10 mm が目安となる．
- Solitaire™ 展開後 BGC から造影を行い，血流再開（flow restoration）が得られたことを確認する．
- 展開した時点で flow restoration が得られることが，Penumbra® と比較してステントリトリーバーの最大の利点である（一時的にせよ血行再開通までの時間が短い）．

血栓回収

- Solitaire™ を展開し，flow restoration 確認後 5 分で再度造影を行い，血栓捕捉部の再閉塞を確認する（再閉塞は血栓内にステントストラットが入り込み血栓が捕捉されたことを示唆する）．
- 最近では Solitaire™ を展開してすぐ回収している．
- 5 分で再閉塞が確認されなければ 8 分，10 分まで待つという方針もあるが，再開通までの時間短縮を考慮すると 5 分以上待つことは benefit がないと考える．

Memo 26

BGC の違い

- 9Fr OPTIMO™ は有効長 900 mm，内径 0.088 inch，ポリウレタン製バルーン．バルーンマーカーは遠位のみ．
- 9Fr CELLO™ はカテーテル有効長 920 mm，内径 0.085 inch，シリコン製バルーン．バルーンマーカーが 2 本ついており視認しやすい．バルーン注入部のチューブが屈曲してもよじれないため，助手がバルーンを拡張する場合に操作しやすいという利点がある．

Tips 27

マイクロカテーテル誘導のポイント

- 硬い血栓や眼動脈分岐部など ledge effect で通過困難な場合には，CHIKAI™ black 0.018 inch に変更し，Marksman™ を誘導している．
- 内頚動脈から M1 閉塞の場合，Marksman™ の誘導は M2 superior trunk, inferior trunk のどちらでもよい．M1〜M2 までなるべく直線的に走行している枝へマイクロカテーテルを誘導することが，後の血栓回収しやすさ，くも膜下出血を発生させないことにつながる．
- マイクロカテーテルをどこまで誘導するかであるが，血栓遠位を確実にとらえるように M2 まで誘導しておくほうが時間短縮につながる．M1 閉塞でも M2 まで血栓が延長しているケースはほとんどなく，大抵は M1M2 分岐部で引っかかっている形のことが多い．内頚動脈閉塞であれば M1 遠位までマイクロカテーテルを誘導できれば十分である．逆に遠位まで誘導しすぎると血栓の範囲を見誤り，Solitaire™ 展開の位置がずれてしまうこともありうる．

- 回収時には，Solitaire™ のプッシュワイヤーにトルクデバイスを装着し，RHV とトルクデバイスを一体に引き込めるように準備する．
- BGC のバルーンを拡張させ，BGC から 50 mL シリンジで吸引をかけながら，Solitaire™ とマイクロカテーテルを同時に BGC に引き込み血栓を回収する．
- 回収時に血管が伸展し Solitaire™ を引き戻せない場合には，マイクロカテーテルを先進させ 1/3 ほどリシースした状態にして回収している．
- BGC にある程度 Solitaire™ が引き込まれたら，BGC の RHV を外し，Solitaire™ を BGC 外に引き出し（Solitaire™ が RHV 内を通過する際の血栓逸脱，ステント破損を防ぐため），血栓が回収されたかを確認する **29**．
- BGC 内に血栓が残っていることもあるので，BGC から直接 50 mL シリンジでの吸引を追加する．

使用上の注意

- Solitaire™2 は，同一製品の 2 回を超えた使用，同一血管における 3 回を超えた使用の有効性・安全性は確認されていない．
- Solitaire™ の位置修正，回収時の過度な抵抗などのために，マイクロカテーテル内に収納が必要な場合には，マイクロカテーテルを前進させ収納する．ステント内に血栓が捕捉されている場合，マイクロカテーテルを前進させることで，血栓が飛散し遠位塞栓を生じる場合があるため注意を要する **30**．

症例提示 （図 21〜図 23）

- 左中大脳動脈近位部閉塞症例．
- 84 歳，男性．ペースメーカー挿入中，抗凝固薬内服中．
- NIHSS 38 点，Ⅳ-rt-PA 投与後再開通治療を行った．
- 発症〜穿刺：100 分．穿刺〜再開通：51 分．

Tips 28
Solitaire™ 展開時のポイント
- マイクロカテーテル内で Solitaire™ を誘導する際に若干抵抗を感じることがあるが，Marksman™ あるいは Rebar™ が誘導できれば Solitaire™ を展開できないことはまずないといえる．
- Solitaire™ の展開時にプッシュワイヤーを押す操作は基本的に不要である．遠位マーカーが動かないようにマイクロカテーテルを引く操作のみで十分展開する（Trevo® との大きな違いである）．
- 蛇行が強い場合マイクロカテーテルを引くときに Solitaire™ まで引けてきてしまうことがあるため，透視を確認しながら Solitaire™ 遠位マーカーが動かないように展開することが必要である．

Tips 29
Marksman™ 回収時のポイント
Marksman™ は先端から 32cm のところで色が変わるため，Solitaire™ が BGC に引き込まれたら BGC からの吸引を強くかけながら，Marksman™ の色が変わる部分まで一気に回収してよい．Marksman™ の色が変わる部分まで引いてきたら少し慎重に Marksman™ を引き，RHV に Solitaire™ が入るか入らないかくらいまで牽引する．くれぐれも Solitaire™ が RHV を通過しないようにする．

Memo 30
Penumbra® との併用
- 心原性塞栓症と予想しても，実は動脈硬化性狭窄病変の可能性もありうる．閉塞部においてガイドワイヤーの通過に通常より抵抗を感じる場合や，マイクロカテーテルの通過に抵抗を感じる場合には，動脈硬化性狭窄病変の可能性を考える．再開通治療における最も重篤な合併症は血管損傷であるため，その場合には Solitaire™ の使用をいったん断念して Penumbra® カテーテルによる ADAPT technique に切り替えることも検討する．Penumbra® で血栓回収を行い，その後の撮影での所見から Solitaire™ を使用するかどうか再度確認したほうが安全である．
- Penumbra® 5MAX™ ACE を DAC（distal access catheter）として使用する場合，Solitaire™ を展開したらマイクロカテーテルを 5MAX™ ACE 内に引き戻す，あるいは抜去しておく．Solitaire™ 回収時には BGC からの用手吸引と，5MAX™ ACE からポンプ吸引を併用することで遠位塞栓のリスクを低減できる．
- Solitaire™ と 5MAX™ ACE を併用する Solumbra については必ずしも必要ではない．1 システム増えることで繁雑になる．内頚動脈，M1 の蛇行が強い例や，マイクロカテーテルを誘導しにくいと予想される場合に考慮してもよいシステムと考える．

急性期脳梗塞の血管内治療

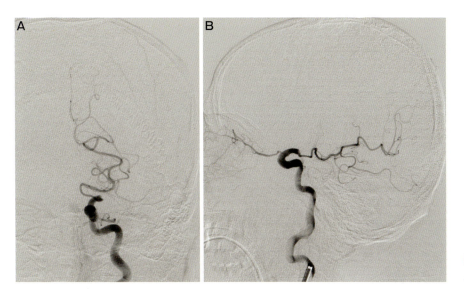

図.21. 左中大脳動脈近位部閉塞症例
A：左内頸動脈造影正面像，B：側面像．

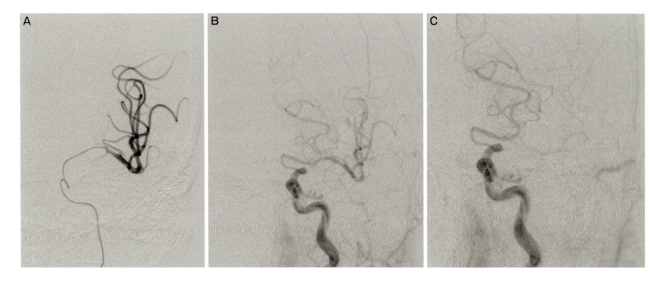

図.22. マイクロカテーテル誘導からSolitaire™展開まで
A：Marksman™をM1M2分岐近くまで誘導し造影．血栓遠位の開通を確認．B：Solitaire™ 4 mm×20 mmを展開し一時flow restorationが得られた．C：Solitaire™展開後5分で再閉塞所見あり．血栓がSolitaire™内に捕捉されたと判断した．

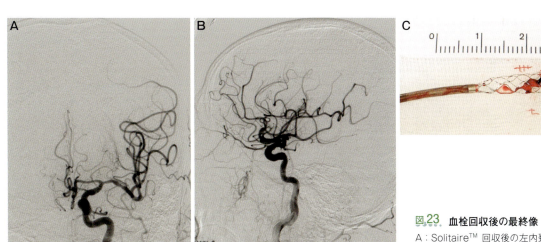

図.23. 血栓回収後の最終像
A：Solitaire™回収後の左内頸動脈造影正面像，完全再開通（TICI 3）を得た．B：側面像．C：回収された血栓．

04 Trevo®

近藤竜史，松本康史

はじめに

- Trevo® Retriever（Stryker 社）は，2012 年に FDA の承認を得たステント型血栓回収機器（ステントリトリーバー）である．
- わが国では，X 線透視下視認性を高めた Trevo® ProVue Retriever（以下，Trevo® ProVue）が 2014 年 7 月 1 日に保険収載された（図 24）．
- 2016 年 3 月 1 日からは，先端チップをなくし，ステント全体の視認性を向上させ，サイズバリエーションを増やした新型の Trevo® XP ProVue Retriever（以下，Trevo® XP）が導入された（図 25）．

Trevo®の構造

基本構造とバリエーション

- Trevo®の基本構造は，非離脱式のナイチノール（ニッケル・チタン合金）製自己拡張型ステントである．
- Trevo®のステントストラットの断面は，血管断面の中心から血管壁に向かって縦長で，血栓に食い入りやすいようデザインされている（図 26）．
- その構造には順次改良が加えられており，2017 年 7 月現在で 3 つのバリエーションが存在する．
- タイプ 1 は，ナイチノール製ストラットのみで構成された最初期型で，

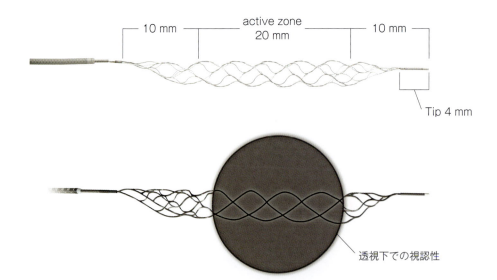

図 24．Trevo® ProVue の構造
サイズバリエーションは，表示径 4×20 mm のみである．全長 40 mm のうち，中央 20 mm が血栓把持力をもつ active zone である．先端に 4 mm のチップ（X 線不透過）をもつ．下段●内に透視化での視認性の模式図を示す．
（提供：Stryker 社）

わが国では販売されていない．
- タイプ2は，タイプ1のステント本体にX線不透過のプラチナ・タングステン合金製ワイヤーを巻き付けて，透視下の視認性を向上させたもので，Trevo® ProVue と呼ばれる．わが国での導入時の主力型である（図24）．
- タイプ1・2は，X線不透過の遠位端チップを有している（図24）．
- タイプ3はタイプ2の遠位端チップをなくし，かつ，サイズバリエーションを増やしたもので，Trevo® XP と呼ばれる（図25）．
- タイプ2（Trevo® ProVue）とタイプ3（Trevo® XP）は，ステント全

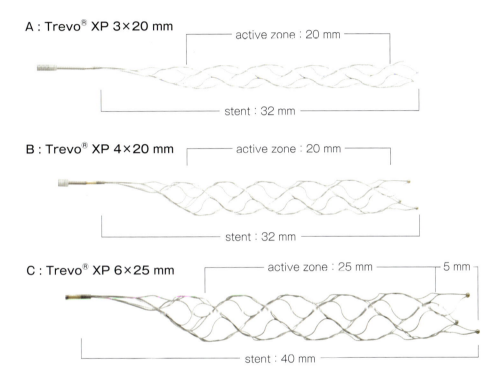

図25. Trevo® XP の構造
サイズバリエーションは，表示径 3×20 mm（A），4×20 mm（B），6×25 mm（C）の3種類である．先端チップはなく，ステント遠位端に2〜3個のX線不透過マーカーを有する． （提供：Stryker社）

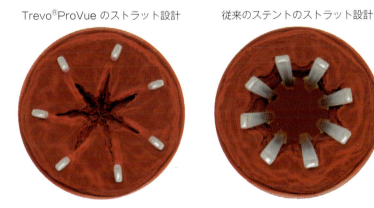

図26. ストラットの模式図
Trevo®のストラットは血管壁に対して縦長にデザインされている． （提供：Stryker社）

体が視認可能なため，ステントと血栓の位置関係やステントの展開具合を把握しやすい❸❶（図27）．

Trevo® ProVue から Trevo® XP への改良点

遠位端の違い

- Trevo® ProVue の遠位端は，active zone から先端に向かって一点に集束し，4 mm のチップ（遠位端マーカーを兼ねる）に終止する（図24）．
- Trevo® XP の遠位端にはチップがなく，柔軟なステント断端と遠位端マーカーで終わる❸❷（図25）．
- Trevo® XP の遠位端マーカー数は，3×20 mm が2個，4×20 mm と6×25 mm が3個である．
- Trevo® XP は，タングステンワイヤーのステント本体への巻き付けを二重にし，Trevo® ProVue よりも高い視認性を得ている．

サイズバリエーションの違い

- Trevo® ProVue のサイズは 4×20 mm のみである（図24）．
- Trevo® XP のサイズは，3×20 mm，4×20 mm，6×25 mm の3種類である❸❸（図25）．
- Trevo® の誘導に適合する推奨マイクロカテーテルは，6×25 mm が Excelsior® XT-27（内径0.027 inch），4×20 mm が Trevo® Pro 18（内径0.0215 inch），3×20 mm が Trevo® Pro 14（0.0175 inch）である（表7）．

基本的使用法

ガイディングシステム

- Trevo® に適合するガイディングシステムは，8Fr 以上のバルーン付きガイディングカテーテル，5Fr 以上の通常型ガイディングカテーテル，または 4.2Fr 以上の中間カテーテルである❸❹（表8）．

> **Memo 31**
> **Active zone（図24, 図25）**
> ステントリトリーバーは，全長にわたって血栓把持力を有するわけではなく，遠位端と近位端には実質的な把持力がない．有効な血栓把持力を有するステント本体部分を active zone または clot capture area と呼ぶ．Trevo® の表示長は，ステント全長ではなく active zone の長さである．

> **Memo 32**
> **遠位端の長さ**
> Trevo® ProVue の遠位端は，active zone の終わりからチップ先端まで 10 mm の距離がある．一方，Trevo® XP の遠位端は，active zone の終わりからステント遠位端マーカーまでの距離が短い（Trevo® XP 6×25 mm では 5 mm）．治療時の実感としては，Trevo® XP のほうが遠位端のランディングが容易で，閉塞部のすぐ遠位で動脈が蛇行している場合でもストレスなく展開することができる．

> **Memo 33**
> **Radial force と適合血管径**
> Trevo® XP の radial force は，ステント径が大きいほど強い．理論的には，6×25 mm は大きな塞栓子に対して十分な血栓把持力を有し，3×20 mm は小径の血管壁に過度の負担をかけない，といえる．筆者らは，6×25 mm は内頚動脈，4×20 mm は M1，3×20 mm は M2 以遠，と使い分けている．

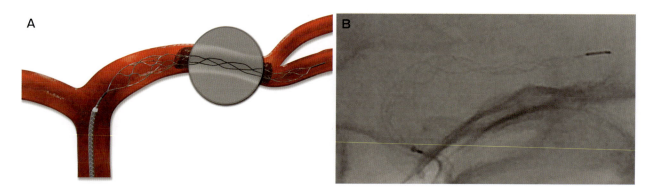

図27．Trevo® ProVue の視認性
A：Trevo® ProVue による血栓把持の模式図．B：実際の左 M1 閉塞症例における Trevo® の X 線画像．

（A の提供：Stryker 社）

急性期脳梗塞の血管内治療 **V**

- 血栓回収に際しては，可能な限り 8Fr 以上のバルーン付きガイディングカテーテルを使用する．
- バルーン付きガイディングカテーテルに期待しうる利点は，近位側遮断と吸引による血栓回収率の向上である．
- 椎骨脳底動脈系では，血管径が小さく，バルーンによる確実な血流遮断も困難なため，バルーン付きガイディングカテーテルの有用性は低い．
- 筆者らは，椎骨脳底動脈系では 6Fr の通常型ガイディングカテーテルを用いることが多い．

ステントリトリーバーの誘導と展開

- マイクロカテーテルを閉塞部より遠位まで誘導した後，マイクロカテーテルとガイディングカテーテルからの同時造影で閉塞部位の概要を把握する．
- Active zone が血栓を捉えるように位置調整しつつ展開する **35**.

> **Tips 34**
> **中間カテーテルの併用**
> 内径動脈の蛇行が著しい場合は，9Fr バルーン付きガイディングカテーテルと 4.2〜5Fr の中間カテーテルを同軸にすると，マイクロカテーテルの操作性が向上し，かつ，ステントの回収も容易となる．

表**7** Trevo® のサイズバリエーションと適合カテーテル

マイクロカテーテル	内腔（ID）		Trevo®			
	inch	mm	XP 3×20 mm	XP 4×20 mm	ProVue 4×20 mm	XP 6×25 mm
Marksman™（eV3）	0.027	0.69	○	○	○	○
Excelsior® XT-27	0.027	0.69	○	○	○	○
Trevo® Pro 18	0.0215	0.55	○	○	○	×
Trevo® Pro 14	0.0175	0.44	○	×	×	×

○：使用可能．×：使用不可能．

表**8** 各種マイクロカテーテルと適合ガイディングカテーテル

ガイディングカテーテル	内腔（ID）		マイクロカテーテル			
	inch	mm	Marksman™	Excelsior® XT-27	Trevo® Pro 18	Trevo® Pro 14
8Fr バルーン付き						
8Fr CELLO™ Large Bore	0.080	2.03	○	○	○	○
8Fr OPTIMO™	0.080	2.03	○	○	○	○
6Fr 通常型						
6Fr FUBUKI™	0.071	1.80	○	○	○	○
中　間						
5Fr Dio™	0.090	2.28	○	○	○	○
5Fr Cerulean™ G50	0.050	1.27	○	○	○	○
4.2Fr FUBUKI™	0.043	1.10	×	○	○	○

[マイクロカテーテルの最大外径]
Marksman™：3.2 Fr＝0.043 inch＝1.10 mm
Excelsior® XT-27：2.9 Fr＝0.038 inch＝0.97 mm
Trevo® Pro 18：2.7 Fr＝0.035 inch＝0.90 mm
Trevo® Pro 14：2.4 Fr＝0.032 inch＝0.81 mm

○：使用可能．×：使用不可能．

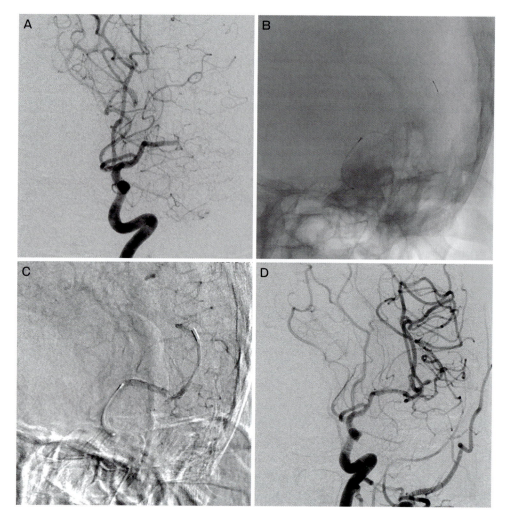

図28. 左M1閉塞に対するTrevo® ProVueによる血栓回収
A：治療前．左M1閉塞．B：Trevo® ProVue展開．C：Immediate flow restoration．D：治療後．完全再開通．

ステントの回収

- 多くの症例で，ステント展開直後に閉塞部の一時的な再開通（immediate flow restoration）が認められる．
- ステントを回収するタイミングについては，次のように複数の考え方がある㊱．
  ①ステント展開後ただちに回収
  ②ステント展開の5分後に回収（再閉塞の有無にこだわらない）
  ③ステントの再閉塞まで待って回収
- ステント回収前にガイディングカテーテルのバルーンを拡張して近位側を閉塞し，ステント回収と同期させてガイディングカテーテルから血液を吸引する㊲．
- ステントを体外に引き出した直後に，ガイディングカテーテル後端に直接シリンジをつないで吸引し，ガイディングカテーテル内に血栓を残さぬようにする．
- 図28に実際の症例を示す．

Tips 35

Push and pull technique

デリバリー用のマイクロカテーテルを引くだけでは，ステントは完全に拡張せず，十分な血栓把持力を持ち得ない．マイクロカテーテルをわずかに引いて（pull）ステント遠位端を展開させ，その後は，主にステントのデリバリーワイヤーを押して（push），ステントを押し出すように展開すると，良好なステント拡張が得られる．

Tips 36

ステント回収のタイミング

Immediate flow restorationは，ステントが塞栓子（血栓）を血管壁に押しつけることで生じる一時的再開通現象である．immediate flow restorationから数分後にステントが再閉塞した場合，それは血栓がステント内腔に把持されたことを示すとされる．従来は，再閉塞まで待つことで，血栓の回収率が高まると考えられてきた．しかし現在では，完全再開通までの時間短縮を優先して，ステント展開後ただちに回収する手技が主流となりつつある．

Trevo®に関するエビデンス

- Trevo®とMerci™ Retriever（Stryker社）を比較したランダム化比較試験（TREVO2）において，Trevo®は，再開通率，神経学的転帰の双方でMerciを上回った[5]．
- 2015年に発表された5つのランダム化比較試験（MR CLEAN / EXTEND-IA / ESCAPE / SWIFT-PRIME / REVASCAT）では，rt-PA静注を含む内科治療群よりも血管内治療併用群の転帰が有意に良好であった[21]．
- 上記5つのランダム化比較試験の血管内治療群では，77.1～100％の症例でステントリトリーバーが使用されていた．
- ステントリトリーバーによる早期再開通が，転帰良好の要因と考えられる．

おわりに

- Trevo®は，現時点で最も血栓回収効率が良い血栓回収機器の一つである．
- 多くの血管内治療医が血栓回収療法に習熟し，患者転帰向上に寄与することが望まれる．

Tips 37

吸引のタイミング

ステントがWillis動脈輪より遠位にあるうちは，強く吸引してもWillis動脈輪を介した側副血行の血液を吸引するだけのため，吸引はじわじわと少量ずつ行う．ステントが前・後交通動脈分岐部にさしかかったら一気に最大の力で吸引しつつステントを回収する．

V-2 頭蓋内動脈の狭窄

01 適応と各方法の使い分け

今村博敏，坂井信幸

適応

- 無症候性頭蓋内動脈狭窄症に対する治療方法のエビデンスは存在せず，血管内治療の適応はない[21]．
- 症候性頭蓋内動脈狭窄症に対する血管内治療としては，経皮血管形成術（percutaneous transluminal angioplasty：PTA）とステント留置術が考えられるが，ともに有効性を証明したエビデンスは存在せず，第一選択には積極的内科治療が勧められる[21] ．

経皮血管形成術

- 急性期頭蓋内動脈狭窄症による可逆的な脳虚血症状が疑われる症例において，最初に考慮される血管内治療が経皮血管形成術である．
- さらに，経皮血管形成術後に急性閉塞や血管解離を合併した際には，ステント留置術を考慮する．
- ステントとしては本稿で紹介するWingspan®（Stryker社），心臓領域用のバルーン拡張型ステント，脳動脈瘤コイル塞栓術支援ステントが考えられるが，どのステントも薬事承認された使用方法ではない．

ステント留置術

- 動脈硬化性頭蓋内動脈狭窄に対して，唯一その使用が認可されているステントがWingspan®である．
- しかし，症候性頭蓋内動脈狭窄症の再発予防において，Wingspan®によるステント留置術は積極的内科治療に対する有効性を証明できていない．

Memo 1
『脳卒中治療ガイドライン2015』によると，頭蓋内動脈狭窄症に対する経皮血管形成術およびステント留置術のエビデンスレベルはグレードC1である．内科的治療抵抗性の症例のみが，血管内治療の適応となる．治療の第一選択は経皮血管形成術であり，経皮血管形成術後のrescue stentingとしてWingspan®の使用が認可されている．

Memo 2
SAMMPRIS studyの頭蓋内動脈ステント留置術群の30日以内の同側虚血性脳卒中は10.3％，30日以内の脳出血は4.5％，31日以降の虚血性脳卒中は5.8％であった．これは積極的内科治療群の4.4％，0％，5.7％と比較して，30日以内のイベントが統計学的に有意に多いという結果であり，頭蓋内動脈ステント留置術の有効性は証明できなかった．

Memo 3
VISSIT trialの結果でも，ステント留置術群の30日以内の安全性エンドポイントは24.1％，頭蓋内出血は8.6％，1年以内の虚血性脳卒中の発症率は36.2％，mRSの悪化は24.1％で認め，バルーン拡張型ステントの有効性も証明されていない．

SAMMPRIS (the Stenting and Aggressive Medical Management for Preventing Recurrent stroke in Intracranial Stenosis) study[22]

- 頭蓋内動脈狭窄症による脳梗塞または一過性脳虚血発作の再発予防に関して，積極的内科治療と頭蓋内動脈ステント留置術（percutaneous transluminal angioplasty and stenting：PTAS）を比較した多施設共同ランダム化比較試験である．
- 対象血管は WASID（warfarin-Aspirin Symptomatic Intracranial Disease）法で 70〜90％の頭蓋内動脈狭窄で，正常血管径 2.0〜4.5 mm，病変長 14 mm 以下のものに限定されたが，30 日以内の脳卒中または死亡が頭蓋内動脈ステント留置術群で有意に多く，30 日後の同側脳卒中の頻度が両群で同等であったことから，試験の継続は中止された❷．

VISSIT (the Vitesse Intracranial Stent Study for Ischemic Stroke Therapy) trial[23]

- バルーン拡張型ステントを使用した頭蓋内動脈狭窄症に対する血管内治療の多施設共同ランダム化比較試験であるが，SAMMPRIS study 同様に，ステント留置術の有効性は証明できなかった❸．
- また現在，中国で症候性頭蓋内動脈狭窄症に対する Wingspan® を使用したステント留置術の多施設共同ランダム化比較試験である CASSISS（the China Angioplasty and Stenting for Symptomatic Intracranial Severe Stenosis）trial[01] が行われている❹．

02 頭蓋内動脈ステント留置術（Wingspan®）

今村博敏，坂井信幸

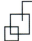
適 応

- 症候性頭蓋内動脈狭窄症の脳梗塞再発予防に対しての本機器の有効性は証明されていないため，積極的内科治療で十分な効果が得られない場合にのみ考慮される治療方法である．
- 経皮血管形成術施行時に生じた血管解離，急性閉塞または切迫閉塞に対する緊急処置，またはほかに有効な治療法がないと判断される再治療に限って使用することが望ましい．
- 本機器の承認に際して，日本脳卒中学会，日本脳神経外科学会，日本脳神経血管内治療学会の三学会合同指針作成委員会から，「頭蓋内動脈ステント（動脈硬化症用）適正使用指針」が発表されている．

Memo 4

CASSISS trial は 70〜90％の症候性頭蓋内動脈狭窄症を対象に，Wingspan®留置術の有効性を評価するランダム化比較試験である．プライマリーエンドポイントは 30 日以内の脳卒中および死亡と，31 日以降の対象血管の症候性脳卒中である．2016 年 12 月に登録され，2019 年に試験が終了する予定である．

ステントの構造

- ナイチノール製の自己拡張型ステントで，円周上にある3個のコネクターで各セグメントが連結されたオープンセル構造になっている（図1）．
- 両端にテーパー加工した4個のプラチナマーカーがついており，X線透視下にはこのマーカーのみ視認することができる❺．

デリバリーシステム

- ハイポチューブであるインナーボディにWingspan®をマウントした状態で，アウターボディに収納された専用のデリバリーシステムを使用する．筆者らが普段使用している頚動脈用ステントと同じ構造である（図2A，図3A・B）．
- Over the wireタイプの構造であり，0.014 inchの300 cmガイドワイヤーと，6Frのガイディングカテーテルが必要になる．
- インナーボディのステント近位部に近位マーカーが，アウターボディの先端に遠位マーカーがついており，X線透視下に視認が可能である❻（図2B）．

ステントのサイズ選択 (表1, 図4)

- ステントの径は2.5 mmから4.5 mmまで0.5 mm刻みで5種類存在する．

> **Pitfalls 5**
> Wingspan®は，通常の透視下ではステントの両端にあるそれぞれ4つのマーカーのみが視認できる．ストラットを視認するためには，コーンビームCTを撮影する必要がある．

> **Tips 6**
> X線透視下で，ステント展開前は遠位から遠位マーカー（→），ステント遠位マーカー（→），ステント近位マーカー（→），近位バンパー（→）の順に確認できる（図3C）．ステント展開中はステント遠位マーカー（→），遠位マーカー（→），ステント近位マーカー（→），近位バンパー（→）（図3D・E），ステント展開後はステント遠位マーカー（→），ステント近位マーカー（→），近位バンパー（→），遠位マーカー（→）（図3F）の順になる．

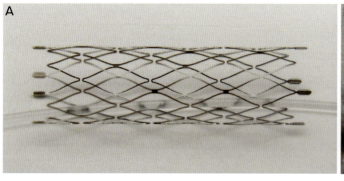
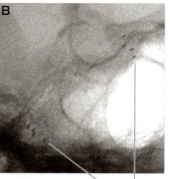

ステントマーカー

コネクター　　　ステントマーカー

図1. Wingspan® Stent System
A・C：Wingspan®の構造．B：透視下でのWingspan®．
Wingspan®はオープンセル型のステントで，透視下に見えるのは両端のステントマーカーのみである．

（提供：Stryker社）

急性期脳梗塞の血管内治療

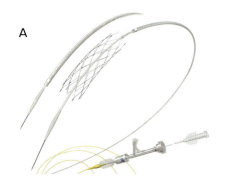
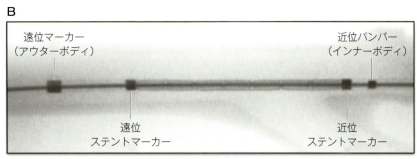

図2 デリバリーシステム
A：デリバリーシステム．B：透視下で見えるデリバリーシステムのマーカー．Wingspan®はインナーボディにマウントされた状態でアウターボディに収納されている．アウターボディの先端に遠位マーカー，インナーボディのステントの近位部に近位マーカーがついており，透視下で視認できる．

（提供：Stryker社）

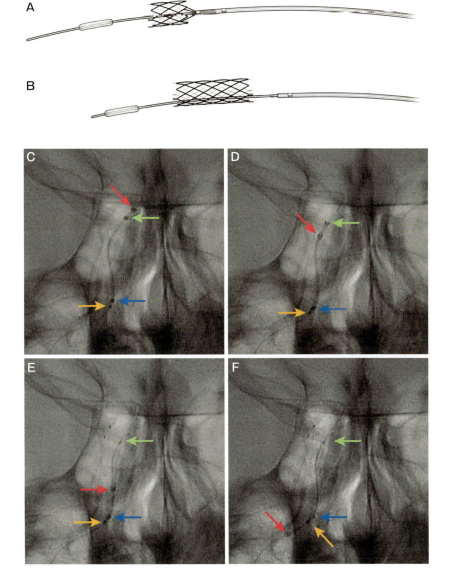

図3 ステントの展開
頚動脈用ステントと同じように，アウターボディを抜去すればステントが展開される（A・B）．透視下では，遠位マーカー（→赤）はステント展開前はステント遠位マーカー（→緑）の遠位部にあり，ステント展開中はステント遠位マーカー（→緑）とステント近位マーカー（→青）の間に位置し，ステント展開後は近位バンパー（→黄）の近位部に視認できる．

211

- 表示径よりもそれぞれ 0.3〜0.4 mm 大きく拡張することは可能であるが，推奨血管径は表示径から 0.5 mm 細い血管径までである．
- 推奨血管径の対象は留置する血管の最も太い部位とする．
- ステント長は，狭窄部の両端にそれぞれ 3 mm 以上の正常血管を含む必要がある．すなわち，狭窄長よりも 6 mm 以上長いステントが必要になる❼．

プライミングの注意点

- ステントを体内に挿入する前に，インナーボディを少し押し出して，チップとアウターボディとの間に 1 mm くらいの隙間を作る（図5）．
- この隙間が短いと，ステントの展開時に抵抗が生じ，長いとデリバリーシステムの追従性が悪くなる❽．
- 誘導中からインナーボディとアウターボディの間隙をヘパリン加生理食塩水で持続灌流し，ステント展開前にヘパリン加生理食塩水を 1〜2 mL フラッシュすると，ステント展開時の抵抗が減弱する❾．

Tips 7
ステントの選択は，留置血管の最大径からステント径を決定し，狭窄長＋6 mm 以上のサイズが選択される．

Pitfalls 8
インナーボディとアウターボディの間に隙間を作るときは，インナーボディを押し出すようにする．この際に，ハイポチューブであるインナーボディを折らないように注意する．インナーボディの先端のチップを引っ張ると，先端が伸びてしまうことがあるため，引っ張ってはいけない．

Pitfalls 9
インナーボディとアウターボディの間の持続灌流や，ルーメンのフラッシュを怠ると，ステントを展開するときの抵抗が強く，展開できないことがある．

表1. ステントのサイズと推奨血管径

ステント径	拡張時ステント径	推奨血管径	ステント長
2.5 mm	2.8 mm	2.0 mm＜, ≦2.5 mm	9, 15 mm
3.0 mm	3.4 mm	2.5 mm＜, ≦3.0 mm	9, 15, 20 mm
3.5 mm	3.9 mm	3.0 mm＜, ≦3.5 mm	15, 20 mm
4.0 mm	4.4 mm	3.5 mm＜, ≦4.0 mm	15, 20 mm
4.5 mm	4.9 mm	4.0 mm＜, ≦4.5 mm	15, 20 mm

実際のステントは表示径よりも 0.3〜0.4 mm 太いサイズまで拡張する．しかし推奨血管径は，表示径から 0.5 mm 細い血管までになる．

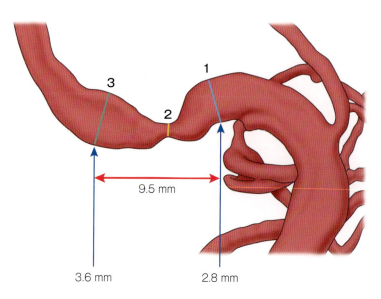

図4. ステント選択の実際
このような場合，近位正常血管と遠位正常血管のうち太いほうである遠位正常血管径（3.6 mm）を対象に，ステント径は 4.0 mm を選択する．狭窄病変長が 9.5 mm あるため，両端の正常血管をそれぞれ 3 mm 含めると，ステント長は 20 mm が必要になる．

治療戦略（図6）

- ガイディングシステムには，サポート力の強いシステムを選択する必要がある．筆者らは8Fr＋6Frのガイディングシステムを使うことが多い．
- 追従性のよいマイクロカテーテルを狭窄部の遠位まで誘導し，0.014 inchの300 cmガイドワイヤーにエクスチェンジする⑩．
- 後拡張時のバルーンカテーテルの誘導は，ステントのストラットに引っかかるなどしてステントの位置がずれることが多く，容易ではない．
- 後拡張が行えなくても，手技が終了できる程度の前拡張が必要である．

> **Pitfalls 10**
> Wingspan® stent systemの有効長（先端からハブまでのガイディングカテーテルに入る部分）は135 cm，全長（先端からインナーボディの端までのガイドワイヤーが入る部分）は162.5 cmである．エクスチェンジのときには有効長をすべて挿入すると300 cmのガイドワイヤーでは先端が数cmしか出なくなるため，ガイドワイヤーが足りなくなる可能性がある．

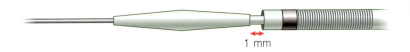

図5. プライミングの注意点
チップとアウターボディ先端の間に1 mmくらいの隙間を作る．

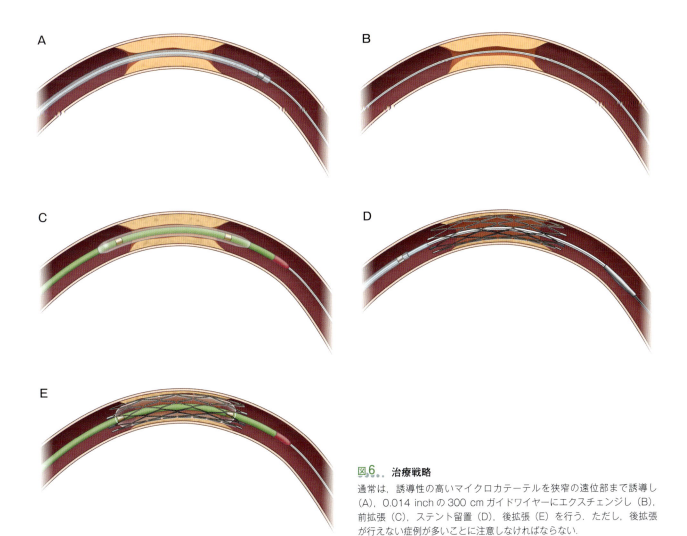

図6. 治療戦略
通常は，誘導性の高いマイクロカテーテルを狭窄の遠位部まで誘導し（A），0.014 inchの300 cmガイドワイヤーにエクスチェンジし（B），前拡張（C），ステント留置（D），後拡張（E）を行う．ただし，後拡張が行えない症例が多いことに注意しなければならない．

ステント留置（図7）

- 理想的には，ステントを留置する前にインナーボディを押し上げ，ステントの近位部を支えた状態で位置合わせを行い，アウターボディを引いてステントを展開する．
- ただし，インナーボディを押し上げるときに抵抗がある場合，無理にインナーボディを押し続けると，ハイポチューブが屈曲してステントの展開ができなくなるため注意する．
- インナーボディの抵抗が強いときは，そのままステントを展開するほうが安全である **11**．

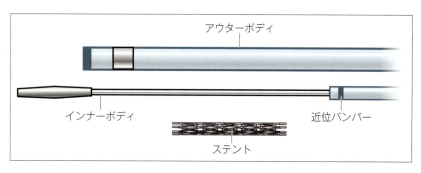

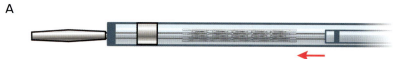

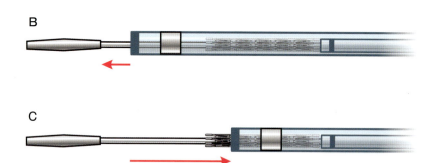

> **Troubleshooting 11**
> ステントの近位マーカーと近位バンパーが接する状態にならないときは，無理をせずにステントマーカーで位置合わせをしながらステントを展開する．ステントを展開していく途中で2つのマーカーが接する状態になり，安定して展開できることが多い．

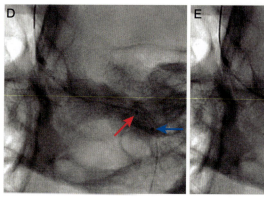
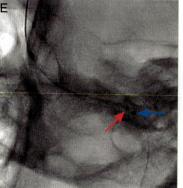

図7．ステント留置
ステントが狭窄部を通過したら，インナーボディを押してステント近位部とインナーボディの近位バンパーを近づける（完全にはくっつかない）（A・B・D・E）．その後，位置合わせを行いステントを展開する（C）．
→：ステントマーカー．→：近位バンパー．

急性期脳梗塞の血管内治療 V

手技のポイント（図8）

- 術前の抗血小板薬は2剤併用が原則であるが，必要に応じて抗血小板薬の効果判定や追加投与，変更が必要であり，ヘパリン化を含め十分な抗血栓療法が必須である．
- バルーンカテーテルとステントの誘導，留置，抜去の際に，ガイディングカテーテルの位置とガイドワイヤーの先端の位置を絶えず確認しながら手技を行う必要がある **12**．
- ガイドワイヤーの先端が想定外に先進することはもちろん，ガイドワイヤーが抜けてしまうことで真腔の確保が困難になったり，機器の誘導性が落ちることがあるので細心の注意を払う必要がある．

> **Pitfalls 12**
> Wingspan®のエクスチェンジは急ぐ必要はないが，決して簡単な手技ではないため，ゆっくりと確実に行わなければならない．また，ガイドワイヤーの先端の位置はもちろんのこと，体外でのガイドワイヤーの保持を複数の目で注意し，可能な限り術者がガイドワイヤーとシステムを1人で操作したほうがよい．ガイドワイヤーが乾いているとカテーテルの滑りが悪くなるため，ガイドワイヤーを十分に濡らすことも忘れてはならない．

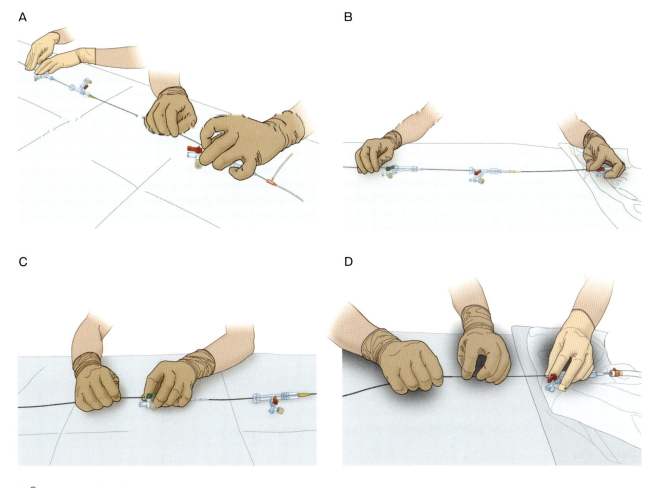

図8 Wingspan®の挿入と抜去
Wingspan®は over the wire タイプのため，最初の挿入時は助手にガイドワイヤーを保持してもらい（A），大動脈弓や頭蓋内の挿入時には術者が自分でガイドワイヤーを保持する（B）．抜去時はできるだけ術者がガイドワイヤーを持った状態でシステムを抜去すると，ガイドワイヤーの動きが最小限ですむ（C・D）．

03 Balloon PTA (Gateway™, UNRYU™)　増尾　修

適　応

超急性期治療

- 主としてアテローム硬化性閉塞性病変．または治療時に塞栓性閉塞と確定できない病変．
- Clinical–diffusion mismatch もしくは perfusion–diffusion mismatch が認められる症例．

急性期治療

- Crescendo TIA もしくは進行脳卒中を呈し，明らかに頭蓋内狭窄あるいは閉塞を起因とする血行力学的要因がある症例．
- 抗血栓療法を中心とした内科的治療を優先させるも，抵抗性に症状再発あるいは悪化する症例．

慢性期治療

- 頭蓋内硬膜外病変と硬膜内病変で適応を分ける．
- 硬膜外病変は，症候性では 70％以上，無症候性では 80％以上の狭窄性病変．
- 硬膜内病変は，症候性かつ内科的治療抵抗性の 70％以上の狭窄性病変．原則として無症候性病変の適応はない．

バルーンカテーテルの種類

- 現在使用可能なバルーンカテーテルは Gateway™（Stryker 社），UNRYU™（カネカメディックス社）の 2 種類がある．
- ともにセミコンプライアントバルーンであり，拡張圧で拡張径が規定される．先端はテーパー構造となっており，追従性，通過性は優れている（表 2）．

Gateway™

- 現在ほぼ主流として使用されているバルーンカテーテルであり，Over–The–Wire タイプと Monorail™ type の 2 種類がある．
- サイズおよびバルーン長のバリエーションも豊富であり，使用しやすい．
- ガイドワイヤーの追従性は Over–The–Wire のほうが優れており，蛇行が強くアクセスに難渋する症例や，対象血管が比較的末梢血管の場合に選択する．

- Monorail™ type は rapid exchange が可能であるため，Over-The-Wire に比べて exchange は比較的容易である．

UNRYU™

- Monorail™ type のみの規格であり，そのラインアップはバルーン径 1.5 mm，2.0 mm，2.5 mm でバルーン長 10 mm のもののみとなる．
- バルーン形状は，Gateway™ に比べてやや長方形型であり，接地面積が広く，加圧時の安定性が良い．
- デバイス長は 150 cm と長いため，超急性期治療の際に，Penumbra® 5MAX™ ACE（Penumbra 社），全長 136 cm，Y コネクター分を加えると 143 cm）を使用下で，経皮血管形成術が必要となるような状況でも使用可能である．
- 1.5 mm 径のバルーンも 2 マーカー構造であり，経皮血管形成術の際に狭窄部がカバーできているかの視認性が優れている．

治療の実際 13

ガイディングカテーテル留置

- サポート力をより良くするために，ガイディングカテーテルはできるだけ末梢へ留置する．留置後血液の逆流を確認のうえ，造影して血管解離や血管攣縮がないか確認する．

表2．バルーンカテーテルの種類

	Gateway™ Over-The-Wire	Gateway™ Monorail™	UNRYU™
適合ガイドワイヤー（inch）	0.014	0.014	0.014
適合最小ガイディングカテーテル（inch）	0.064	0.058	0.058*
全長（cm）	136	142	150
バルーン径（mm）	1.5, 2.0, 2.5, 3.0, 3.5, 4.0	2.0, 2.25, 2.5, 3.0, 3.5, 4.0	1.5, 2.0, 2.5
バルーン長（mm）	9, 12	9, 12, 15, 20	10

＊添付文書上は 0.067inch．

Memo 13

経皮血管形成術の際の準備

いずれの時期の治療においても，balloon PTA は，急性閉塞，血管解離などを引き起こすこともあるため，ステントバックアップすべきである．近年国内承認された Wingspan® は，急性期治療の際には準備ができないことがあり，次のステントを用意する．また各種ステントにはそれぞれ持長があり，適材適所でのステントを選択する必要がある．
①冠動脈ステント：Integrity™（Medtronic 社）や Kaname®（テルモ社）が使用されることが多い．いずれも Monorail™ type の balloon expandable stent である．システム自体が硬く，内頚動脈サイフォンを超えることが困難なことがある．
②Enterprise™（Codman 社），Neuroform™（Stryker 社）：balloon expandable stent に比べて，システム自体が柔軟であり，サイフォン以遠の病変でも到達は可能であり，その有用性は文献として報告されている[25]．しかしながら，拡張力は劣るために，急性閉塞などのリスクを避けるためにはほとんどの症例で後拡張は必須と思われる．
いずれの場合も適応外使用であることは十分知ったうえで，その使用は状況に応じてリスクとベネフィットを十分考慮し，慎重に対処すべきである．

- 経皮血管形成術のみでは 6Fr ガイディングカテーテルで十分である.
- ステントバックアップの場合，よりサポート力をつけるために，6Fr ウルトラロングシースもしくは 8Fr ガイディングカテーテルと 6Fr 中間カテーテルの triaxial system がよい.
- 末梢病変で，中間カテーテルを使用する場合，中間カテーテルとバルーンカテーテルの有効長の問題から，バルーンカテーテルの長さが足りなくなることが起こりうるため，中間カテーテル使用時はより末梢へ挿入することが重要である．また，バルーンカテーテルの種類によって有効長が違うことも認識しておく（表2）.

経皮血管形成術

Lesion cross [14]

- 回転脳血管撮影で狭窄部および前後の正常血管が最も見えやすいワーキングアングルを設定する.
- 0.014 inch ガイドワイヤーを軸に，マイクロカテーテルを確実に狭窄部末梢の真腔に挿入する．この時点で偽腔に迷入してしまうと，急性閉塞などの重篤な合併症につながるため細心の注意を要する.
- マイクロガイドワイヤーが，狭窄を超えた時点で，自由度をもって動くことを確認し，さらに追従させて挿入したマイクロカテーテルから血液の逆流を確認する.

バルーンカテーテルへの交換 [15]

- マイクロカテーテルからゆっくりと造影し，その先の血管走行を確認する（分岐血管の有無，屈曲の程度）.
- 300 cm のマイクロガイドワイヤー，もしくは extension wire を装着したマイクロガイドワイヤーを挿入する．ガイドワイヤーの先端を，バルーンカテーテルを挿入するために十分末梢でかつ，できるだけ分岐血管のない，比較的まっすぐな部位まで挿入する.
- マイクロガイドワイヤーの先端は，先進した場合でも末梢血管を穿通しないように J 型に曲げておき，操作中は，X 線透視下でマイクロガイドワイヤーの先端の動きに常に注意を払う．また，いったん狭窄を超えて真腔を捉えたマイクロガイドワイヤーが，狭窄手前に落ちないように注意することも必要である.

バルーンカテーテルの選択 [16]

- 回転脳血管撮影にて，狭窄部前後の正常血管径および狭窄長を計測する.
- バルーン径は，狭窄部前後の正常血管径（近位もしくは遠位の細い血管径）よりも 0.25～0.5 mm 小さい径を選択する.
- バルーン長は，狭窄部前後の正常血管をカバーできるものを選択する．長すぎても短すぎても血管解離の原因となる.

経的血管形成術の実際 [17] [18] [19] [20]

- Road mapping 下にバルーンを狭窄部に一致させ，再度脳血管撮影でバルーン位置を確認する．頭蓋内動脈ではガイドワイヤー挿入でも血管が伸展し，容易に走行が変わるため，lesion cross 時の road mapping で

Troubleshooting 14

マイクロガイドワイヤーが偽腔に入ってしまった場合

万が一，狭窄部末梢に通したガイドワイヤー，もしくはマイクロカテーテルが偽腔に入った場合，慌てて抜かずに，もう 1 本のガイドワイヤーで真腔確保を目指す．いったん抜去してしまうと真腔を捉えようとしても，偽腔への道筋ができてしまっているために，真腔確保がきわめて困難となる.

Tips 15

マイクロカテーテル抜去を安全に行うための工夫

いったん狭窄を超えてマイクロガイドワイヤーが真腔を捉えれば，治療が完全に終了するまでこの真腔は死守する．マイクロガイドワイヤーを動かさず，かつ安全に交換するためには，手元操作が重要である．シース挿入部分からガイディングカテーテル，ガイディングカテーテル先端の Y コネクターからマイクロカテーテル先端部，そしてマイクロガイドワイヤーまでをできるだけ直線的にして，手元操作とマイクロカテーテルとの動きが 1 対 1 になるように心がける．このため，操作台を使用するほうが望ましい.

Tips 16

頭蓋内動脈径の計測

頭蓋内動脈の血管形成術で，血管破裂などの合併症回避のためには，正確な血管径の計測が必要である．血管撮影での計測は，ガイディングカテーテル径との比がベースであるため，誤差が生じてしまう．過拡張を避けるためにワンサイズ小さいバルーンを使用する．この際に，狭窄部に挿入したバルーン長からも血管径，狭窄長を測定し，追加の治療をする際のバルーンおよびステントのサイズ選択に利用する．Gateway™，UNRYU™ ともに提示径はマーカーの外外の長さである.

は，狭窄部位がずれている可能性がある．

- 加圧は 10 秒 1 気圧を目安に行う．
- 虚血耐性がない場合がある．麻痺などの神経巣症状を呈する場合は，そのまま続行するが，不穏，痙攣などで安全に経皮血管形成術が施行できない場合は速やかに鎮静を行う．
- 目標径に到達した時点で 30 秒〜1 分維持した後，バルーンを収縮させる．
- バルーンを狭窄部から少し下げ，脳血管撮影で拡張の程度，解離の有無をチェックする．
- 解離を認めたときは，解離の程度および末梢血流の変化を 5 分ごとにチェックする．
- 経時的に悪化する場合は，再度経皮血管形成術を考慮する．経皮血管形成術の際には，1 回目と同じ圧でやや時間を長め（1〜2 分程度）に行う．改善が得られないときはステント留置を考慮する．
- 十分拡張が得られたとしても elastic recoil にも注意が必要である．経皮血管形成術後 10〜15 分待機し，再度脳血管撮影で確認する．
- Elastic recoil が強いときには，再度経皮血管形成術もしくはステント留置を考慮する．
- ある程度の拡張が得られれば終了とする（硬膜内病変であれば 50% 以上が目安）．決して欲張らない．過拡張は血管解離，急性閉塞，血管破裂の危険性が高まるため禁忌とする．

病例提示

代表症例 1

- 80 歳，男性．右中大脳動脈狭窄症に起因する脳梗塞により（図 9A），軽度左片麻痺の後遺症がある．狭窄については抗血小板薬を中心とした内科的治療で経過フォローしていた．
- 1 年後に一過性左片麻痺悪化が出現した．CT 灌流画像では mean transit time（MTT）の延長（図 9B），血流検査で右大脳半球の血流低下（図 9C）を認めたため，balloon PTA を計画した．
- 脳血管撮影では，末梢血流も遅延していた（図 9D）．右内頚動脈に 6Fr Envoy®（Cordis 社）を留置し，CHIKAI™14（朝日インテック社）を軸に，Excelsior® SL-10（Stryker 社）を狭窄部末梢に挿入した．
- 交換法にて，UNRYU™ 2.0 mm/10 mm にて経皮血管形成術を施行（図 9E）．術後狭窄部改善を認め，15 分後にも明らかな elastic recoil も認めず終了とした（図 9F）．
- 現在 2 年経過しているが，再狭窄，症状再発はない．

Memo 17

頭蓋内動脈の特異性

①弾性動脈：大動脈，総頚動脈などの弾性動脈では，心臓から拍出される高い圧に耐えうるために中膜に弾性線維が豊富に含まれるが，同じ弾性動脈に分類される硬膜内動脈では，弾性線維は内弾性板のみに存在している．また筋性動脈と違い，外弾性板が存在しない．
②頭蓋内血管はくも膜下腔に存在しており，他部位の血管と違い周囲の支持組織がない．
③穿通枝の存在．
など，頭蓋内動脈には解剖学的特徴があるため，この部位の血管内治療は必然的に慎重にならざるを得ない．

Memo 18

経皮血管形成術の危険性の高い lesion は？

森ら[26] は，狭窄長が長い症例（10 mm 以上），狭窄部の血管の屈曲が強い症例，狭窄部の形状が eccentric な症例を，経皮血管形成術の危険因子として報告している．これらの症例は，周術期合併症率が高いだけでなく，再発率も高くなると報告している．

Memo 19

経皮血管形成術後の穿通枝の運命は？

経皮血管形成術自体が，プラークを血管壁に押し付けて血管内腔を確保する治療である以上，プラークシフトによる穿通枝閉塞は起こりうる．この現象を術前，術中に予測することは困難であるが，術前脳血管撮影にて狭窄周囲の穿通枝の情報を把握しておくこと，手技では過度の拡張を行わないこと，慢性期ではスタチンなどの薬剤に期待するほか，対処法はないように思われる．

Memo 20

バルーン経皮血管形成術？　ステント留置？

寺田ら[27] は，内頚動脈錐体部および海綿静脈洞部狭窄病変に対する経皮血管形成術とステント留置術との成績比較を行い，合併症には差はないものの，明らかに治療直後の残存狭窄率および再狭窄率には，ステント治療群に優位性があることを報告している．一方 Nguyen ら[28] は，頭蓋内狭窄性病変に対する balloon PTA の有用性を報告している．対象血管は，ほとんどが硬膜内内頚動脈，中大脳動脈，脳底動脈である．SAMMPRIS study のステント群で発生した脳梗塞の大半が穿通枝領域であったこと[29] を考えても，少なくとも現時点では，穿通枝の存在する動脈では積極的なステント治療を優先すべきでない．

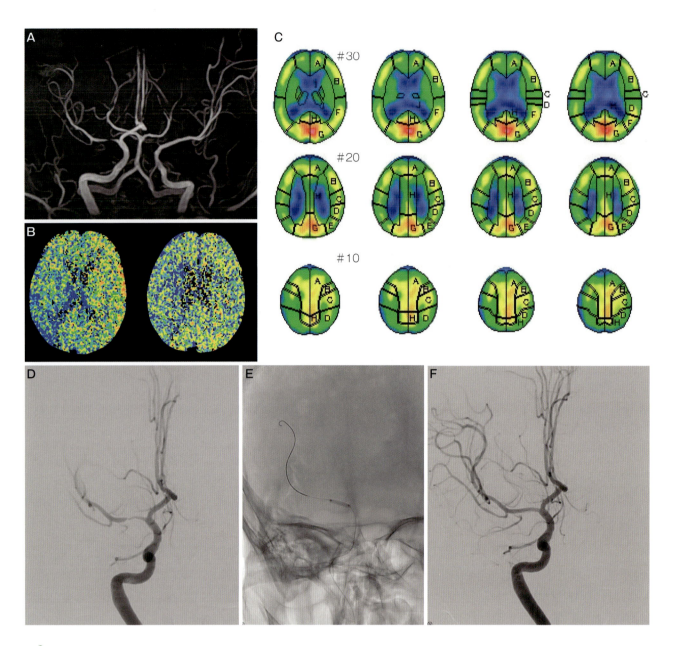

図9. 症例1：症候性中大脳動脈狭窄症病変

代表症例2

- 75歳，男性．無症候性内頸動脈椎体部狭窄病変．
- MRAでのフォロー中に狭窄部の進行（図10A）を認めたため，治療を計画した．
- 脳血管撮影では80%の狭窄性病変を認めた（図10B）．
- 血管径が5 mm以上を有するため，適合サイズのステントがなく，balloon PTAのみで施行した．
- 血管径が大きい分，プラーク量も多いと予想し，経皮血管形成術直後に，ガイディングカテーテルから血液吸引することとした．
- 右内頸動脈に9Fr OPTIMO™（東海メディカルプロダクツ社）を挿入．Transcend™ 300 cm（Stryker社）を軸にRAPIDTRANSIT®（Codman

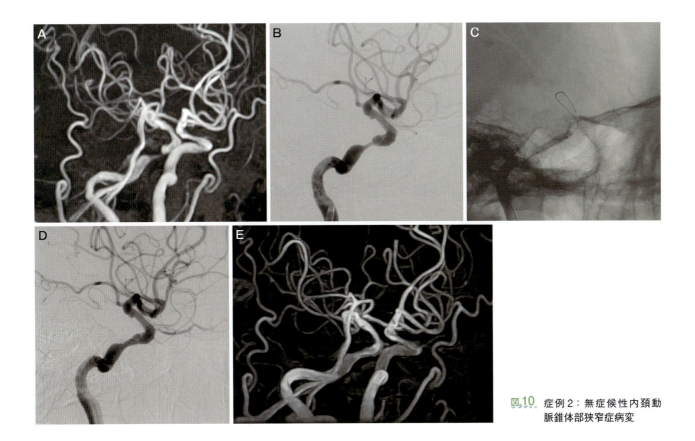

図10. 症例2：無症候性内頚動脈錐体部狭窄症病変

社）をM1まで挿入し，交換法にてGateway™ 3.5 mm/15 mmで経皮血管形成術施行（図10C）.
- 経皮血管形成術直前にOPTIMO™を加圧して血流を遮断し，Gateway™を収縮させる際にOPTIMO™より吸引を行ったうえで血流再開させた.
- 残存狭窄に，同様の方法でGateway™ 4.0 mm/15 mmで経皮血管形成術施行．約40％の残存狭窄を認めたが終了とした（図10D）.
- 6年経過しているが，狭窄進行は認めていない（図10E）.

代表症例3

- 58歳，男性．突然の右片麻痺で発症.
- MRI DWIにて左大脳半球に末梢塞栓と思われる梗塞巣を認めた（図11A）.
- 脳血管撮影では海綿静脈洞部に浮遊血栓を伴った軽度狭窄を認めた（図11B）．以遠の血流が著明に遅延していたため，血行再建術を施行した.
- Penumbra®で吸引を行うも効なく，OPTIMO™作動下にGateway™3.0 mm/12 mmを施行.
- やや血流は改善したものの，依然血栓は残存していたため（図11C），クロピドグレル，アスピリンを急速飽和させた後，Enterprise™4.5 mm/22 mmを留置し，Gateway™ 3.5 mm/12 mmにて後拡張を行った（図11D）.
- 治療後，プラーク内へ血液流入を認めたものの（図11D：→），6ヵ

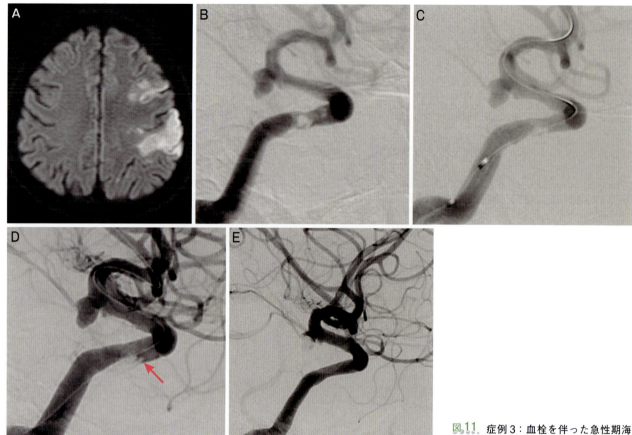

図.11. 症例3：血栓を伴った急性期海綿静脈洞部狭窄症病変

月後にはステント内腔は再狭窄なくプラーク内への血流も消失し（図11E），経過は良好である．

周術期管理

- 抗血小板薬は少なくとも1週間前より2剤内服する．
- 抗血小板薬抵抗性と虚血性合併症との関連も注目されており，術前血小板凝集能検査も推奨される．
- 術直後のCTで出血性合併症がなければ，急性閉塞，血栓性合併症回避のために，抗血小板薬に加えて，オザグレル160 mg/dayを3日間投与する．
- 抗凝固療法は，術中ヘパリンにてACT 250秒以上に維持し，術後の拡張部の血管壁の状態に応じて1〜数日間ヘパリンもしくはアルガトロバン投与を行う．
- 術後過灌流症候群の予防のため，術前灌流領域の血流低下を認める症例は低血圧管理を行う．
- 術後3〜6ヵ月，MRA, DSAで再狭窄がなければ，単剤に減量して以後は継続する．

第 Ⅴ 章 文　献

1) 日本脳卒中学会脳卒中ガイドライン委員会 編：脳卒中治療ガイドライン 2015. 協和企画, 2015, p69.

2) Nogueira RG, Liebeskind DS, Sung G, et al. : Predictors of good clinical outcomes, mortality, and successful revascularization in patients with acute ischemic stroke undergoing thrombectomy : pooled analysis of the Mechanical Embolus Removal in Cerebral Ischemia (MERCI) and Multi MERCI Trials. *Stroke* **40** : 3777-3783, 2009.

3) Penumbra Pivotal Stroke Trial Investigators : The penumbra pivotal stroke trial : safety and effectiveness of a new generation of mechanical devices for clot removal in intracranial large vessel occlusive disease. *Stroke* **40** : 2761-2768, 2009.

4) Saver JL, Jahan R, Levy EI, et al. : Solitaire flow restoration device versus the Merci Retriever in patients with acute ischaemic stroke (SWIFT) : a randomised, parallel-group, non-inferiority trial. *Lancet* **380** : 1241-1249, 2012.

5) Nogueira RG, Lutsep HL, Gupta R, et al. : Trevo versus Merci Retrievers for thrombectomy revascularisation of large vessel occlusions in acute ischaemic stroke (TREVO 2) : a randomised trial. *Lancet* **380** : 1231-1240, 2012.

6) Broderick JP, Palesch YY, Demchuk AM, et al. : Endovascular therapy after intravenous t-PA versus t-PA alone for stroke. *N Engl J Med* **368** : 893-903, 2013.

7) Ciccone A, Valvassori L, Nichelatti M, et al. : Endovascular treatment for acute ischemic stroke. *N Engl J Med* **368** : 904-913, 2013.

8) Kidwell CS, Jahan R, Gornbein J, et al. : A trial of imaging selection and endovascular treatment for ischemic stroke. *N Engl J Med* **368** : 914-923, 2013.

9) Berkhemer OA, Fransen PS, Beumer D, et al. : A randomized trial of intraarterial treatment for acute ischemic stroke. *N Engl J Med* **372** : 11-20, 2015.

10) Goyal M, Demchuk AM, Menon BK, et al. : Randomized assessment of rapid endovascular treatment of ischemic stroke. *N Engl J Med* **372** : 1019-1030, 2015.

11) Campbell BC, Mitchell PJ, Kleinig TJ, et al. : Endovascular therapy for ischemic stroke with perfusion-imaging selection. *N Engl J Med* **372** : 1009-1018, 2015.

12) Saver JL, Goyal M, Bonafe A, et al. : Stent-retriever thrombectomy after intravenous t-PA vs. t-PA alone in stroke. *N Engl J Med* **372** : 2285-2295, 2015.

13) Jovin TG, Chamorro A, Cobo E, et al. : Thrombectomy within 8 hours after symptom onset in ischemic stroke. *N Engl J Med* **372** : 2296-2306, 2015.

14) Powers WJ, Derdeyn CP, Biller J, et al. : 2015 American Heart Association / American Stroke Association Focused Update of the 2013 Guidelines for the Early Management of Patients With Acute Ischemic Stroke Regarding Endovascular Treatment : A Guideline for Healthcare Professionals From the American Heart Association/American Stroke Association. *Stroke* **46** : 3020-3025, 2015.

15) 日本脳卒中学会, 日本脳神経外科学会, 日本脳神経血管内治療学会：経皮経管的脳血栓回収用機器適正使用指針 第 2 版. 脳卒中 **37**：259-279, 2015.

16) Prabhakaran S, Ruff I, Bernstein RA : Acute stroke intervention : a systematic review. *JAMA* **313** : 1451-1462, 2015.

17) Kang DH, Hwang YH, Kim YS, et al. : Direct thrombus retrieval using the reperfusion catheter of the penumbra system : forced-suction thrombectomy in acute ischemic stroke. *AJNR Am J Neuroradiol* **32** : 283-287, 2011.

18) Turk AS, Spiotta A, Frei D, et al. : Initial clinical experience with the ADAPT technique : a direct aspiration first pass technique for stroke thrombectomy. *J Neurointerv Surg* **6** : 231-237, 2014.

19) 天野達雄, 松丸祐司：Solitaire FR はどんな機器で, どう使うか. "脳血管内治療の進歩 2015". 坂井信幸, 江面正幸, 松丸祐司, 他 編. 診断と治療社, 2014, pp125-132.

20) Campbell BC, Donnan GA, Lees KR, et al. : Endovascular stent thrombectomy : the new standard of care for large vessel ischaemic stroke. *Lancet Neurol* **14** : 846-854, 2015.

21) 日本脳卒中学会脳卒中ガイドライン委員会 編：脳卒中治療ガイドライン 2015, 協和企画, 2015.

22) Chimowitz MI, Lynn MJ, Derdeyn CP, et al. : Stenting versus aggressive medical therapy for intracranial arterial stenosis. *N Engl J Med* **365** : 993-1003, 2011.

23) Zaidat OO, Fitzsimmons BF, Woodward BK, et al. : Effect of a balloon-expandable intracranial stent vs medical therapy on risk of stroke in patients with symptomatic intracranial stenosis : the VISSIT randomized clinical trial. *JAMA* **313** : 1240-1248, 2015.

24) Gao P, Zhao Z, Wang D, et al. : China Angioplasty and Stenting for Symptomatic Intracranial Severe Stenosis (CASSISS) : A new, prospective, multicenter, randomized controlled trial in China. *Interv Neuroradiol* **21** : 196-204, 2015.

25) Samaniego EA, Dabus G, Linfante I : Stenting in the treatment of acute ischemic stroke : literature review. *Front neurol* **9** : 76, 2011.

26) Mori T, Fukuoka M, Kazita K, et al. : Follow-up study after intracranial percutaneous transluminal cerebral balloon angioplasty. *AJNR Am J Neuroradiol* **19** : 1525-1533, 1998.

27) Terada T, Tsuura M, Matsumoto H, et al. : Endovascular therapy for stenosis of the petrous or cavernous portion of the internal carotid artery : percutaneous transluminal angioplasty compared with stent placemet. *J Neurosurg* **98** : 491-497, 2003.

28) Nguyen TN, Zaidat OO, Gupta R, et al. : Balloon angioplasty for intracranial atherosclerotic disease : periprocedural risks and short-term outcomes in a multicenter study. *Stroke* **42** : 107-111, 2011.

29) Derdeyn CP, Fiorella D, Lynn MJ, et al. : Mechanisms of stroke after intracranial angioplasty and stenting in the SAMMPRIS trial. *Neurosurgery* **72** : 777-795, 2013.

第VI章

内科的治療法

VI 急性期内科的治療法

01 虚血性脳血管障害における rt-PA 静注療法の適応と実際

泊 晋哉，豊田一則

rt-PA 静注療法の適応

- 遺伝子組換え組織型プラスミノーゲン活性化因子（recombinant tissue-type plasminogen activator：rt-PA）であるアルテプラーゼ静注療法は，わが国で 2005 年 10 月に承認された．
- 当初は脳梗塞発症後 3 時間以内が適応であったが，2012 年 8 月から発症 4.5 時間以内に適応が拡大された．
- それに伴いチェックリストも改訂された（表 1，表 2）[1]．

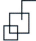

表1. 急性期脳梗塞に対する rt-PA 静注療法の適応外（禁忌）項目

- 治療開始時刻が発症時刻から 4.5 時間を超える

既往歴
- 非外傷性頭蓋内出血 ❶
- 1 ヵ月以内の脳梗塞（一過性脳虚血発作を含まない）
- 3 ヵ月以内の重篤な頭部脊髄の外傷あるいは手術
- 21 日以内の消化管あるいは尿路出血
- 14 日以内の大手術あるいは頭部以外の重篤な外傷
- 治療薬の過敏症

臨床所見
- くも膜下出血（疑）
- 急性大動脈解離の合併 ❷
- 出血の合併（頭蓋内，消化管，尿路，後腹膜，喀血）
- 降圧療法後も収縮期血圧 ≧ 185 mmHg または拡張期血圧 ≧ 110 mmHg
- 重篤な肝障害
- 急性膵炎

血液所見
- 血糖異常（<50 mg/dL，または>400 mg/dL）❸
- 血小板 100,000/mm³ 以下
- 抗凝固療法中ないし凝固異常症において PT-INR>1.7 または aPTT>40 秒

CT/MRI 所見
- 広汎な早期虚血性変化 ❹
- 圧排所見（正中構造偏位）

（文献 1 を参照して作成）

Tips 1
外傷性のくも膜下出血，硬膜外血腫，硬膜下血腫は含まれない．脳梗塞後の出血性梗塞は含まれない．

Pitfalls 3
低血糖では，意識障害のみならず局所神経症候を呈する場合があり，必ず内服薬の確認，血糖値のチェックを行う．

Pitfalls 2

意識レベルが不良で,特徴的な疼痛（背部痛や胸痛）の訴えがない場合も多い．①上肢血圧の左右差,②頸部血管エコー検査で頸動脈の解離所見（図1）,③胸部X線検査で上縦隔拡大所見があれば大動脈解離を疑い,躊躇せず胸部CT検査を施行する．

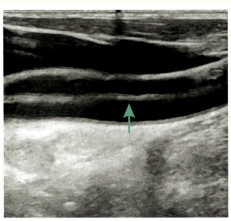 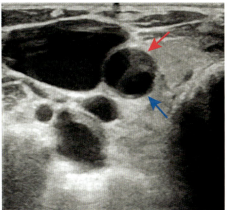

長軸像　　　　　　　　　　　短軸像

図1. 頸部血管エコーでみる右総頸動脈〜内頸動脈解離

86歳,女性.意識障害で搬送.来院時意識レベルJCS Ⅲ-100,血圧右上肢測定不可,左上肢91/51 mmHg.左上下肢麻痺あり.頭部MRIは右大脳半球皮質に小さな高信号域が3ヵ所あり.頸部血管エコーでは右総頸動脈にflap（→）と偽腔内の血栓像（→）を認める.真腔（→）は狭小化しているが,血流あり.造影CTでは上行大動脈から腎動脈分岐部まで解離所見を認め,緊急手術となった.

Memo 4

虚血範囲判定にAlberta Stroke Program Early CT score（ASPECTS）を用いる．ASPECTS 7点が中大脳動脈領域の1/3に相当し,7点未満はrt-PA投与による頭蓋内出血が増えるとされている．ASPECTSはCTでの判定用に開発されたが,これをDWIに応用したDWI-ASPECTSも用いられ（図2）,CTよりも判定は容易である．DWI-ASPECTSで4ないし5点以下の場合,rt-PAの治療効果が期待しにくく,安全性も低いとされる．

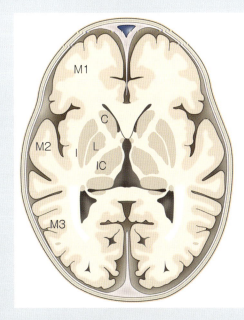 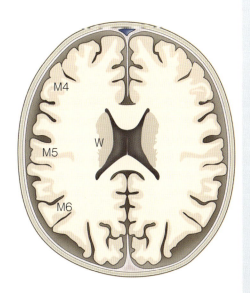

図2. DWI-ASPECTS

中大脳動脈の灌流領域を10ヵ所〔尾状核（Caudate nucleus）,島皮質（Insular cortex）,レンズ核（Lenticular nucleus）,内包（Internal capsule）,M1〜6〕に分け,減点法で梗塞巣の範囲を表す.梗塞巣が全くなければ10点,すべての領域が梗塞に至っていれば0点となる.11点法では深部白質（White matter）を加える.

C：尾状核,I：島皮質,L：レンズ核,IC：内包,W：深部白質（11点法では深部白質を加える）,M1〜6：中大脳動脈の分枝領域.

（文献2を参照して作成）

- 虚血発症の脳動脈解離症例には投与を考慮してもよいが，十分な科学的根拠はない．
- 頭部 MRI T2*強調画像で微小脳出血を認めることがあるが，微小脳出血の存在によって急性期脳出血リスクが高まるというエビデンスはなく，投与禁忌の理由とはならない．

Stroke mimics として注意すべき疾患

脊髄硬膜外血腫（図3）

- rt-PA 投与により症状が増悪する可能性がある．脊髄硬膜外血腫は通常「対麻痺」を呈することが多いが，発症間もない時期や血腫が片側寄りに形成された場合「片麻痺」を呈することもある．
- 以下の3点より本症を疑えば，脊髄 MRI 撮影を行う．
  ①詳細な病歴聴取（運動やマッサージ後の突然発症の後頚部痛の有無）．
  ②症候として，顔面の症状（顔面麻痺，構音障害）がない．
  ③画像所見として，頭部 MRI，MRA で病変を認めない．

橈骨神経麻痺

- 例えば，「飲酒後に上肢にもたれかかって寝込み，気がつくと上肢の脱力あり」という患者が救急搬入された場合，酩酊を「構音障害」，橈骨神経麻痺を「上肢優位の片麻痺」と誤診する危険性がある．
- 病歴を確認し，「下垂手」ではないか注意しなければならない．

表2 急性期脳梗塞に対する rt-PA 静注療法の慎重投与項目

年　齢
▪ 81 歳以上

既往歴
▪ 10 日以内の生検・外傷
▪ 10 日以内の分娩・流早産
▪ 1ヵ月以上経過した脳梗塞（特に糖尿病合併例）
▪ 3ヵ月以内の心筋梗塞
▪ 蛋白製剤アレルギー

神経症候
▪ NIHSS 値 26 以上
▪ 軽症 **5**
▪ 症候の急速な軽症化
▪ 痙攣 **6**（既往歴などからてんかんの可能性が高ければ適応外）

臨床所見
▪ 脳動脈瘤・頭蓋内腫瘍・脳動静脈奇形・もやもや病
▪ 胸部大動脈瘤
▪ 消化管潰瘍・憩室炎，大腸炎
▪ 活動性結核
▪ 糖尿病性出血性網膜症・出血性眼症
▪ 血栓溶解薬，抗血栓薬投与中（特に経口抗凝固薬投中 **7**）
▪ 月経期間中
▪ 重篤な腎障害
▪ コントロール不良の糖尿病
▪ 感染性心内膜炎

（文献1を参照して作成）

Tips 5

一般には NIHSS 値4以下が軽症とされている．しかし，NIHSS の点数は低くても，視野障害，眼球運動障害，重度の感覚障害，失調，失語 などは QOL を低下させ，リハビリテーションでの改善が困難なので，投与を検討する．

Tips 6

脳梗塞の急性期症状として痙攣が出現する場合もあるため，既往歴，病歴，画像所見などをふまえて投与を検討する．

Tips 7

直接経口抗凝固薬（direct oral anticoagulants：DOAC）のモニタリングに関する適切なマーカーは なく，PT-INR，APTT 値，DOAC の最終服薬時間を参考にするしかない．

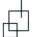

rt-PA 静注療法の実際

- 来院からrt-PA投与開始までの流れを図4に示す．
- 正確な発症時刻が不明な場合，発症していない「最終健常時刻」を確認し，4.5時間以内であれば適応がある．
- 前方循環の主幹動脈閉塞にはrt-PA投与に加え，血管内治療（血栓回収療法）併用が推奨される[3]．
- 自施設で血管内治療が困難な場合，rt-PA投与を開始してから転送する「Drip & Ship」形式をとることが有効と報告されており，普段より地域診療連携の構築が必要である．

rt-PA 投与症例

- 以上をふまえ，筆者らが経験したrt-PA投与症例を以下に示す．

- 症例：75歳，男性．
- 主訴：右上下肢脱力．
- 既往歴：発作性心房細動に対しワルファリン内服．発症前mRS 0．

経　過

- 18時45分，夕食中に右上下肢脱力出現（onset）．
- 19時29分，当院到着（onset to door time 44分）．
- 軽度右上肢麻痺，構音障害あり，NIHSS 2．頚部血管エコー血流ドップラーで左内頚動脈遠位部閉塞を疑う所見あり．血管内治療チームへ連絡．
- 頭部MRI検査前に右上下肢麻痺増悪，失語症状が出現し，NIHSS 16に悪化．DWI画像では高信号を認めず，DWI-ASPECTS 10点．MRAでは左内頚動脈C1レベルで閉塞．血液所見ではPT-INR 0.98．

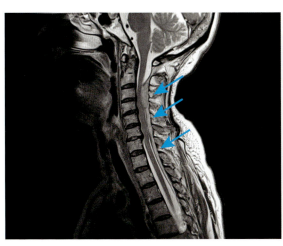
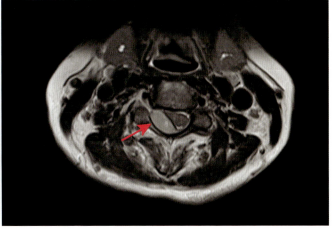

矢状断像　　　　　　　　　　　冠状断像（C3〜4レベル）

図3．頚髄MRI T2強調画像でみる脊髄硬膜外血腫
62歳，女性．重い荷物を持ったときに突然右後頚部痛あり，その後右上下肢脱力が出現．診察では右上下肢不全麻痺があるが，顔面麻痺・構音障害はなかった．頚髄MRI矢状断像でC2〜8レベルに硬膜外血腫（→）を認め，冠状断像で頚髄の圧排所見を認めた（→）．翌日血腫除去術を施行し，術後症状は消失した．

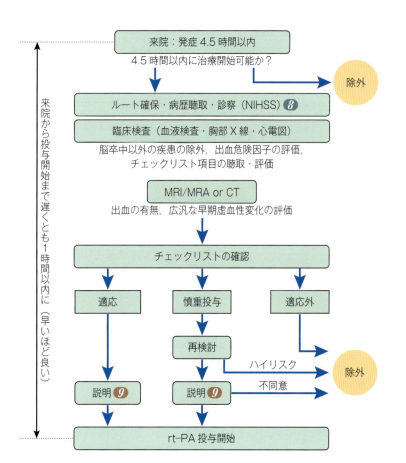

図 4. 来院から rt-PA 投与開始までの流れ
病歴聴取，診察，チェックリストの確認，rt-PA 投与の説明・同意など同時進行で行うためには複数人での対応が必要である．

(文献1を参照して作成)

> **Pitfalls 9**
> 適応例に対しては，利益・不利益について可能な限り患者ないし代諾者に説明し，同意を得ることが望ましい．ただし，必須条件ではなく，代諾者不在であるがゆえに患者が本治療を受けられない事態は避けるべきとされている．

Tips 8
緊急外来で頸部血管エコー検査を行い，主幹動脈狭窄・閉塞がないかをチェックする（図5）．総頸動脈の左右拡張末期血流速度比〔end diastolic (ED) ratio〕>1.4 であれば，内頸動脈遠位部の閉塞性病変を疑う[4]．

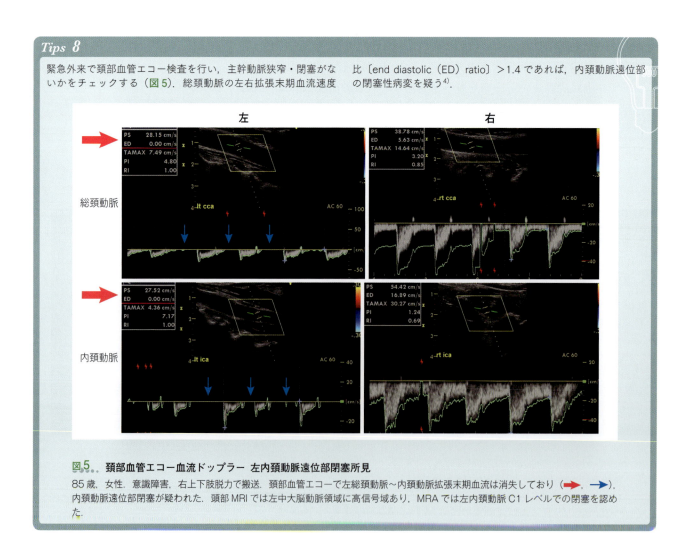

図 5. 頸部血管エコー血流ドップラー 左内頸動脈遠位部閉塞所見
85歳，女性．意識障害，右上下肢脱力で搬送．頸部血管エコーで左総頸動脈～内頸動脈拡張末期血流は消失しており（⇒，→），内頸動脈遠位部閉塞が疑われた．頭部 MRI では左中大脳動脈領域に高信号域あり，MRA では左内頸動脈 C1 レベルでの閉塞を認めた．

- 20 時 22 分，rt-PA 静注開始（door to nccdlc time 53 分）．
- 20 時 50 分，血管造影のため大腿動脈穿刺．左内頚動脈 C1 閉塞所見．ステントリトリーバーによる血栓除去術が行われ，21 時 55 分，有効再開通あり（onset to recanalization time 190 分）．
- Stroke care unit 入室後，エダラボン **10**，ファモチジン投与．
- 翌日，軽度右上肢麻痺，構音障害を認めるのみで，NIHSS 2．頭部MRI DWI 画像で左基底核に高信号域が散在．アピキサバン 10 mg/day投与開始．
- 入院 11 日目に自宅退院．退院時 NIHSS 0．

- 本症例はスムースな流れで診察，検査，rt-PA 投与，血管内治療が施行できた例といえる．そのために，同時並行で複数の医師が動いていたわけであるが，施設によりマンパワーはさまざまである．迅速な対応を目指した施設ごとの診療フローチャートの作成が望ましい．

rt-PA 静注療法の今後

- 脳梗塞の約 25％が，症状の気づきが朝起床時である，または意識障害を伴うため本人への問診が不可かつ家族も不在など，いわゆる発症時刻不明とされている[6]．
- 現時点では，このような症例に rt-PA 投与はできないが，MRI 所見より rt-PA 静注療法の適応例を選択し，その有効性を検討する Efficacy and Safety of MRI-based Thrombolysis in Wake-Up Stroke Trial（WAKE-UP 試験）や THrombolysis for Acute Wake-Up and unclear-onset Strokes with alteplase at 0.6 mg/kg Trial（THAWS 試験）が開始されている．
- また適応時間拡大を目指して，発症 4.5〜9 時間および発症時間不明の例を対象とした Extending the timc for Thrombolysis in Emergency Neurological Deficits Trial（EXTEND 試験）や，発症 4.5〜24 時間の脳梗塞例を対象としてテネクテプラーゼを用いる Penumbral Based Novel Thrombolytic Therapy in Acute Ischemic Stroke Trial（TAIS 試験）などが進行中である．

02 抗血小板療法

柳田敦子，西山和利

血小板血栓の形成

- 血管壁の内皮細胞が障害されると，von Willebrand 因子や血小板膜蛋白 GP Ib を介し血小板が内皮下組織に粘着する．
- 粘着することで，活性化された血小板は細胞膜表面に膜蛋白 GP IIb/IIIa を発現し，フィブリノゲンと結合する．血小板同士がフィブリノゲンを介して凝集し，血小板血栓が形成される（図 6）．

> **Memo 10**
>
> Recovery by Endovascular Salvage for Cerebral Ultra-acute Embolism-Japan Registry (RESCUE-Japan Registry) のサブ解析では，rt-PA が投与された発症 24 時間以内の主幹動脈急性閉塞において，エダラボンの併用が有意に機能予後を改善させた[5]．

- 活性化された血小板内部では，アラキドン酸カスケードによりトロンボキサン A_2（TXA_2）が産生される．また，血小板の濃染顆粒からアデノシン2リン酸（ADP）が放出される．
- ほかの血小板に TXA_2 や ADP が作用し活性化されることにより，局所による血小板活性化が増幅する．
- 非心原性脳塞栓症の発症には，上記機序により形成された血小板血栓が関与しており，治療には抗血小板薬が有効である．

抗血小板薬の種類（表3）

- わが国の抗血小板薬は，点滴薬として，アラキドン酸カスケードの過程で PGG_2 から TXA_2 への変換を阻害する選択的 TXA_2 合成酵素阻害薬であるオザグレルナトリウム（カタクロット®，キサンボン®など）がある．
- 内服の抗血小板薬として，アスピリンはアラキドン酸カスケードを開始させるシクロオキシゲナーゼ-1（COX-1）を阻害することで，TXA_2 を抑制し血小板の活性化を阻害する **11**．
- チエノピリジン系であるクロピドグレル（プラビックス®）やチクロピジン（パナルジン®）は，血小板膜上の ADP 受容体である $P2Y_{12}$ の拮抗作用により血小板の活性化を阻害する．クロピドグレルはチエノピリ

> **Memo 11**
> **アスピリンの半減期と休薬期間**
> アスピリンの血中半減期は1時間程度と短く，その間にすべてのCOX-1を不可逆的に阻害する．新しく産生された血小板に入れ替わるまでその効果は残存するため，アスピリンを休薬した場合でも，血小板の寿命である7〜10日間は効果が継続して認められる．

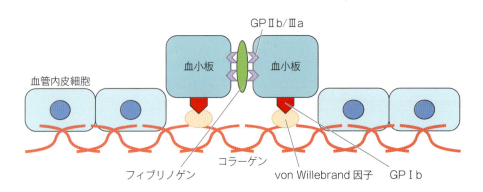

図6 血小板血栓の形成

表3 抗血小板薬の種類

抗血小板薬	作用機序	副作用
オザグレルナトリウム	PGG_2 から TXA_2 への合成酵素の選択的な阻害による血小板活性化抑制	出血 肝機能障害
アスピリン	COX-1 阻害による血小板活性化抑制	消化管出血
チエノピリジン系 チクロピジン クロピドグレル	ADP 受容体 $P2Y_{12}$ に拮抗し血小板活性化を抑制	肝機能障害 顆粒球減少症 血栓性血小板減少性紫斑病
シロスタゾール	血小板活性化を抑制する cAMP の分解酵素 PDE を阻害することで血小板活性化を抑制	頭痛 顔面のほてり 動悸

わが国で急性期脳梗塞に用いられる抗血小板薬を示す．オザグレルナトリウムのみ点滴薬，その他は内服薬である．

ジン系に認められる顆粒球減少症や血栓性血小板減少症，肝機能障害の出現が少ない **12**.

- シロスタゾール（プレタール®）は血小板の活性化を抑制する cAMP の分解酵素ホスホジエステラーゼ（PDE3）阻害薬であり，cAMP の分解を抑制することで血小板凝集を抑制する．
- 各抗血小板薬の作用部位を図7に示す．

急性期脳梗塞の抗血小板療法について （表4）

- わが国の『脳卒中治療ガイドライン 2015』[7] では，発症早期（48 時間以内）の症例にはアスピリン 160〜300 mg/day の経口投与が推奨されている．

> **Memo 12**
> **クロピドグレルと遺伝子多型**
> クロピドグレルはプロドラッグであり，体内で代謝されることで活性化される．活性化に関係する酵素 CYP2C19 に遺伝子多型が存在する．野生型（正常型）と機能喪失型多型（変異）であるヘテロ接合体，ホモ接合体があり，ホモ接合体は CYP2C19 の機能を完全に欠く．日本人にはホモ接合体が 20％程度の頻度で存在する．欧米人では 3〜5％であり，欧米人と比較し日本人はクロピドグレルの薬効が弱いことが知られている．

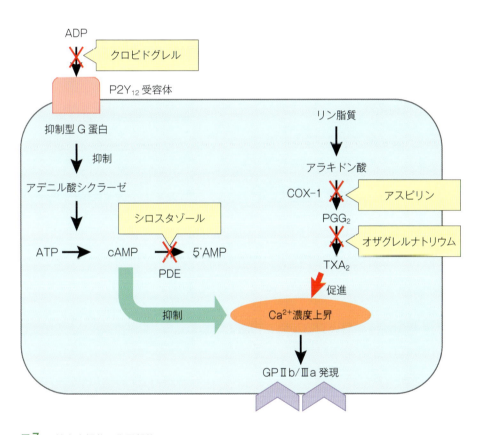

図7．抗血小板薬の作用部位

表4．急性期脳梗塞の抗血小板療法推奨グレード

使用薬剤	対象	推奨グレード
アスピリン 160〜300 mg/day の経口投与	発症早期（48 時間）の脳梗塞患者	A
抗血小板薬 2 剤併用（例えばアスピリンとクロピドグレル）	発症早期の心原性脳塞栓症を除く脳梗塞もしくは一過性脳虚血発作の患者，亜急性期まで	B
オザグレルナトリウム 160 mg/day	急性期（発症 5 日以内）の脳血栓症（心原性脳塞栓症を除く脳梗塞）	B

『脳卒中治療ガイドライン 2015』に応じる．

- オザグレルナトリウム 160 mg/day の点滴投与が，発症から 5 日以内の急性期非心原性脳梗塞の治療として推奨されている．投与方法としては，オザグレルナトリウム（カタクロット®）20 mg 4 バイアル 1 日 2 回点滴静注を行う．
- 2015 年のガイドライン改訂で，発症早期の非心原性脳梗塞および一過性脳虚血発作（transient ischemic attack：TIA）の治療に抗血小板薬 2 剤併用が推奨されるようになった．
- 抗血小板薬 2 剤併用のエビデンスは，頚動脈や頭蓋内血管狭窄を有する急性期脳梗塞，または一過性脳虚血発作患者において，アスピリンにクロピドグレルの併用で経頭蓋ドップラー法における微小塞栓シグナルの変化を検討した CARESS 試験 **13**，CLAIR 試験 **14** や，中国において施行されたクロピドグレルとアスピリン併用を検討した CHANCE 試験 **15** により示された．
- 2014 年に AHA/ASA から出された虚血性脳卒中治療ガイドライン[11]では，発症 24 時間以内の非心原性脳梗塞や一過性脳虚血発作では，アスピリンとクロピドグレルを 90 日間継続することを推奨している．90 日以上の併用では脳出血が増加することが報告されており，1 剤へ減量することが必要である．
- わが国の研究[12]では，シロスタゾール 200 mg/day のアスピリンとの併用が，発症早期の非心原性脳梗塞の転帰を改善する可能性も指摘されている．
- 2 剤併用の場合の抗血小板薬の選択についてはガイドラインに明記されていないが，前述のエビデンスをふまえ，アスピリンとクロピドグレルの併用を行う場合が多い．頭部 MRI で微小出血が指摘される場合などにおいては後述の通り，出血性合併症が少ないと報告されているシロスタゾールを併用薬に選択する場合もある．

その他の抗血小板薬の使い方

- シロスタゾールに関しては，発症 48 時間以内の急性期脳梗塞を対象としてシロスタゾールとアスピリンを比較した CAIST 試験で，シロスタゾールとアスピリンの有効性が同等であると示されている **16**．
- わが国で施行された CSPS2 試験 **17** ではアスピリン群と比較し，シロスタゾール群で頭蓋内出血と消化管出血が低下しており，出血性合併症の少ない抗血小板薬と考えられる．シロスタゾール（プレタール®）50 mg 1 日 2 回経口投与（100 mg/day）で開始し，頭痛や動悸などの副作用がないことを確認して 100 mg 1 日 2 回経口投与（200 mg/day）へ増量する方法で投与されることが多い **18**．
- クロピドグレルに関しては，非心原性脳梗塞発症 7 日以内にクロピドグレルを投与した患者を対象とした APEX 試験[15]にて，安全性と有効性が示された．症状の進行が早い場合には，薬効を早く得るためにクロピドグレル（プラビックス®）のローディングドーズ投与を行う場合がある．しかし，この投与方法は保険適用外である **19**．

Memo 13

CARESS 試験
症候性頚動脈狭窄患者において，経頭蓋ドップラー法における無症候性微小塞栓シグナル（MES）の発生抑制を，クロピドグレルとアスピリン併用群とアスピリン単独群で比較したランダム化二重盲検試験．クロピドグレルとアスピリン併用群はアスピリン単独群に比較し，無症候性 MES の発生抑制効果が高かった．出血性合併症は有意差を認めなかった[8]．

Memo 14

CLAIR 試験
アジア人の症候性脳動脈狭窄患者において，経頭蓋ドップラー法で MES の抑制をクロピドグレルとアスピリン併用群，アスピリン単独群で比較したランダム化二重盲検試験．クロピドグレルとアスピリン併用群はアスピリン単独群に比較し，内服開始 7 日後の MES 発生抑制効果が強かった．出血性合併症に関しては有意差を認めなかった[9]．

Memo 15

CHANCE 試験
高リスクの一過性脳虚血発作または軽症の虚血性脳卒中患者において，クロピドグレルと初期 21 日間のアスピリン併用群がアスピリン単独群と比較し，90 日間の再発リスクを抑制するという仮説を検証した，無作為割付，二重盲検試験．クロピドグレルと初期 21 日間のアスピリン併用群は，アスピリン単独群に比べ脳卒中再発リスク予防に優れており，出血リスクの上昇はなかった[10]．

Memo 16

シロスタゾールの有効性
CAIST 試験は急性期脳梗塞に対する治療効果をアスピリンとシロスタゾールで比較したランダム化二重盲検試験であり，結果としてシロスタゾールとアスピリンは同等の有効性と安全性が認められ，非劣性が示された[13]．

Memo 17

CSPS2 試験
非心原性脳梗塞患者におけるシロスタゾールのアスピリンに対する非劣性を検討したランダム化二重盲検試験．シロスタゾール群はアスピリン群に比べ，脳卒中リスクおよび出血リスクを抑制した[14]．

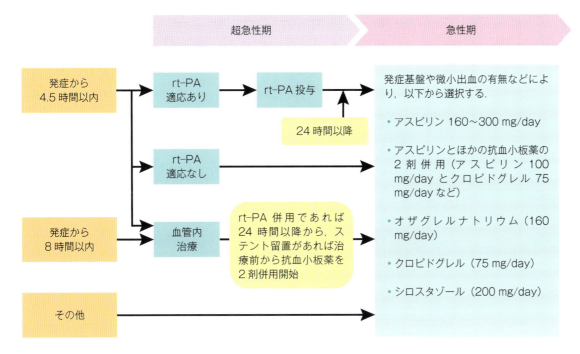

図8. 急性期脳梗塞治療の流れ
発症から4.5時間以内でrt-PA投与を行った場合には，24時間以降から抗血小板療法を開始する．血管内治療施行時はrt-PA併用の有無やステント留置の有無，病態に応じ抗血小板療法の開始時期を検討する．

血栓溶解療法後の抗血小板療法

- 非心原性脳梗塞に対し血栓溶解療法を施行した後の抗血小板療法については，わが国のガイドラインには明記されていない．血栓溶解療法施行後早期にアスピリン投与を施行した際に，症候性頭蓋内出血を増加させた報告[16]があるため，血栓溶解療法施行後24時間までは抗血小板療法を行うことは推奨されない．
- 一例として当施設における治療の流れを示すが，超急性期治療施行後の非心原性脳梗塞に関しては，施行後24時間で頭部CTを評価し出血性合併症がないことを確認したうえで，抗血小板療法を開始している場合が多い[20]（図8）．

Tips 18
シロスタゾールの副作用
シロスタゾールはPDEを阻害することで，血小板内のcAMPを増加させ血小板の抗活性化作用を示すが，心筋内のcAMPも増加することにより脈拍数の増加をきたし，副作用として動悸が生じる．また，平滑筋への作用により血管拡張も示すため，頭痛やほてりを生じることがある．

Tips 19
クロピドグレルのローディングドーズ投与
わが国では，クロピドグレルのローディングドーズ投与は急性冠動脈症候群に対するインターベンションにのみ保険適用がある．しかし近年では，急性期脳梗塞においてもローディングドーズ投与による脳卒中再発抑制効果が報告されており，進行性の病態である場合にはこの投与法も検討される．初回300 mgを投与後，75 mg/dayの継続投与に切り替える投与法である．

03 抗凝固療法
平野照之

抗凝固薬の種類と作用点

- 現在，臨床で用いることのできる薬剤を図9に示す．

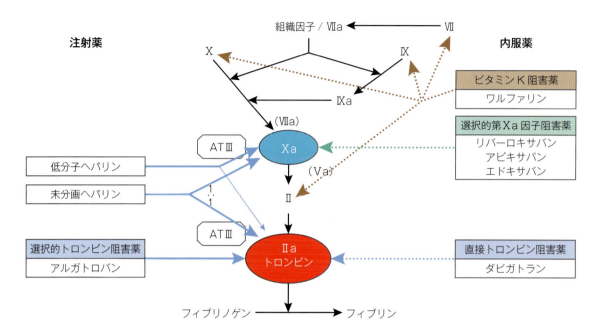

図9. 抗凝固薬の作用点
凝固カスケードと各凝固薬の作用点を示す．ATⅢ：アンチトロンビンⅢ．

注射薬

- 注射薬には，未分画ヘパリン（主として第Xa因子を抑制，アンチトロンビンⅢ依存性），低分子ヘパリン（第Xa因子とトロンビンを1：1の比率で抑制，アンチトロンビンⅢ依存性），アルガトロバン（選択的トロンビン阻害薬，アンチトロンビンⅢ非依存性）がある．
- アルガトロバンは発症48時間以内のアテローム血栓性脳梗塞に保険適用がある．

内服薬

- 内服薬にはワルファリン，ダビガトラン，リバーロキサバン，アピキサバン，エドキサバンの5剤がある．
- ワルファリンはビタミンK阻害薬であり，凝固第Ⅶ，Ⅸ，Ⅹ，Ⅱ因子の産生を抑制することで抗凝固活性を示す．
- ダビガトランは直接トロンビン阻害薬，リバーロキサバン，アピキサバン，エドキサバンは第Xa因子の選択的阻害薬である．
- いずれも凝固因子の活性部位を直接阻害することで抗凝固活性を発揮するため，直接型経口抗凝固薬（direct oral anticoagulant：DOAC）と総称される㉑．

抗凝固療法の適応

- 脳梗塞急性期に抗凝固療法を行う目的は①急性期治療，②再発予防，③静脈血栓症の治療・予防，の3つにまとめられる．

Memo 20
血栓回収療法後の抗血小板療法
近年，超急性期脳梗塞に対するステント型血栓回収機器による血管内治療の有効性が示された．当施設では血栓回収療法施行後24時間は抗血小板薬の投与を施行せず，翌日の頭部CTで出血性合併症がないことを確認して抗血小板薬を開始する場合が多いが，病態や併存症などに応じ症例ごとに検討している．わが国の脳卒中治療ガイドラインに血栓回収療法施行後の抗血小板療法については明記されていない．ステント留置が必要になる場合は，治療開始前から抗血小板薬2剤併用が必要となる．

Memo 21
NOACかDOACか？
当初，新規経口抗凝固薬（novel oral anticoagulant：NOAC）の名称であったが，2014年にNOACのNを非ビタミンK阻害（non-vitamin K antagonist）と読み替えることになった．しかし，これは薬剤の特徴を表しておらず，no anti-coagulate！と読み違える懸念も指摘された．現在は，特定の凝固因子を直接（direct）拮抗する薬剤という意味でDOACと呼称されるようになった．

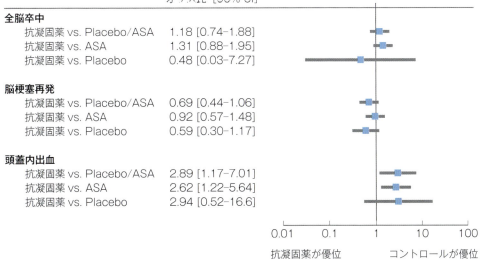

図10 急性期抗凝固療法に関するランダム化比較試験のメタ解析
心原性脳塞栓症を対象とした7試験，4,624例での検討結果．抗凝固薬は脳梗塞の再発を有意には減少させず，アスピリンに比し頭蓋内出血を有意に増加させた．ASA：アスピリン，CI：信頼区間．

- このうち最もエビデンスに乏しいのは①であるが，血栓止血学的病態メカニズムを考え，塞栓性脳梗塞や進行型脳卒中への治療薬としてわが国では頻用されている．

急性期治療

アルガトロバン

- 選択的トロンビン阻害薬であり，アンチトロンビンⅢとかかわりなく抗凝固作用を発揮する．
- 発症48時間以内の脳血栓症（特に皮質梗塞）に有用であり，出血性合併症が少ないと報告されている[17]．
- 使用方法に注意が必要であり，当初2日間は60 mg/dayを持続点滴，その後5日間は10 mg/3hを1日2回点滴投与する．
- アテローム血栓性脳梗塞に対する急性期治療薬として，『脳卒中治療ガイドライン2015』[7]はグレードB（行うよう勧められる）に位置づけている．

ヘパリン

- 心原性脳塞栓症の治療薬として，『脳卒中治療ガイドライン2015』は発症48時間以内の（未分画）ヘパリンの使用をグレードC1（行うことを考慮してもよいが，十分な科学的根拠はない）に位置づけている．
- 心原性脳塞栓症を対象とした7試験，4,624例のメタ解析[18]によると，早期の抗凝固療法は虚血性脳卒中の再発，死亡，重症患者を有意には減少させず，頭蓋内出血を有意に増加させた（図10）．頭蓋内出血の増加の要因として，欧米でのヘパリン投与法（1日2回5,000単位を皮下注，など）を指摘する意見もある．
- わが国では，低用量固定ヘパリン持続投与（1日10,000単位持続投与）

を行う施設が多い．この投与量は，活性化部分トロンボプラスチン時間（aPTT）をほとんど延長させないが，ワルファリン導入時に生じる一過性凝固亢進状態の回避には役立つものと期待される．

- 非心原性脳梗塞であっても，進行性の経過をたどる症例（progressing stroke）にはヘパリン持続投与が行われる．この場合，1日10,000単位の固定用量ではなく，aPTTを前値の1.5〜2倍になるよう調整することが多い．
- アテローム血栓性脳梗塞でアルガトロバンを投与している場合，持続点滴から間欠投与に移行する治療3日目は，症状の進行や動揺を経験することも少なくない．この場合，ヘパリン持続点滴を併用することも考慮する．
- 頭蓋内動脈解離（解離部に動脈瘤形成がないもの）や頭蓋外動脈解離の症例では，解離部からの塞栓性機序を考慮し急性期にヘパリンが投与される．『脳卒中治療ガイドライン2015』ではグレードC1に位置づけているが，ランダム化比較試験は行われておらず，抗血小板療法との優劣も明らかにはなっていない．

急性期の再発予防

ヘパリン

- エビデンスはないものの，即効性があり出血事象発現時に中止が容易であることから，心原性脳塞栓症の急性期再発予防の目的で用いられる **22**．
- 前述したように，ワルファリンの効果が治療域に入るまでのつなぎ役（ヘパリン・ブリッジ）として，低用量固定ヘパリン持続投与を行うことが多い．
- ヘパリン起因性血小板減少症（heparin-induced thrombocytopenia：HIT）[19] の出現に注意し，定期的に血小板数を確認しつつ，使用期間はできるだけ短期間に留める．
- 悪性腫瘍に伴う凝固亢進状態によって生じる Trousseau（トルーソー）症候群 **23** には，急性期からヘパリンを用いて治療する．長期的にはヘパリンカルシウムの皮下注へと移行する．

ワルファリン

- 心原性脳塞栓症の再発予防を目的に，急性期から使用する．
- 用量依存性に効果を発揮するが個人差が大きいため，プロトロンビン時間−国際標準化比（prothrombin time-international normalized ratio：PT-INR）によって至適治療域に調整する．
- 治療域に入るまでは，ヘパリン・ブリッジを行うことが多い．
- 非弁膜症性心房細動例はPT-INR 2.0〜3.0を治療域とするが，70歳以上は1.6〜2.6で管理する．
- ワルファリン・ジレンマ **24** があるためローディングはせず，想定維持量（1日2〜5 mg）より開始する．
- 入院中は週2〜3回の頻度で朝のPT-INRを確認し，結果に応じて夕方のワルファリン服用量を決定するとよい．
- ワルファリンの効果は食事により大きく影響されるため，ビタミンK

Tips 22

rt-PA投与後のヘパリン投与

rt-PA静注療法後24時間の抗血栓療法は制限される．しかし，引き続いての脳血管内治療，あるいは深部静脈血栓症の予防が必要な場合は例外である．この根拠は，European Cooperative Acute Stroke Study（ECASS）Ⅲのプロトコルに由来する．rt-PA適応可能時間を3時間から4.5時間に延長する契機となったこの試験では，深部静脈血栓症の予防目的でのヘパリンの使用は許可されていた．

Memo 23

Trousseau（トルーソー）症候群

潜在性の悪性腫瘍の遠隔効果により，神経症状を生じる傍腫瘍性神経症候群の一つである．背景に悪性腫瘍に伴う血液凝固亢進が存在する．脳には凝固外因系の引き金となるトロンボプラスチンが豊富で，トロンビンの拮抗因子であるトロンボモジュリンが乏しいため，播種性血管内凝固症候群の標的臓器となりやすい．原因疾患の治療と抗凝固療法が必要であり，ワルファリンでは効果が乏しくヘパリン皮下注を継続する．

Memo 24

ワルファリン・ジレンマ

ワルファリンは，ビタミンK依存性凝固因子の産生を抑制することで抗凝固活性を発揮する．しかし，抗凝固作用をもつプロテインCやプロテインSも同じくワルファリン投与によって減少する．問題は，第Ⅶ・Ⅸ・Ⅹ・Ⅱ因子よりもプロテインC・Sの半減期が短いことである．このため，ワルファリン開始時にローディングを行うと先にプロテインC・Sが消失し，一過性の過凝固状態に陥る．これがワルファリン・ジレンマである．

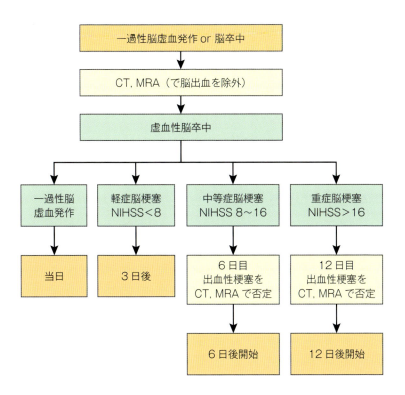

図.11. 虚血性脳卒中を発症後の抗凝固療法開始時期（欧州不整脈学会）
欧州不整脈学会から提案されている抗凝固療法の開始時期．心房細動を有する症例が一過性脳虚血発作を発症した場合は当日から，脳梗塞を発症した場合は重症度によって開始時期を決定する．脳梗塞の重症度は，National Institutes of Health Stroke Scale（NIHSS）の8点，16点で区切っている．

（文献22を参照して作成）

を多く含有する食品（納豆，クロレラ，青汁，モロヘイヤ）は制限する．

DOAC

- ワルファリンと異なり速やかに抗凝固作用が得られる **25**．
- 服用可能であればヘパリン・ブリッジの必要はない．
- しかし，DOAC ランダム化比較試験は，5つとも急性期の検討は行っていない（ダビガトランとリバーロキサバンは14日以内，アピキサバンは7日以内，エドキサバンは30日以内のすべての脳卒中症例を除外）．したがって，心原性脳塞栓症の再発防止を目的としたDOACの開始時期については，科学的根拠が十分とはいえない **26**（図11）[22]．

静脈血栓症の治療・予防

ヘパリン

- 下肢の麻痺を有する急性期脳梗塞患者には，深部静脈血栓症および肺塞栓症の予防に抗凝固療法が推奨される．
- ただし，頭蓋内外の出血リスクを高めるためルーチンでの投与は支持されておらず，『脳卒中治療ガイドライン2015』でもグレードC1の推奨となっている．

Memo 25
DOACの粉砕投与
リバーロキサバン発売時に粉砕投与ができるDOACとして重用された．嚥下障害のある症例に使いやすく，必要時は経管投与も考慮されていた．しかし，抗Xa活性を経時的に測定した研究によると，粉砕投与すると想定された効果が得られていない実態も報告されている[20]．小さな錠剤ほど粉砕時のロスが大きいため，この点は注意すべきであろう．なお2015年，リバーロキサバンには細粒が追加されている．

Memo 26
1-3-6-12ルール
効果発現の速いDOACを急性期の抗凝固療法として活用することは理にかなっている．Diener's ruleとして広まった1-3-6-12ルールであるが，実際は欧州におけるexpert opinionでありエビデンスに基づいたものではない．イタリアから報告されたRAF studyによると，ヘパリン・ブリッジをせず経口抗凝固薬（主にDOAC内服）単独を発症から4～14日に開始すると，効果と安全性のバランスに優れていた[21]．

ワルファリン

- 深部静脈血栓症は脳梗塞の合併症として生じる反面，奇異性脳塞栓症の栓子，すなわち脳梗塞の原因ともなる．
- 『脳卒中治療ガイドライン 2015』は，ワルファリンを PT-INR 2.0～3.0 で管理することをグレード B で推奨しており，出血合併症が懸念される場合には目標 INR 2.0（1.5～2.5）をグレード C1 で考慮するよう述べている．
- 卵円孔開存と心房中隔瘤を有する奇異性脳塞栓症では，PT-INR は 1.7 以上で管理する．

DOAC

- 深部静脈血栓症の治療薬として，リバーロキサバン，アピキサバン，エドキサバンが適応を有する．
- 『脳卒中治療ガイドライン 2015』は，発表時点で適応を有していたエドキサバン[23]のみをグレード B で推奨しているが，現在はすべての抗 Xa 薬が深部静脈血栓症において保険適用となっている．

VI-2 慢性期内科的治療法

01　抗血小板療法

卜部貴夫

抗血小板療法の適応例

- 虚血性脳血管障害のうち，非心原性脳梗塞（アテローム血栓性脳梗塞，ラクナ梗塞）の慢性期再発予防には抗血小板薬が投与される．
- 心原性脳塞栓症で経口抗凝固薬が使用禁忌の症例には，抗血小板薬が投与される．
- 奇異性脳塞栓症において塞栓源となる深部静脈血栓症がない場合には，抗血小板薬が投与される．

使用薬剤と『脳卒中治療ガイドライン2015』における推奨グレード（表1）

- 現在わが国で非心原性脳梗塞の再発予防に保険適用が認められている抗血小板薬は，シロスタゾール，クロピドグレル，アスピリン，チクロピジンである．
- シロスタゾール200 mg/day，クロピドグレル75 mg/day，アスピリン75〜150 mg/dayはグレードAで推奨され，チクロピジン200 mg/dayはグレードBで推奨される[7]．
- アスピリン，クロピドグレル，シロスタゾールの効能・効果を表2に示す．

表1　『脳卒中治療ガイドライン2015』における推奨グレード

グレード	
グレードA	行うよう強く勧められる
グレードB	行うよう勧められる
グレードC1	行うことを考慮してもよいが，十分な科学的根拠がない
グレードC2	科学的根拠がないので，勧められない
グレードD	行わないよう勧められる

各抗血小板薬のエビデンス

シロスタゾール（プレタール®）

- Cilostazol Stroke Prevention Study（CSPS）において，シロスタゾールはプラセボと比較して有意な脳卒中抑制効果を有することが証明されている．
- CSPSの層別解析では，シロスタゾールはラクナ梗塞の再発抑制に有効であった．
- 中国から報告されたCilostazol versus Aspirin for Secondary Ischemic Stroke Prevention（CASISP）では，シロスタゾールの脳卒中再発抑制率はアスピリンと同等であった．さらに脳出血合併率は，シロスタゾールがアスピリンよりも有意に低かった．
- アスピリンとの有効性と安全性を比較検討したCSPS2[24)]の結果では，シロスタゾールはアスピリンと比較して全脳卒中の発症リスクを有意に抑制した（図1）．
- 特に入院を要する主要な頭蓋内出血は，アスピリンに比較してシロスタゾールでは有意に少なかった❶．

表2. 各抗血小板薬の効能・効果

	アスピリン	クロピドグレル	シロスタゾール
脳	次の疾患における血栓・塞栓形成の抑制 ・狭心症（慢性安定狭心症，不安定狭心症） ・心筋梗塞 ・虚血性脳血管障害〔一過性脳虚血発作（TIA），脳梗塞〕	虚血性脳血管障害（心原性脳塞栓症を除く）後の再発抑制	脳梗塞（心原性脳塞栓症を除く）発症後の再発抑制
心臓	冠動脈バイパス術（CABG）あるいは経皮的冠動脈形成術（PTCA）施行後における血栓・塞栓形成の抑制 川崎病（川崎病による心血管後遺症を含む）	経皮的冠動脈形成術（PCI）が適用される下記の虚血性心疾患 ・不安定狭心症，非ST上昇心筋梗塞，ST上昇心筋梗塞 ・安定狭心症，陳旧性心筋梗塞	
末梢動脈		末梢動脈疾患における血栓・塞栓形成の抑制	慢性動脈閉塞症に基づく潰瘍，疼痛および冷感などの虚血性諸症状の改善

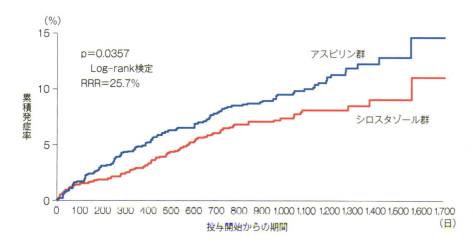

図1. CSPS2における脳卒中（脳梗塞再発，脳出血，くも膜下出血）の累積発症率

シロスタゾール群はアスピリン群と比較して，全脳卒中の発症リスクを有意に抑制した．

（文献24より引用）

クロピドグレル（プラビックス®）

- CAPRIE 試験においてクロピドグレルはアスピリンと比較して，脳梗塞・心筋梗塞・血管死の年間発症率を有意に抑制することが示された．
- クロピドグレルはアスピリンと比較して，ハイリスク群（脂質異常症合併，糖尿病合併，冠動脈バイパス術既往，虚血性心疾患既往，複数血管床の障害）における心血管イベント発生を有意に抑制した．
- わが国で行われたクロピドグレルとチクロピジンの有効性と安全性を比較した臨床第Ⅲ相試験の結果では，クロピドグレルは有意に有害事象が少なかった．
- 同試験のサブ解析の結果，クロピドグレルはラクナ梗塞においてアテローム血栓性脳梗塞と同等の有効性と安全性を有することが示された．

アスピリン（バイアスピリン®）❷

- アスピリンは脳梗塞再発抑制に関する多くのエビデンスを有している．
- 一方で，アスピリン投与により出血合併が有意に増加することも示されている．

チクロピジン（パナルジン®）

- 従来はアスピリンと並んで，脳梗塞慢性期の再発予防に広く使用されていた．
- 同じチエノピリジン系抗血小板薬であるクロピドグレルが登場後，好中球減少や皮疹といった副作用の少ないクロピドグレルが使用されるようになっている．

> **Memo 2**
> **アスピリンの脳梗塞再発抑制効果**
> アスピリンによる脳梗塞再発抑制に関する多くの臨床試験が報告され，Antithrombotic Trialists' Collaboration（ATT）がメタ解析の結果を報告している．アスピリンでは出血合併が明らかに増加するが，脳梗塞の再発予防効果に関しては頭蓋内外の出血合併のリスクを上回るとされている．

> **Memo 1**
> **臨床病型による頭蓋内出血合併の違いと薬剤選択（図2）**
> CSPS2 の臨床病型別の解析では，アスピリンはアテローム血栓性脳梗塞に比べラクナ梗塞での脳出血合併が多かった．一方で，シロスタゾールではアテローム血栓性脳梗塞と同様に，ラクナ梗塞における脳出血合併は有意に少なかった．この結果からも，ラクナ梗塞ではアスピリンよりもシロスタゾール投与を選択すべきである．

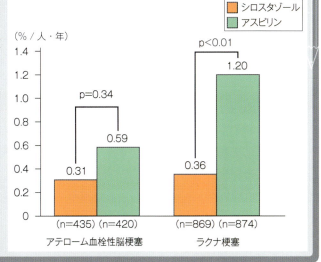

図2. CSPS2 サブ解析による脳梗塞病型別の脳出血の発症
アテローム血栓性脳梗塞とラクナ梗塞におけるアスピリン投与群とシロスタゾール投与群における脳出血合併の頻度が検証された．アスピリンはアテローム血栓性脳梗塞に比べ，ラクナ梗塞での脳出血合併が多かった．シロスタゾールではアテローム血栓性脳梗塞と同様に，ラクナ梗塞における脳出血合併は有意に少なかった．

（文献 25 より引用）

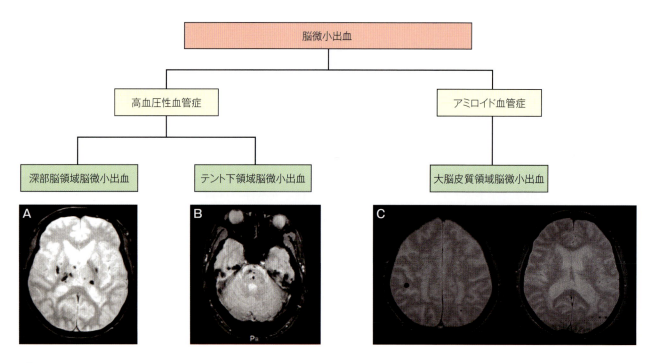

図3 脳微小出血の発症部位と病態の関連
脳微小出血は発症の病態として，高血圧性血管症とアミロイド血管症に分けられる．前者は穿通動脈が灌流する大脳基底核や深部白質といった深部脳領域（A）と橋などのテント下領域（B）に検出される．後者は大脳皮質領域（C）に検出される．

脳微小出血の検索の意義

- 脳微小出血は加齢と高血圧が独立した危険因子であり，抗血小板療法による頭蓋内出血合併症の予知因子として重要である❸．
- 脳微小出血は2つの病態に分類され，深部脳病変やテント下病変は高血圧性血管症と関連し，皮質病変はアミロイド血管症との関連がある（図3）．
- 脳微小出血は，血管からの血液の漏出や微量な出血がヘモジデリンの血管周囲腔での沈着病変として，MRIのグラディエントエコーを用いたT2*強調画像により低信号域として検出される（図3A～C）．
- 脳微小出血は，ラクナ梗塞や高血圧性脳出血に高頻度に合併していることが明らかにされている❹．

抗血小板薬の使用法の実際

臨床病型による薬剤選択

- 細動脈硬化を基盤として発症するラクナ梗塞では，無症候性脳微小出血を伴うことが多い（図4）．
- 脳出血合併の抑制という観点からは，ラクナ梗塞ではアスピリンよりもシロスタゾールの投与が勧められる．
- アテローム血栓性脳梗塞では，クロピドグレルまたはシロスタゾールを選択することが勧められる．

Memo 3

脳微小出血の発症頻度
脳微小出血の発症頻度に関する研究のメタ解析が報告されている．54研究，対象9,073例，そのうち脳血管障害4,432例のメタ解析が行われた．その結果では，脳微小出血は健常者で5％に検出された．一方，脳梗塞患者では32％にみられ，初発例で23％，再発例で44％であった．脳出血患者では60％にみられ，初発例で44％，再発例で83％であった[26]．

Memo 4

脳微小出血は症候性頭蓋内出血の原因となる
脳微小出血が頭蓋内出血の発症基盤となる重要なエビデンスが，中国で行われたCASISP試験のなかで報告されている．本試験のなかで，頭蓋内出血を起こした部位は登録時のT2*強調画像で脳微小出血が認められた箇所であった．このように，抗血小板療法での頭蓋内出血を予知する因子として，脳微小出血の有無を把握しておくことが有用である．

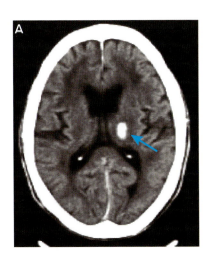
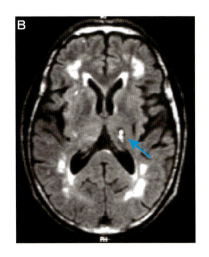
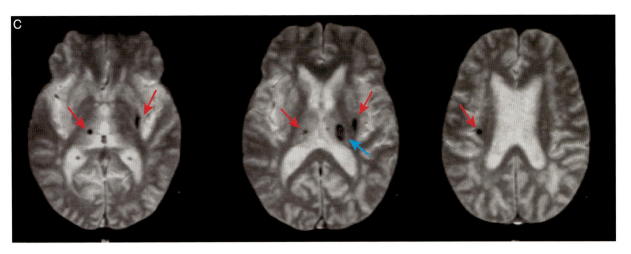

図4. 症候性脳出血と無症候性脳微小出血
ラクナ梗塞の再発予防としてアスピリンを投与されていたが、高血圧のコントロールが不十分で、突然の右半身のしびれで発症した左視床の症候性脳出血の症例.（A）頭部CT画像：出血巣が左視床に高吸収域として検出される（→）.（B）頭部MRI FLAIR画像：視床出血は周辺が低信号で内容が高信号として検出される（→）. それ以外に、両側大脳白質に微小ラクナ梗塞が高信号域とし散在している.（C）頭部MRI T2*強調画像：症候性脳出血部位（→）以外に、無症候性脳微小出血（→）が両側の大脳半球に多発している.

抗血小板薬の併用について

- わが国で行われた the Bleeding with Antithrombotic Therapy（BAT）研究で、抗血小板薬の併用は単剤投与に比較して年間の脳出血発症の頻度が明らかに増加することが示されている[27]（図5）.
- 急性期から慢性期にかけての抗血小板薬の長期間の2剤併用は、単剤投与より頭蓋内出血の合併が有意に増加するので、1年以上の併用は避けるべきである[28] ❺.

抗血小板療法中の血圧管理について

- 抗血小板療法中の頭蓋内出血の合併を予防するために、高血圧の厳格な管理が大切である.
- 血圧の管理目標値は、わが国での臨床研究結果から 130/81 mmHg 未満にコントロールすることが勧められている ❻.

> **Memo 5**
> **1年以上の抗血小板薬2剤併用は避けるべきである**
> 長期間にわたる抗血小板薬2剤併用群の有効性と安全性を単剤投与群と比較検討した試験のメタ解析が発表されている. その結果では、抗血小板薬の1年以上にわたる併用群と単剤群での脳梗塞再発抑制に関する有効性に有意差はみられなかった. 一方で、併用群では単剤群と比較して有意に脳出血が増加することが証明されている.

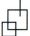

副作用および合併症への対応

副作用と対応

- アスピリン服用により胃・十二指腸のびらんと潰瘍病変が有意に増加し，これらの病変はプロトンポンプ阻害薬により有意に抑制される．
- シロスタゾールでは副作用として頻脈や頭痛を合併する場合があり，服薬継続が困難となる場合がある❼．

合併症と薬剤選択

- 糖尿病を有する場合には，糖尿病非合併患者より再発リスクが明らかに高くなる．
- シロスタゾールは糖尿病合併患者においても，非合併患者と変わらない再発抑制効果を有することが示されたことから，糖尿病合併患者にはシロスタゾールの使用が有効である❽．
- 嚥下障害による脳卒中後誤嚥性肺炎の合併予防には，シロスタゾールが有用である❾．

Memo 6
抗血小板療法中の血圧管理目標値は？
わが国で行われたBAT研究の結果，観察期間に頭蓋内出血を合併した症例では，収縮期血圧および拡張期血圧が上昇する傾向が確認された．血圧130/81 mmHgがカットオフ値であり，この値以上では頭蓋内出血が増加することが示された．海外で行われたSecondary Prevention of Small Subcortical Stoke（SPS3）試験においては，収縮期血圧が130 mmHg未満にコントロールされているラクナ梗塞患者では，130〜140 mmHgでのコントロール群と比較して有意に脳出血の発症が抑制されることが明らかとなった．以上のエビデンスから，抗血小板療法中の患者の脳出血合併を抑制する降圧目標は，収縮期血圧130 mmHg未満が推奨されている．

Troubleshooting 7
シロスタゾールの副作用対策
シロスタゾールはPhosphodiesterase Type3（PDE3）の阻害薬であり，その分布の多い血管や心臓への直接作用として頭痛と頻脈がある．これらの副作用を軽減もしくは抑制するために，シロスタゾールを少量の50 mg/dayから開始し漸増することで，頭痛や頻脈の合併を予防することが可能である．

Memo 8
糖尿病合併脳梗塞患者の再発予防
CSPSのサブ解析[29]で，脳梗塞患者のなかで糖尿病群と非糖尿病群での再発抑制効果について比較検討された．シロスタゾール投与により年間再発率は，糖尿病群で3.3％，非糖尿病群で3.4％とほぼ同程度であった．一方で，1992年に報告されているTASS試験[30]では，アスピリン投与での年間再発率は，糖尿病群で7.3％，非糖尿病群で4.3％であり，糖尿病があるとアスピリンでの再発予防が有意に減弱することが示されている．

Memo 9
脳梗塞後の嚥下障害により誤嚥性肺炎を合併することは決して少なくない．CSPSのサブ解析[31]でシロスタゾール投与群はプラセボ群に比較して誤嚥性肺炎の合併を有意に抑制した．

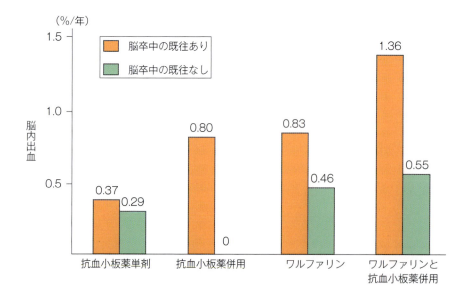

図5. 抗血栓療法の出血イベント発現率
わが国で行われたBAT研究において，抗血栓薬の単剤もしくは併用による頭蓋内出血の発症の違いが検討された．抗血小板薬の併用は単剤投与に比較して，年間の脳出血発症の頻度が増加することが明らかにされた．
（文献27を参照して作成）

02 抗凝固療法

八木田佳樹

脳梗塞再発予防に用いられる抗凝固薬

ワルファリン

- 血栓塞栓症予防のための経口抗凝固薬として，1950年代から使用されている．
- 2011年にダビガトランが登場するまで，唯一の経口抗凝固薬であった．
- 心原性脳塞栓症を発症する原因疾患のほぼすべてに対して適応があり，エビデンスも豊富である．
- ビタミンKに拮抗することにより，凝固因子のうち第Ⅱ，Ⅶ，Ⅸ，Ⅹ因子の肝臓における生合成を阻害する（図6，図7）．その後，各凝固因子の半減期に応じて血中濃度が低下することで抗凝固活性が発揮されるため，ワルファリン内服開始から安定した抗凝固活性を得るまで数日を要する⑩．
- 抗凝固活性の調整においてはPT-INRを指標にする．対象疾患や年齢で至適治療域は異なる．
- 適正な抗凝固活性を得るための投与量の個人差は大きく，数倍の開きがある．

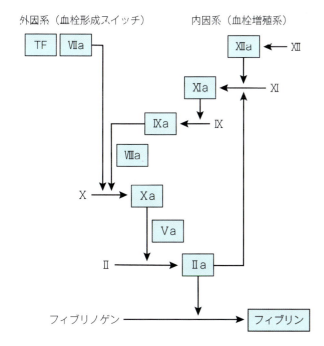

図6 凝固カスケード
血管破綻部位や動脈硬化巣では組織因子（TF）と活性化第Ⅶ因子（Ⅶa）が結合し，血栓形成が開始される．トロンビン（Ⅱa）は内因系の第Ⅺ因子を活性化させることでpositive feedbackがかかり血栓を増殖させる．TF：tissue factor

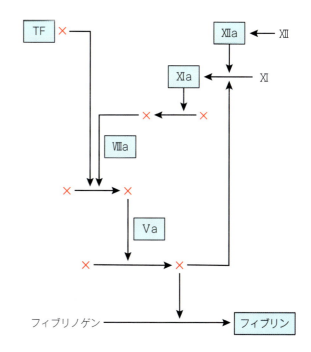

図7 ワルファリンの作用点
ワルファリンはⅡ，Ⅶ，Ⅸ，Ⅹの各凝固因子の生合成を抑制するため，凝固系は複数の部位で持続的に阻害されることになる．

- 薬効の個人差は，ビタミンKの代謝に関連するビタミンKエポキシド還元酵素のC1サブユニット（*VKORC1*），ワルファリンの代謝に関連する*CYP2C9*などの遺伝子多型による酵素活性の差が関連している.
- 薬物や食物との相互作用も多く，抗凝固活性が変動するため，定期的なPT-INR測定による用量の調整が必要である.

直接作用型経口抗凝固薬（DOAC）

- ダビガトランは凝固因子のうち活性型第Ⅱ因子（Ⅱa），リバーロキサバン，アピキサバン，エドキサバンは活性型第X因子（Xa）という単一の標的を直接阻害する（図8）．これらの抗凝固薬は，直接作用型経口抗凝固薬（direct oral anticoagulant：DOAC）もしくは非ビタミンK阻害経口抗凝固薬（non-vitamin K antagonist oral anticoagulant：NOAC）と呼ばれる.
- 4種のDOACはいずれも非弁膜症性心房細動による塞栓症発症予防に適応がある[32].
- 奇異性脳塞栓症の塞栓源となる静脈血栓塞栓症による血栓塞栓症予防には，3種のXa阻害薬が使用できる.
- DOACはワルファリンに比し，抗凝固作用の立ち上がりが早い．初回内服1〜2時間後には抗凝固活性のピークに達する.
- 抗凝固作用が持続的であるワルファリンに比し，いずれのDOACも半減期は数時間から半日程度であり，内服中断後の抗凝固活性消失が早い.
- DOACではワルファリンに比し，抗凝固活性の個人差が少なく効果が安定しており，頭蓋内出血リスクが低いといわれている.

ヘパリンカルシウム

- 経口抗凝固薬が使用できない例に対して，皮下注射で投与可能なヘパリンカルシウム製剤が脳梗塞再発予防のために使用できる.

Memo 10

ビタミンK依存性蛋白の半減期

ワルファリンは凝固因子の第Ⅱ，Ⅶ，Ⅸ，Ⅹ因子の生合成を阻害するが，同じくビタミンK依存性蛋白である凝固阻止因子のプロテインCとプロテインSの生合成も阻害する（表3）．このうちプロテインCの半減期は6時間と短いため，ワルファリン開始直後はむしろ凝固亢進に傾くことがありうる．このため，ワルファリン導入前にヘパリンなどで凝固抑制状態にしておくことが必要となる.

表3. ワルファリンで生合成が抑制される蛋白と半減期

	ビタミンK依存性蛋白	半減期（時間）
凝固因子	第Ⅶ因子	6
	第Ⅸ因子	24
	第Ⅹ因子	40
	第Ⅱ因子	60
凝固阻止因子	プロテインC	6
	プロテインS	30

適応

非弁膜症性心房細動

- 非弁膜症性心房細動を合併する脳梗塞または一過性脳虚血発作の再発予防には，DOACまたはワルファリンによる抗凝固療法を行う．
- 脳梗塞既往例は脳梗塞再発ばかりでなく脳出血の高リスク例でもあるので，頭蓋内出血リスクが相対的に少ないといわれるDOACが推奨される．
- 腎機能障害例ではDOACの出血リスクは高まる．このためダビガトランは30 mL/min未満，直接的Xa阻害薬は15 mL/min未満が禁忌となっている．
- ワルファリンによる抗凝固療法を選択する場合，70歳未満はPT-INR 2.0～3.0，70歳以上はPT-INR 1.6～2.6にコントロールする 11．
- ワルファリンはほかの薬剤や食物との相互作用が多く，効果が不安定になる場合があり，注意を要する 12．
- 脳梗塞急性期において抗凝固療法を開始するタイミングについて，確定したエビデンスはない 13．

非弁膜症性心房細動以外の心疾患

- リウマチ性僧房弁狭窄症，著明な心機能低下例などの器質的心疾患を有する脳梗塞例ではワルファリンによる抗凝固療法を選択し，PT-INR 2.0～3.0にコントロールする．

Memo 11
ワルファリンの治療域

欧米における検討では，年齢によらずPT-INR 2.0～3.0が非弁膜症性心房細動に対する治療域と考えられている．わが国における検討では，高齢者での出血性合併症リスクが比較的高かったため，治療域は低く設定されている．またワルファリンが治療域にある場合，たとえ脳塞栓症を発症しても軽症となる可能性が報告されている．この観点からみると，PT-INR 1.6～2.0に比し2.0～2.6のほうが有意に軽症となることを示す研究結果が複数ある．

Memo 12
Time in therapeutic range（TTR）

ワルファリン療法中，PT-INRが治療域にある割合を示す指標がTTRである．非弁膜症性心房細動に対するワルファリン療法の塞栓症予防効果は，TTRごとに異なる．TTR 50％以下ではワルファリンの利益はなく，むしろ有害な場合もありうることが報告されている．DOACの第Ⅲ相開発臨床試験はいずれもワルファリンを対象にして優越性もしくは非劣性を検証しているが，その臨床試験におけるTTRは一定ではないことに留意する必要がある．

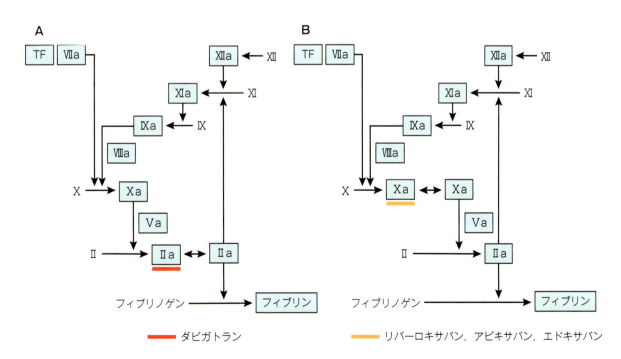

図8　DOACの作用点
A：直接トロンビン阻害薬であるダビガトランは，トロンビン（Ⅱa）を可逆的に阻害する．B：リバーロキサバン，アピキサバン，エドキサバンは活性化第Ⅹ因子（Xa）を可逆的に阻害する．いずれも血管破綻時の血栓形成開始点である外因系が阻害されていないこと，抗凝固作用が持続的ではない点がワルファリンと異なる．

- 機械人工弁を有する脳梗塞例の再発予防にはワルファリンによる抗凝固療法を選択し，PT−INR 2.0〜3.5 にコントロールする．DOAC は用いない．

奇異性脳塞栓症

- 卵円孔開存や肺動静脈瘻などの右左シャントが存在すると，静脈系の血栓が左心系に迷入し，奇異性脳塞栓症の原因となる．急性期脳梗塞に占める割合は 2〜5％と考えられる．
- 再発予防のためにはワルファリンまたは直接的Xa阻害薬を用いる．
- 静脈血栓塞栓症急性期において，エドキサバンはヘパリンなどの前治療を行う必要がある[33]．リバーロキサバンとアピキサバンは非弁膜症性心房細動に対して使用する場合と，用量用法や禁忌が異なることに注意が必要である **14**．
- 卵円孔開存の有病率は 20〜30％といわれている．卵円孔開存単独では奇異性脳塞栓症のリスクとならない[34]．このため静脈系に血栓の存在が証明できない卵円孔開存合併脳梗塞例では，抗血小板療法を選択する **15**．

悪性腫瘍関連脳梗塞

- 悪性腫瘍の遠隔効果により，血液凝固亢進状態を引き起こす．非細菌性血栓性心内膜炎（nonbacterial thrombotic endocarditis：NBTE）による塞栓や微小血栓症により，脳動脈閉塞をきたすと脳梗塞を発症する．
- 最初の報告では，悪性腫瘍に関連する遊走性血栓性静脈炎が Trousseau 症候群であるとされたが，現在は悪性腫瘍関連の凝固亢進状態による血栓塞栓症全般を意味する用語としても用いられている．
- 脳梗塞再発予防のためには，原因疾患の治療とヘパリンによる抗凝固療法が必要である．
- D ダイマーが高値となることが多く，診断の手掛かりとなる．抗凝固療法の効果判定にも有用である．

Tips 13

脳梗塞急性期の抗凝固療法

非弁膜症性心房細動を有する脳梗塞急性期症例に対して，いつから抗凝固療法を開始するかは定まった見解がない．わが国の『脳卒中治療ガイドライン 2015』[7] では 2 週間以内が目安と記載されている．欧州不整脈学会からは，梗塞サイズにより開始時期を決める 1−3−6−12 ルールが提唱されている．エビデンスのあるものではないが，梗塞サイズにより開始時期を決めるのは一つの考え方である．現在わが国では，抗凝固療法の開始時期についてリバーロキサバンを用いた観察研究が進行中である．

Memo 15

卵円孔開存と脳卒中再発

脳卒中再発予防に対するワルファリンとアスピリンの効果を比較した WARSS 研究の対象症例のうち，卵円孔開存を有するものと有さないものを比較したのが PICSS 研究である．卵円孔開存の有無は脳卒中再発に寄与せず，アスピリンとワルファリンの再発予防効果にも有意差はなかった．このため，静脈血栓塞栓症が確認できない卵円孔開存合併脳梗塞例の再発予防は抗血小板療法が選択される．しかし高齢者に限ると，卵円孔開存があることは脳卒中再発や死亡と関連するとも報告されており，さらなる検証が必要と考えられる．

Memo 14

疾患による DOAC の用量と禁忌の違い（表 4）

非弁膜症性心房細動における DOAC の投与目的は左心房内血栓形成の抑制であるが，静脈血栓塞栓症急性期においては血栓の退縮を目指す必要がある．このため，リバーロキサバンとアピキサバンは非弁膜症性心房細動に用いられる量の倍量を一定期間投与し，その後維持療法として非弁膜症性心房細動における通常用量を投与する．出血性合併症リスクを考慮し，禁忌の腎機能障害基準は非弁膜症性心房細動のものより高く設定されている．

表4 非弁膜症性心房細動と肺栓塞症／静脈血栓塞栓症に対する DOAC の用量と禁忌

		リバーロキサバン	アピキサバン	エドキサバン
非弁膜症性心房細動	通常用量	15 mg×1 回/day	5 mg×2 回/day	60 mg×1 回/day
	低用量	10 mg×1 回/day	2.5 mg×2 回/day	30 mg×1 回/day
	禁忌（腎機能）	CLCr 15 mL/min 未満	CLCr 15 mL/min 未満	CLCr 15 mL/min 未満
肺栓塞症／静脈血栓塞栓症	通常用量	15 mg×2 回/day×21 日間 その後 15 mg×1 回/day	10 mg×2 回/day×7 日間 その後 5 mg×2 回/day	60 mg×1 回/day
	低用量	減量基準なし	減量基準なし	30 mg×1 回/day
	禁忌（腎機能）	CLCr 30 mL/min 未満	CLCr 30 mL/min 未満	CLCr 15 mL/min 未満

- ワルファリンの有効性は限定的であり，DOACの有効性は十分検討されていない．
- 外来診療には，皮下注射で自己投与可能なヘパリンカルシウム製剤が有用である．

潜因性脳梗塞（cryptogenic stroke）

- 脳梗塞のうち原因を同定できない脳梗塞を潜因性脳梗塞（cryptogenic stroke）という．
- 塞栓性機序による脳梗塞のうち，塞栓源不明のものを embolic stroke of undetermined source（ESUS）という[35] ．cryptogenic stroke の大部分は ESUS と考えられる．このような例では，塞栓源不明のため最適な抗血栓療法を決定できない．
- ESUS には低リスク塞栓源からの動脈原性，心原性の塞栓症や未診断の悪性腫瘍によるもののほか，診断困難な発作性心房細動，大動脈原性脳塞栓症，奇異性脳塞栓症などが混在していると考えられる（図9）．
- 抗凝固療法を選択する根拠を確認できない場合，過剰な出血リスクを避けるため抗血小板療法が選択されることが多い．この考え方は，ワルファリンを用いた臨床試験の結果によるものである．

> **Memo 16**
> **ESUS の定義**
> Cryptogenic stroke という疾患概念では，どこまで原因を検索するかによって該当する病態が異なってくる．多施設間の臨床研究を可能とするため，ESUS International Working Group によって ESUS は，①ラクナ梗塞ではない，②梗塞領域を灌流する動脈に50％以上の狭窄が存在しない，③心臓に高リスク塞栓源が存在しない，④その他の脳梗塞病型を発症しうる特定の原因がない，の4項目を満たすものと定義されている．経食道心臓超音波検査など必須とされていない検査もあり，ESUS 診断基準を満たしていても精査の過程で塞栓源を同定できることがありうる．

DWI

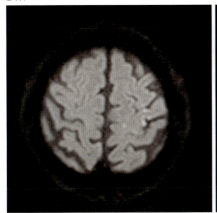
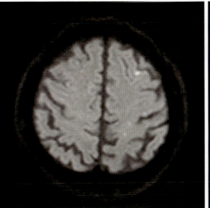
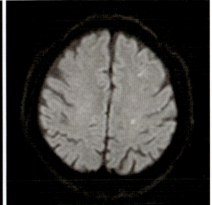

DWI 冠状断　　MRA　　頚動脈超音波検査

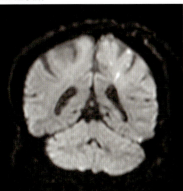
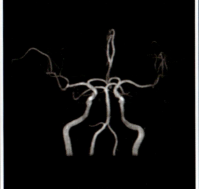
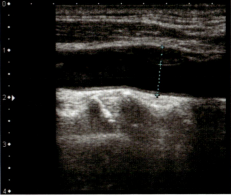

L-CCA 36.9％狭窄

図9．ESUS 症例
71歳，男性．右片麻痺，構音障害で発症している．頭部 MRI の拡散強調画像（DWI）で左大脳半球に散在する梗塞巣を認める．MRA，頚動脈超音波検査では50％以上の狭窄性病変はなく，12誘導心電図は洞調律，経胸壁心臓超音波検査でも異常を認めなかった．左内頚動脈分岐部の動脈硬化プラークが塞栓源である可能性を考えたが，発作性心房細動が潜んでいる可能性も否定できない．

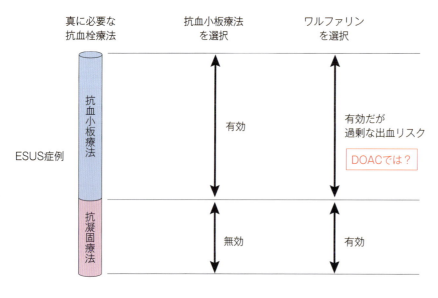

図10. ESUS症例に対する抗血栓療法
ESUS症例に対して抗血小板療法を選択すると，一部の症例において再発が予防できない．一方でワルファリンを選択すると，全体をカバーしうるが，一部の症例に過剰な出血リスクを生じさせる．DOACでは出血リスクを軽減し，有効性を担保できる可能性がある．

- 発作性心房細動や深部静脈血栓塞栓症は，事後の検査で確認するのが困難な場合も多い **17**．これらを有する症例では，脳梗塞再発予防のためには本来抗凝固療法が必要であり，抗血小板療法は無効である．
- 大動脈原性脳塞栓症の再発予防のために最適な抗血栓療法について，証明されたものはない **18**．
- ワルファリンより頭蓋内出血リスクが低いと考えられているDOACは，ESUSの再発予防目的に有用である可能性がある（図10）．この点を検証する国際多施設臨床試験が進行中である．

頭蓋内出血の予防と出血時の対応

- 抗凝固療法中の重篤な出血，特に頭蓋内出血は予後不良である **19**．抗凝固療法中は血圧が130/80 mmHgより上昇した場合に出血リスクが高まるため，厳格な血圧管理が必要である[36]．
- ワルファリン内服中の重篤な出血では，止血のためにワルファリン中止，ビタミンK投与に加えて，凝固因子の補充が有効である．
- 新鮮凍結血漿による凝固因子補充には大量投与が必要であるため，プロトロンビン複合体のほうが使用しやすいが，保険適用外である．
- DOACはワルファリンに比し，半減期が短く，使用中止により比較的早期に凝固能が回復する．脳出血発症後の血腫拡大がワルファリンに比し，少ないという報告もある．
- DOACに対する拮抗薬として，ダビガトラン中和抗体であるidarucizumab，Xa阻害薬に対するantidoteであるandexanet alfaが開発されている．このうちidarucizumabは2016年11月にわが国でも使用できるようになった．

Memo 17
Cryptogenic strokeにおける心房細動検出率
Cryptogenic strokeにはどの程度発作性心房細動が含まれているか検証したのが，CRYSTAL AF研究とEMBRACE研究である．植込み型心拍モニターを用いたCRYSTAL AF研究では，1年間で12.4％，3年間で30.0％の心房細動が見いだされた．また，30日間の携帯型心拍モニターを用いたEMBRACE研究では，14.8％の心房細動が診断されている．しかし，年齢など対象集団の患者背景が異なれば，心房細動保有率は異なるものと考えられる．わが国では，cryptogenic strokeにおける発作性心房細動検索のための植込み型心拍モニターが使用可能となっている．

Memo 18
大動脈原性脳塞栓症の再発予防
大動脈複合粥腫病変を合併する脳梗塞のうち，心房細動などほかの原因を有するものを除いた例を対象として，ワルファリンとアスピリン・クロピドグレル併用の脳卒中再発予防効果を比較検討したのがARCH研究である．症例数が限られていたこともあり，有意差はつかなかったが，抗血小板療法群で心血管イベントが少ない傾向にあった．ただし，長期の抗血小板薬2剤併用は出血リスクの問題がある．単剤での抗血小板療法がどの程度有効性を発揮しうるかが興味のある点である．大動脈複合粥腫病変と心房細動の危険因子は共通するものが多く，合併率も高いことが推測される．1990年代にはワルファリンが再発予防に有効というデータも報告されたが，この点が関連していた可能性がある．

Memo 19
頭蓋内出血発症率の人種差
日本人を含む東アジア人種はその他の人種に比し，頭蓋内出血発症率が高いことが知られている．特にワルファリン療法中の頭蓋内出血合併率は白人に比し，アジア人で約4倍に達するという報告もある．脳梗塞既往も頭蓋内出血の高リスク要因であるため，アジア人の脳梗塞再発予防における抗血栓療法は常に頭蓋内出血リスクを念頭に置く必要がある．

第 VI 章 文　　献

1) 日本脳卒中学会脳卒中医療同上・社会保険委員会，rt-PA（アルテプラーゼ）静注療法指針改訂部会：rt-PA（アルテプラーゼ）静注療法適正治療指針 第二版. 2012. http://www.jsts.gr.jp/img/rt-PA02.pdf

2) ASIST-JAPAN ホームページ. http://asist.umin.jp

3) Powers WJ, Derdeyn CP, Biller J, et al. : 2015 American Heart Association/American Stroke Association Focused Update of the 2013 Guidelines for the Early Management of Patients With Acute Ischemic Stroke Regarding Endovascular Treatment : A Guideline for Healthcare Professionals From the American Heart Association/American Stroke Association. *Stroke* **46** : 3020-3035, 2015.

4) 日本脳神経超音波学会・栓子検出と治療学会合同ガイドライン作成委員会：頸部血管超音波検査ガイドライン. *Neurosonology* **19** : 49-69, 2006.

5) Miyaji Y, Yoshimura S, Sakai N, et al. : Effect of edaravone on favorable outcome in patients with acute cerebral large vessel occlusion : subanalysis of RESCUE-Japan Registry. *Neurol Med Chir* **55** : 241-247, 2015.

6) Mackey J, Kleindorfer D, Sucharew H, et al. : Population-based study of wake-up strokes. *Neurology* **76** : 1662-1667, 2011.

7) 日本脳卒中学会脳卒中ガイドライン委員会 編：脳卒中治療ガイドライン 2015. 協和企画，2015.

8) Markus HS, Droste DW, Kaps M, et al. : Dual antiplatelet therapy with clopidogrel and aspirin in symptomatic carotid stenosis evaluated using doppler embolic signal detection : the Clopidogrel and Aspirin for Reduction of Emboli in Symptomatic Carotid Stenosis（CARESS）trial. *Circulation* **111** : 2233-2240, 2005.

9) Wong KS, Chen C, Fu J, et al. : Clopidogrel plus aspirin versus aspirin alone for reducing embolisation in patients with acute symptomatic cerebral or carotid artery stenosis（CLAIR study）: a randomised, open-label, blinded-endpoint trial. *Lancet Neuro* **19** : 489-497, 2010.

10) Wang Y, Wang Y, Zhao X, et al. : Clopidogrel with aspirin in acute minor stroke or transient ischemic attack. *N Engl J Med* **369** : 11-19, 2013.

11) Kernan WN, Ovbiagele B, Black HR, et al. : Guidelines for the prevention of stroke in patients with stroke and transient ischemic attack : a guidelines for healthcare professionals from the American Heart Association/American Stroke Association. *Stroke* **45** : 2160-2236, 2014.

12) Nakamura T, Tsuruta S, Uchiyama S : Cilostazol combined with aspirin prevents early neurological deterioration in patients with acute ischemic stroke : a pilot study. *J Neurol Sci* **313** : 22-26, 2012.

13) Lee YS, Bae HJ, Kang DW, et al. : Cilostazol in Acute Ischemic Stroke Treatment（CAIST Trial）: a randomized double-blind non-inferiority trial. *Cerebrovasc Dis* **32** : 65-71, 2011.

14) Shinohara Y, Katayama Y, Uchiyama S, et al. : Cilostazol for prevention of secondary stroke（CSPS 2）: an aspirin-controlled, double-blind, randomised non-inferiority trial. *Lancet Neuro* **19** : 959-968, 2010.

15) 棚橋紀夫，永田　泉，宮地　茂，他：急性期虚血性脳血管障害（心原性脳塞栓症を除く）に対するクロピドグレル硫酸塩（プラビックス®錠）の使用実態下における安全性ならびに有効性の検討—プラビックス®錠特定使用成績調査：APEX study（Acute Phase safety and Efficacy of praviX in stroke）の結果から. 新薬と臨牀 63 : 3-35, 2014.

16) Zinkstok SM, Roos YB : Early administration of aspirin in patients treated with alteplase for acute ischaemic stroke : a randomized controlled trial. *Lancet* **380** : 731-737, 2012.

17) Kobayashi S, Tazaki Y : Effect of the thrombin inhibitor argatroban in acute cerebral thrombosis. *Semin Thromb Hemost* **23** : 531-534, 1997.

18) Paciaroni M, Agnelli G, Micheli S, et al. : Efficacy and safety of anticoagulant therapy in acute cardioembolic stroke : a meta-analysis of randomized controlled trials. *Stroke* **38** : 423-430, 2007.

19) Kawano H, Yamamoto H, Miyata S, et al. : Prospective multicentre cohort study of heparin-induced thrombocytopenia in acute ischaemic stroke patients. *Br J Haematol* **154** : 378-386, 2011.

20) Okata T, Toyoda K, Okamoto A, et al. : Anticoagulation intensity of rivaroxaban for stroke patients at a special low dosage in Japan. *PLoS One* **9** : e113641, 2014.

21) Paciaroni M, Agnelli G, Falocci N, et al. : Early Recurrence and Cerebral Bleeding in Patients With Acute Ischemic Stroke and Atrial Fibrillation : Effect of Anticoagulation and Its Timing : The RAF Study. *Stroke* **46** : 2175-2182, 2015.

22) Heiduchel H, Verhamme P, Alings M, et al. : Updated European Heart Rhythm Association Practical Guide on the use of non-vitamin K antagonist anticoagulants in patients with non-valvular atrial fibrillation. *Europace* **17** : 1467-1507, 2015.

23) Büller HR, Décousus H, Grosso MA, et al. : Edoxaban versus warfarin for the treatment of symptomatic venous thromboembolism. *N Engl J Med* **369** : 1406-1415, 2013.

24) Shinohara Y, Katayama Y, Uchiyama S, et al. : Cilostazol for prevention of secondary stroke（CSPS 2）: an aspirin-controlled, double-blind, randomised non-inferiority trial. *Lancet Neurol* **9** : 959-968, 2010.

25) Uchiyama S, Shinohara Y, Katayama Y, et al. : Benefit of cilostazol in patients with high risk of bleeding : subanalysis of cilostazol stroke prevention study 2. *Cerebrovasc Dis* **37** : 296-303, 2014.

26) Cordonnier C, Al-Shahi Salman R, Wardlaw J : Spontaneous brain microbleeds : systematic review, subgroup analyses and standards for study design and reporting. *Brain* **130** : 1988-2003, 2007.

27) Toyoda K, Yasaka M, Uchiyama S, et al. : Blood pressure levels and bleeding events during antithrombotic therapy : the Bleeding with Antithrombotic Therapy (BAT) Study. *Stroke* **41** : 1440-1444, 2010.

28) Lee M, Saver JL, Hong KS, et al. : Risk-benefit profile of long-term dual-versus single-antiplatelet therapy among patients with ischemic stroke : a systematic review and meta-analysis. *Ann Intern Med* **159** : 463-470, 2013.

29) Shinohara Y, Gotoh F, Tohgi H, et al. : Antiplatelet cilostazol is beneficial in diabetic and/or hypertensive ischemic stroke patients. Subgroup analysis of the cilostazol stroke prevention study. *Cerebrovasc Dis* **26** : 63-70, 2008.

30) Grotta J, Norris JW, Kamm B : Prevention of stroke with ticlopidine : who benefits most? TASS Baseline and Angiographic Data Subgroup. *Neurology* **42** : 111-115, 1992.

31) Shinohara Y : Antiplatelet cilostazol is effective in the prevention of pneumonia in ischemic stroke patients in the chronic stage. *Cerebrovasc Dis* **22** : 57-60, 2006.

32) Ruff CT, Giugliano RP, Braunwald E, et al. : Comparison of the efficacy and safety of new oral anticoagulants with warfarin in patients with atrial fibrillation : a meta-analysis of randomised trials. *Lancet* **383** : 955-962, 2014.

33) Hokusai-VTE Investigators, Büller HR, Décousus H, et al. : Edoxaban versus warfarin for the treatment of symptomatic venous thromboembolism. *N Engl J Med* **369** : 1406-1415, 2013.

34) Homma S, Sacco RL, Di Tullio MR, et al. : Effect of medical treatment in stroke patients with patent foramen ovale : patent foramen ovale in Cryptogenic Stroke Study. *Circulation* **105** : 2625-2631, 2002.

35) Hart RG, Diener HC, Coutts SB, et al. : Embolic strokes of undetermined source : the case for a new clinical construct. *Lancet Neurol* **13** : 429-438, 2014.

36) Toyoda K, Yasaka M, Uchiyama S, et al. : Blood pressure levels and bleeding events during antithrombotic therapy : the Bleeding with Antithrombotic Therapy (BAT) Study. *Stroke* **41** : 1440-1444, 2010.

索 引

欧 文

A

ABCD^2 スコア　2
active zone　204
ADAPT　193
ADC　26
Alberta Stroke Program Early CT score
　10, 31
andexanet alfa　252
angiogenesis　81
Angioguard® RX　155
anza cervicalis　129
apparent diffusion coefficient　26
ARG 法　39
arterial spin labeling 法　28
arteriogenesis　81
ASL 法　28
ASPECTS　10, 13, 31, 227
ASPECTS-DWI　13, 227
autoradiography 法　39

B

B モード法　43
BAD　3
balloon PTA　216
Barthel Index　14, 15
BAT 研究　245
BB-FSE 法　48
BEACH 臨床試験　151
BGC　198
braided wire stent　142
branch of atheromatous disease　3
Brunnstrom stage　14, 15
buddy wire technique　164
burr hole　85

C

CAIST 試験　234
CAPRIE 試験　243
CARESS 試験　234
Carotid GUARDWIRE®　153, 161
carotid sheath　110
Carotid WALLSTENT™ Monorail™
　Endoprosthesis　150

CASISP　242
CASSISS trial　208
cell shape　141
CELLO™　155
CHA$_2$DS$_2$-VASc スコア　5
CHANCE 試験　234
Cilostazol Stroke Prevention Study
　242
CLAIR 試験　234
closed cell stent　143, 151
conformability　141
contrast-enhanced US　47
cryptogenic stroke　251
CSPS　242
CSPS2 試験　234, 242
CT　31
cut down 法　94

D

DAPT　171
diffusion-weighted image　26
distal balloon protection 法　153
distal filter protection 法　154
DOAC　236, 248
double-barrel bypass　62
double bypass　91
double injection　199
DSC 法　27
dual antiplatelet therapy　171
dual energy CT　34
dual table ARG 法　36
DWI　26
DWI-ASPECTS　13, 227
dynamic susceptibility contrast 法
　27

E

early CT sign　31
early ischemic changes　31
ECD　35
ECST 法　45
ED ratio　230
EDAS　81
EDMAPS　88

EDPS　82
EDT　196
elgiloy　150
embolic protection device　153
embolization to distal territory　196
embolization to new territory　196
encephalo-duro-arterio-synangiosis
　81
encephalo-duro-pericranial-
　synangiosis　82
end diastolic ratio　230
end to side anastomosis　80
ENT　196
Enterprise™　217
EPD　153
ESCAPE　185
ESUS　251
evertion carotid endarterectomy
　127
expansive remodeling of carotid artery
　47
EXTEND-IA　185
EXTEND 試験　231
EZ Adaptor　163

F

FDG-PET　50
Fick の原理　39
FilterWire® EZ　155, 156
FIM　16
fish mouth trimming　80, 96
FLAIR　29
flexibility　141
floating plaque　44
flow restoration　199
flow reversal 法　155
flow stasis 法　155
forced-suction thrombectomy　193
free cell area　141, 151
Functional Independence Measure
　16

G

Gateway™　216

255

GCS　*9*
Gerstmann 症候群　*21*
Glasgow Coma Scale　*9*
GRE　*48*

H

Hemashield®　*128*
HIT　*238*
HMPAO　*35*
hyperdense sign　*33*
hyperperfusion risk　*129*

I

ICG 蛍光血管撮影　*134*
idarucizumab　*252*
IMP　*35*
IMP-ARG 法　*36*
IMS III　*184*
intraarterial signal　*29*
intravascular ultrasound　*176*
IVUS　*176*

J

Japan Coma Scale　*9*
Japanese EC-IC bypass trial study　*42*
JCS　*9*
JET study　*42*

L

laser-cut tube stent　*142*
lesion cross　*194*
light transmittance aggregometry　*173*
low responder　*172*
LTA　*173*

M

MERCI and Multi Merci pooled analysis　*183*
metabolic reserve　*40*
microsphere model　*36*
misery perfusion　*36, 39*
Mo.Ma Ultra™　*155, 165*
modified Rankin Scale score　*14*

MP-RAGE 法　*48*
MR CLEAN　*185*
MR RESCUE　*185*
MRA　*29*
MRI　*26, 82*
mRS score　*14*

N

NASCET 法　*45*
NBTE　*250*
NIH Stroke Scale　*10*
NIHSS　*10, 12*
no flow 現象　*154*
NOAC　*236*

O

OA-PICA anastomosis　*70*
OCT　*176*
OEF　*39*
open cell stent　*143, 146*
optical coherence tomography　*176*
OPTIMO™　*155, 167*

P

Parodi Anti-Embolism System　*156*
patch angioplasty 法　*127*
PA 法　*127*
PC 法　*29, 127*
PDE3 阻害薬　*246*
Penumbra Pivotal Stroke Trial　*183*
Penumbra System®　*192*
Penumbra®再灌流カテーテル　*193*
perfusion weighted image　*27*
PET　*39, 50, 82*
phase contrast 法　*29*
plaque protrusion　*147, 152*
positron emission tomography　*39, 50*
PRECISE®　*146*
primary closure 法　*127*
profile　*141*
PROTÉGÉ™　*148*
proximal protection 法　*155*
PTA　*208, 216*

PTFE　*128*
PT-INR　*247*
push and pull technique　*206*
PWI　*27*

R

radial force　*141, 142, 147, 151*
retrieval zone　*199*
retromandibular space　*122*
REVASCAT　*186*
rt-PA　*226*
　――静注療法適応のチェックリスト　*11*

S

SAMMPRIS study　*208*
SEE-JET　*56*
SEE 解析　*38*
shortening　*152*
single bypass　*61*
single photon emission computed tomography　*35*
slow flow 現象　*154*
Solitaire™　*196*
SPECT　*35*
sphenobasal vein　*75*
SpiderFX®　*155, 159*
SPS3 試験　*246*
squamosal suture　*76*
STA-MCA　*90*
　―― anastomosis　*54, 61, 85, 93*
　――バイパス術　*88*
STA-SCA バイパス術　*75*
stent-in-stent　*176*
stereotactic extraction estimation 解析　*38*
stroke mimics　*228*
styloid diaphragm　*121*
subtemporal approach　*75*
supramastoid crest　*76*
susceptibility-weighted image　*29*
SWI　*29*
SWIFT-PRIME　*185*
SWIFT trial　*184*
SYNTHESIS Expansion　*185*

T

T2*強調画像　*29, 244*

TAIS 試験　*231*

THAWS 試験　*231*

TICI グレード　*184*

time in therapeutic range　*249*

time of flight MRA（TOF MRA）
　48

time of flight 法（TOF 法）　*29*

trackability　*141*

Trevo®　*202*

TREVO2 trial　*184*

Trousseau 症候群　*238, 250*

TTR　*249*

U・V

UNRYU™　*216*

vascular reserve　*39*

VeryfyNow®　*173*

VISSIT trial　*208*

W・Z

WAKE-UP 試験　*231*

WALLSTENT™　*150*

washout theory　*103*

Wingspan®　*209*

Wingspan® Stent System　*210*

Z-score 解析　*38*

▌和 文▌

あ

悪性腫瘍関連脳梗塞　*250*

アスピリン　*232, 243*

アスピレーションカテーテル　*161*

アセタゾラミド　*36, 82, 137*

　―― 負荷試験　*42*

アテローム血栓性脳梗塞　*4*

アピキサバン　*249*

アミロイド血管症　*244*

アルガトロバン　*237*

アンダーサイジング　*144*

安定プラーク　*104*

い・う

一過性脳虚血発作　*2*

運動誘発電位　*131*

え

エクスチェンジ　*215*

エダラボン　*139*

エドキサバン　*249*

エピソード記憶　*21*

お

オーバーサイジング　*144*

オーバーラップ（ステント）　*144*

オクルージョンバルーンカテーテル
　161

オザグレルナトリウム　*232*

か

外頚動脈の内膜剥離　*130*

海馬　*22*

潰瘍　*43*

過灌流　*60, 136*

　―― 症候群　*136*

核医学　*35*

拡散強調画像　*26*

拡張末期血流速度比　*230*

滑車神経　*78*

　―― 孔　*78*

可動性プラーク　*44*

カラードプラ法　*43*

間接血行再建術　*81, 98*

間接バイパス術　*91*

冠動脈ステント　*217*

観念運動失行　*20*

観念失行　*20*

灌流強調画像　*27*

き

奇異性脳塞栓症　*250*

記憶障害　*21*

偽閉塞　*164*

逆向性健忘　*22*

吸収性プレート　*91*

急性期

　―― 内科的治療法　*226*

　―― 脳梗塞　*26*

　―― 脳梗塞治療の流れ　*235*

急性錯乱状態　*20*

急性閉塞（頭蓋内動脈）　*182*

凝固カスケード　*247*

凝固切断　*94*

狭窄（頭蓋内動脈）　*208*

狭窄率の測定　*45*

胸鎖乳突筋　*108*

虚血性脳血管障害　*226*

虚血耐性　*163*

近位バルーンプロテクションデバイス
　165

近赤外線分光法　*132*

く

クロピドグレル　*232, 243*

け

頚神経ワナ　*129*

経頭蓋

　―― 近赤外線分光法　*138*

　―― 超音波ドップラー　*133*

　―― ドップラー法　*139*

頚動脈

　―― エコー　*43*

　―― 狭窄症　*102*

　―― 鞘　*110*

　―― ステント留置術
　　　102, 140, 153, 171, 175

　―― 的局所線溶療法　*182*

　―― 内膜剥離術
　　　45, 102, 108, 114, 121, 126

　―― プラーク　*43*

経皮血管形成術　*208*

経鼻挿管　*108*

血管新生　*81*

血管内超音波　*47*

　―― 検査　*176*

血管反応性　*42*

血行再建　*54*

血行力学的脳虚血　*36, 54, 86*

血栓回収デバイス　*182*

言語聴覚療法　*23*

健忘症　*22*

257

こ

高位　*128*
　―― 病変　*105, 115, 121*
後下小脳動脈　*70*
抗凝固薬　*247*
抗凝固療法　*86, 171, 235, 247*
抗痙攣薬　*88*
高血圧性血管症　*244*
抗血小板薬　*232*
　―― 2剤併用療法　*171*
　―― 不応性　*172*
抗血小板療法　*86, 171, 231, 241*
高次脳機能障害　*17, 23*
後頭顆窩　*72*
後頭動脈　*70*
　―― 剥離　*72*
興奮性せん妄　*20*
骨膜　*89*
コンパートメント解析　*36*

さ

再狭窄　*103, 105, 127, 145*
触らない剥離術　*128*
酸素摂取率　*39*

し

視覚性失認　*21*
磁化率強調画像　*29*
自己拡張型ステント　*142*
自己拡張力　*142, 151*
肢節運動失行　*20*
失語　*17*
失行　*20*
失認　*21*
シャント　*114*
　―― 圧の測定　*129*
　―― チューブ抜去　*131*
収縮期最大血流　*45*
周術期抗血栓療法　*171*
重症度分類，脳卒中　*8*
柔軟性　*141*
術中
　―― DSA　*135*
　―― 血管超音波　*134*
　―― 診断　*131*

　―― モニタリング　*131*
症候性頭蓋内動脈狭窄症　*208*
上喉頭神経　*116*
静脈叢　*72*
徐脈　*107*
シロスタゾール　*127, 233, 242*
人為的降圧　*138*
心原性脳塞栓症　*4*
身体障害者手帳　*23*

す

遂行機能障害　*21*
頭蓋形成　*91*
頭蓋骨形成（ハイブリッド法）　*98*
頭蓋内出血発症率の人種差　*252*
ステント血栓症　*175*
ストレートステント　*148*

せ

精神障害者保健福祉手帳　*23*
生体吸収性プレート　*98*
贅沢灌流　*136*
脊髄硬膜外血腫　*228*
セル　*143*
潜因性脳梗塞　*251*
前向性健忘　*22*
全身麻酔　*162*
浅側頭動脈　*88*
　―― 動脈頭頂枝　*76*
前頭前野　*21*

そ

早期虚血変化　*31*
相貌失認　*21*
側枝処理　*64*
塞栓症　*103*

た

ダイアモックス®　*42*
大耳介神経　*108*
体性感覚誘発電位　*131*
大動脈解離　*227*
大動脈原性脳塞栓症　*252*
脱水　*88*
ダビガトラン　*249*

端側吻合　*91*
断端形成　*56*

ち

チクロピジン　*243*
チタン製プレート　*91*
着衣失行　*20*
注意障害　*19*
中硬膜動脈　*90*
直接型経口抗凝固薬　*236*
直接作用型経口抗凝固薬　*248*
直接バイパス術　*90*

つ

吊り上げ（頚動脈）　*110*
吊り上げ法　*65*

て

低血圧　*107*
テーパードステント　*148, 150*
適合性　*141*
デバイスの使い分け　*187*
デュアルエンドカテーテル　*160*

と

統覚型視覚失認　*21*
糖尿病合併患者　*246*
動脈硬化性頭蓋内動脈狭窄　*208*
動脈新生　*81*
動脈切開　*112*
動脈瘤クリップ　*110*

な・に

内科的治療法，急性期　*226*
内科的治療法，慢性期　*241*
内頚動脈 stump pressure　*132*
内シャント　*124*
認知機能検査　*18*

の

脳－筋肉接着術　*91*
脳血管撮影　*50*
脳梗塞　*103*
脳－硬膜接着術　*91*
脳硬膜動脈血管癒合術　*81*

脳-骨膜接着術　91
脳主幹動脈閉塞性疾患　39
脳卒中後誤嚥性肺炎　246
脳動脈解離　6
脳微小出血　244
脳表保護　96
脳保護薬　86

は

バイアスピリン®　243
ハイブリッド手術室　126
ハイポチューブ構造　162
ハイリスク（頚動脈ステント留置術）
　　107
ハイリスク（頚動脈内膜剥離術）
　　105
白色血栓形成　67
パッチ　126
パナルジン®　243
バルーン
　　── 拡張型ステント　142
　　── カテーテル　216
　　── 付きガイディングカテーテル
　　　198
汎性注意　20
半側空間無視　19
半側身体失認　20

ひ

光干渉凝集測定法　173
光干渉断層計　176
非細菌性血栓性心内膜炎　250
微小塞栓　103
　　── 信号　134
ビタミンK依存性蛋白　248

非弁膜症性心房細動　249
病態失認　20
非流暢性失語　17
貧困灌流　36, 39

ふ

不安定プラーク　43, 104
複合血行再建術　88
ブドウ糖代謝　50
プラーク
　　── イメージング　43
　　── シフト　175
　　── 性状評価　107
　　── 突出　147, 152
　　── の摘出　130
　　── 剥離操作　112
プラビックス®　243
フリーセルエリア　141
プレタール®　242
プロテクションデバイス　153
プロファイル　141
プロポフォール昏睡　138

へ・ほ

ヘパリン　237
　　── 起因性血小板減少症　238
　　── ・ブリッジ　238
帽状腱膜　89
ポジトロン断層像　39

ま～も

まち針法　58
末梢保護デバイス　161
慢性期内科的治療法　241
見かけの拡散係数　26

無症候性狭窄症　103
もやもや病　54, 60, 65, 81, 88, 93

ゆ

誘導性　141

ら～ろ

ラクナ梗塞　3
ラジアルフォース　141
リーク　118
リバーロキサバン　249
流暢性失語　17
連合型視覚失認　21
ローディングドーズ投与　235

わ

ワルファリン　247
　　── の治療域　249
　　── ・ジレンマ　238

数字

1-3-6-12 ルール　239, 250
2-compartment model　36
3-dimensional stereotactic surface
　　projections 法　38
3D-CTA　49
3D-SSP 法　38
3D-time of flight MRA　137
3D-TOF　48
^{15}O-ガス平衡法　39
^{15}O-標識ガス　39

プライム脳神経外科2

脳虚血

発　行	2017 年 9 月 10 日　第 1 版第 1 刷 ©
監修者	木内博之　斉藤延人
編集者	斉藤延人
発行者	青山　智
発行所	株式会社 三輪書店
	〒 113-0033 東京都文京区本郷 6-17-9 本郷綱ビル
	TEL 03-3816-7796　FAX 03-3816-7756
	http://www.miwapubl.com
装　丁	齋藤久美子（カバー写真：Matthew Mullan/EyeEm/Getty Images）
印刷所	シナノ印刷 株式会社

本書の内容の無断複写・複製・転載は，著作権・出版権の侵害となる
ことがありますのでご注意ください．

ISBN 978-4-89590-588-6　C3047

JCOPY ＜（社）出版者著作権管理機構　委託出版物＞

本書の無断複製は著作権法上での例外を除き禁じられています．
複製される場合は，そのつど事前に，（社）出版者著作権管理機構
（電話 03-3513-6969，FAX 03-3513-6979，e-mail: info@jcopy.
or.jp）の許諾を得てください．